全国中医药行业高等教育"十四五"创新教材

全国高等院校傣医学专业规划教材

傣医儿科学

（供傣医学、中医学专业用）

主　编　何　平　玉波罕

全国百佳图书出版单位

中国中医药出版社

·北　京·

图书在版编目（CIP）数据

傣医儿科学 / 何平，玉波罕主编 . -- 北京：中国中医药
出版社，2025.4.--（全国高等院校傣医学专业规划教材）.
ISBN 978-7-5132-9241-2

Ⅰ . R295.3

中国国家版本馆 CIP 数据核字第 2024FT8100 号

中国中医药出版社出版

北京经济技术开发区科创十三街 31 号院二区 8 号楼
邮政编码　100176
传真　010-64405721
河北联合印务有限公司印刷
各地新华书店经销

开本 787×1092　1/16　印张 13　字数 300 千字
2025 年 4 月第 1 版　2025 年 4 月第 1 次印刷
书号　ISBN 978 - 7 - 5132 - 9241 - 2

定价　55.00 元
网址　www.cptcm.com

服 务 热 线　010-64405510
购 书 热 线　010-89535836
维 权 打 假　010-64405753

微信服务号　zgzyycbs
微商城网址　https://kdt.im/LIdUGr
官 方 微 博　http://e.weibo.com/cptcm
天猫旗舰店网址　https://zgzyycbs.tmall.com

如有印装质量问题请与本社出版部联系（010-64405510）

全国中医药行业高等教育"十四五"创新教材
全国高等院校傣医学专业规划教材

《傣医儿科学》编委会

全国中医药行业高等教育"十四五"创新教材
全国高等院校傣医学专业规划教材

专家指导委员会

名誉主任委员

孙汉董（中国科学院昆明植物研究所研究员、中国科学院院士）

郑　进（云南省中医药学会会长、教授）

主任委员

邱　勇（云南中医药大学党委书记、教授）

张　超（云南中医药大学教授）

委　员

陈祖琨（云南中医药大学副校长、教授）

温伟波（云南中医药大学副校长、教授）

林超民（云南大学教授）

林艳芳（西双版纳傣族自治州傣医医院傣医主任医师）

杨国祥（云南中医药大学教授、云南省名中医）

吴宗柏（云南中医药大学教授、云南省名中医）

康朗香（西双版纳傣族自治州傣医医院、云南省第二批老中
　　　　医药专家学术经验继承工作指导老师）

岩　贯（西双版纳傣族自治州少数民族语言委员会译审）

叶建州（云南中医药大学教授）

全国中医药行业高等教育"十四五"创新教材
全国高等院校傣医学专业规划教材

编审专家组

组　长
邱　勇（云南中医药大学党委书记、教授）
林艳芳（西双版纳傣族自治州傣医医院傣医主任医师）
周景玉（国家中医药管理局人事教育司副司长）

副组长
陈令轩（国家中医药管理局人事教育司综合协调处处长）
赵　强（云南省中医药管理局中医处处长）
赵怀清（云南中医药大学教务处处长）

组　员
张雅琼（云南中医药大学副教授）
陈清华（云南中医药大学副教授）
杨　梅（云南中医药大学教授）
王　寅（云南中医药大学教授）
赵　荣（云南中医药大学教授）
玉腊波（西双版纳傣族自治州傣医医院傣医主任医师）
赵应红（西双版纳傣族自治州傣医医院傣药主任药师）
冯德强（云南中医药大学主任药师）
刀会仙（西双版纳傣族自治州傣医医院傣医副主任医师）

前 言

《中华人民共和国中医药法》规定，中医药是包括汉族和少数民族医药在内的我国各民族医药的统称，反映中华民族对生命、健康和疾病的认识，具有悠久历史传统和独特理论及技术方法的医药学体系。

傣医学是中医药学的重要组成部分，其医学理论体系汇集了傣族人民的智慧，是傣族人民在长期与自然和疾病斗争中，不断认识实践，不断总结升华形成具有鲜明地方特色和民族特色的传统医学。千百年来，傣医药为傣族人民和云南边疆各族人民的防病治病、繁衍生息作出了巨大贡献，被认为是最具有云南特色的民族医药。在党和国家对少数民族医药的高度重视下，傣医学得到了持续发展，构建了完整的教学、临床、科研体系。

2007年云南中医药大学牵头编写我国首套傣医本科教育规划教材7册，在国家中医药管理局和中国中医药出版社大力支持下这套教材成为"21世纪傣医本科教育规划教材"，在我国傣医药本科教育教学史上具有里程碑式意义。依托本套教材首办了我国傣医学本科专业，开了我国傣医本科教育之先河，开展国家傣医执业医师资格考试、国家傣医药专业技术人员职称资格考试，建成第一个傣医药研究的省级实验室———"云南省傣医药与彝医药重点实验室"，极大促进了我国傣医药教研。傣医学和傣药学学科于2003年列入国家中医药管理局高水平建设学科。云南中医药大学已建立傣医学为主的本科、硕士、博士人才培养体系，为边疆地区传承民族医药精华、创新传统传承方式作出了有益示范。

为全面贯彻《中共中央国务院关于促进中医药传承创新发展的意见》，全面落实国务院办公厅《关于加快医学教育创新发展的指导意见》，按照教育部、国家卫生健康委、国家中医药管理局《关于深化医教协同进一步推动中医药教育改革与高质量发展的实施意见》，云南中医药大学立足少数民族医学教育的实践经验与存在问题，紧密对接新医科建设对中医药教育改革的要求和中医药传承创新发展对人才培养的需要，在国家中医药管理局和云南省中医药管理局的领导和指导下，对首套傣医学教材进行了全面梳理完善，针对存在问题和使用院校的反馈意见，修订了《傣医基础理论》《傣医诊断学》《傣医药学史》《傣药学》《傣医方剂学》，从《傣医临床学》分化编写了《傣医内科学》《傣医外伤科学》《傣医妇科学》《傣医儿科学》《傣医治疗学》，出版本套全国高等院校傣医学专业规划教材。

在教材编写过程中，我们始终坚持立德树人的根本原则，遵循问题导向、目标导向、需求导向，对教材的知识体系、结构逻辑等进行了全面梳理，力求构建适应傣医药教育教学改革需求的教材体系，更好地服务傣医药人才培养和学科专业建设，促进傣医学高等教育创新发展。

本套教材在编写过程中，聘请了傣医学领域国内知名专家组成专家指导委员会，负责对教材编写的学术指导和学术论证；教材编写设编审专家组，统筹协调教材的编写工作；每部教材实行主编负责制，由主编聘任编委，负责承担相应工作。

本套教材突出体现了以下特点。

1. 始终坚持立德树人，认真践行"两个结合"

始终坚持把立德树人贯穿教材编写的始终，切实按照"把马克思主义基本原理同中国具体实际相结合、同中华优秀传统文化相结合"的要求，充分发挥文化育人优势，促进人文教育与专业教育有机融合，指导学生树立正确的世界观、人生观、价值观，帮助学生立大志、明大德、成大才、担大任，坚定理想信念，努力成为堪当民族复兴重任的时代新人。

2. 优化知识结构，强化傣医思维培养

在原规划教材知识架构的基础上，进一步整合优化学科知识结构体系，减少不同学科教材间相同知识内容的交叉重复，增强教材知识结构的系统性、完整性，强化傣医思维培养，突出傣医思维在教材编写中的主导作用。

3. 突出"三基五性"，注重内容严谨准确

坚持"以本为本"，注重突出教材的"三基五性"，即基本知识、基本理论、基本技能，思想性、科学性、先进性、启发性、适用性，强调名词术语统一，基本概念准确，表述科学严谨，知识点结合完备，内容精练完整。教材编写中充分体现了不同学科的自身特点，又注意各学科之间的有机衔接；

同时注重理论与临床实践结合，与住院医师规范化培训、傣医执业医师资格考试接轨。

4. 强化精品意识，追求示范引领

遴选行业权威专家，吸纳一线优秀教师，组建经验丰富、专业精湛、治学严谨、作风扎实的高水平编写团队，将精品意识和质量意识贯穿教材编写始终，严格编审把关，确保教材的编写质量。

5. 加强数字化建设，丰富拓展教材内容

为适应新型出版业态，充分借助现代信息技术，在纸质教材的基础上，强化数字化教材建设，融入了更多更实用的数字化教学素材，对纸质教材内容进行拓展和延伸，更好地服务教师线上教学和学生线下自主学习，满足傣医药教育教学需要。

本套教材在编写中，本着"抢救、继承、总结、发展、提高、创新"的原则，是在第一版傣医本科教育规划教材和近年来傣医学研究的基础上对傣医药理论体系的进一步梳理、凝练和提高。在编写过程中，始终坚持质量意识、精品意识，从教材编写、专家审稿、编委会定稿、编辑出版等都有计划、有步骤实施。

本套教材遵循并突出傣医学的规律和特色，体现了继承性、时代性和实用性，反映了傣医学的科研成果和学术发展的主要成果。教材中的知识点和基本理论，本着先易后难、先基础后临床的原则，在继承传统精华的基础上，择优吸收现代研究成果，体现素质教育和实践能力的培养。

本套教材在深度、广度、难度上坚持以本科教育为根本，主要供傣医药专业本科生使用，同时兼顾傣医药专科教育、继续教育等，并可供中医学、中药学和其他医学专业教育作为选修课教材使用，亦可作为国家傣医执业医师资格考试、国家傣医药专业技术人员职称资格考试的参考书。

教材编写过程中，始终得到了国家中医药管理局的指导和帮助，云南省卫生健康委员会、云南省中医药管理局给予了大力支持和指导；西双版纳傣族自治州和德宏傣族景颇族自治州人民政府给予了大力支持，西双版纳州傣医医院、德宏州中医（傣医）医院积极参与教材编写，并在资料提供、论证咨询、实地调研及学术指导等方面发挥了积极作用；云南中医药大学高度重视，精心组织，高位推动，提供了一切保障条件。本套教材在审定时，得到了学术委员会专家的精心指导和审核把关，为保证教材学术质量发挥了重要作用；教材在出版过程中，中国中医药出版社给予了大力支持与帮助。在此一并表示衷心的感谢！

　　尽管在本套教材的编写过程中我们已尽了最大努力，但由于涉及内容广泛以及文献资料的局限性，难免有不足或疏漏之处，敬请广大民族医药、中医药教学与临床及科研人员和广大读者提出宝贵意见，以便再版时修订，使教材质量不断提高，更好地适应新时代傣医药人才培养的需要。

云南中医药大学

2024 年 3 月 12 日

编写说明

为顺应新时代医学教育要求，贯彻落实《中医药发展战略规划纲要（2016—2030 年）》和国务院办公厅《"十四五"中医药发展规划》"发展少数民族医药"和"加强中医药人才队伍建设"的精神，结合傣医学人才培养需要，云南中医药大学组织云南省 23 位具有丰富教学和临床经验的专家编写了《傣医儿科学》全国高等院校傣医学专业规划教材。

本教材是在《傣医临床学》儿科部分的基础上编写的新教材，共 11 章。教材分为上下两篇，上篇为儿科学基础，介绍小儿年龄分期、小儿生长发育、儿童保健和小儿生理病理特点等基础知识。下篇为儿科疾病，将儿科常见病证按照传染病、肺系病证、脾胃病证、心肝病证、肾系病证、皮肤病和其他病证进行分类。其中，上篇的儿科学基础为新增内容，下篇的儿科疾病在保留原有的 30 个病种的基础上新增了鲁旺害卖说丁么哦洞（小儿手足口病）、鲁旺拢唉习火（小儿支气管哮喘）、鲁旺朗洪郎滇（儿童变应性鼻炎）、鲁旺说宋烂（小儿口疮）、鲁旺害岗亨（小儿夜啼）、鲁旺贺莱（小儿汗证）、鲁旺栽免（小儿病毒性心肌炎）、鲁旺漂腩养勒（小儿过敏性紫癜）、鲁旺拢呃过（小儿维生素 D 缺乏性佝偻病）、鲁旺害卖（小儿发热）10 个病种，内容更加丰富。

本教材第一章小儿年龄分期由朱丹编写；第二章小儿生长发育由方春凤编写；第三章儿童保健由赵彩霞编写；第四章小儿生理病理特点由徐寅编写；第五章传染病由杨旭东、王艳芬、明溪、徐寅、赵彩霞编写；第六章肺系病证由杨旭东、王艳芬、尹蔚萍、明溪、桂素梅编写；第七章脾胃病证由王艳芬、程毅、苏艳、桂素梅、陈霞编写；第八章心肝病证由王艳芬、方春凤、桂素梅、徐寅编写；第九章肾系病证由何平、杨若俊编写；第十章皮肤病由程毅编写；第十一章其他病证由何平、杨旭东、尹蔚萍、唐彦、苏艳、桂素梅、徐寅、赵彩霞编写。玉波罕、刀会仙、环学维、王艳玲、玉罕（龙）、玉应香、岩坎扁、依金共同对全书进行审稿、修订、定稿。

　　本教材在编写过程中，针对原有教材存在的药名不统一、方剂名称不统一、诊断标准落后等问题，根据最新病名、诊断标准、中药材标准等进行了修订。在内容上，新增了现代研究进展，并将原有的把雅（方剂）扩充为内治法和外治法，突出了实用性、科学性和先进性。

　　本教材由云南中医药大学、云南省中医医院和西双版纳傣族自治州傣医医院联合编写，由云南省众多中医儿科和傣医药专家共同完成。由于学识所限，不足之处请各位专家、学者提出宝贵意见，以便再版时修订提高。

《傣医儿科学》编委会

2025 年 2 月

目　录

上篇　儿科学基础

第一章　小儿年龄分期 ▷▷▷▷

【目的要求】

掌握小儿各个年龄分期的标准、各个年龄段的生理特点、不同年龄段多发疾病的特点；了解不同年龄段的保健措施。

西医学将 18 岁以内人群作为儿科诊治及研究的对象，从生命开始的胚胎期到长大成人，无论是时间跨度，还是形体形态、生理功能、病理变化等，都存在极大差异。生长发育是小儿与成人的基本区别点，贯穿儿童时期的始终，但又表现出一定的阶段性。为了更好地评价小儿的生长发育，适时开展儿童保健和防治疾病等工作，根据小儿的解剖生理、病理、心理及对外界反应等的不同特点，将小儿分为 7 个年龄期。掌握小儿年龄期划分及各年龄分期特点，有利于掌握儿童保健和医疗工作的重点，但各期之间既有区别又有联系，因此，我们应以整体动态的观点来考虑小儿的医疗及保健。

一、胎儿期

从精子与卵子结合受孕到小儿出生断脐，称为胎儿期。

1. 妊娠过程　临床上将整个妊娠过程分为 3 个时期：①妊娠早期，从形成受精卵至不满 12 周胎儿，各器官在此期末基本成形，并可分辨出外生殖器。②妊娠中期，自 13 周至未满 28 周胎儿，各器官在此期内迅速成长，功能逐渐成熟，胎龄 28 周时肺泡结构基本完善，已具气体交换的功能，故常以妊娠 28 周定为胎儿有无自然生存能力的界限。③妊娠晚期，自满 28 周至婴儿出生，此期胎儿以肌肉发育和脂肪积累为主，体重迅速增加，为出生准备物质基础。

2. 胎儿期的特点　①此期是人体最稚嫩的时期。②胎儿生长发育迅速，营养完全依赖母体。③胎儿生长发育正常与否主要取决于孕妇的营养、健康状况、工作环境、疾病用药、理化及遗传因素等。④此期的疾病主要为先天性畸形和遗传性疾病，因此，必须根据胎儿及各妊娠期的特点，制定相应的孕期保健措施，以保障胎儿健康生长发育。

二、新生儿期

新生儿期为自出生后脐带结扎起到生后满 28 天止，此时的特点：①婴儿出生后独立生活，经历和适应内外环境剧烈变化，面临适者生存考验。②形体结构和生理功能很稚嫩，生理调节和适应环境能力差，易被病邪侵袭。③保健重点是要加强护理，如合理喂养、保暖、预防感染等，降低发病率和死亡率。

出生至其后 7 天称新生儿早期。胎龄满 28 周（体重 ≥ 1000g）至出生后 7 天称围生期，包括妊娠晚期、分娩过程和新生儿早期，是小儿经历巨大变化，生命经受最大危险的时期。围生期死亡率很高，做好围生期保健意义重大。

三、婴儿期

从出生 28 天到满 1 周岁为婴儿期，又称乳儿期。该期的特点：①小儿出生后生长发育最为迅速的时期，对营养素和能量的需要相对较大。②消化功能不够完善，容易发生消化功能紊乱和营养不良。③免疫力弱，易感染疾病。④主要保健措施为合理喂养，开展计划免疫，重视卫生习惯的培养，预防感染。

四、幼儿期

1 周岁至满 3 周岁称为幼儿期。此期的特点：①形体生长减慢。②消化功能逐渐增强。③智能发育快，语言和交往能力增强。④活动范围增大，识别能力不足，意外伤害及感染的机会大。⑤保健措施与婴儿期相同，并应加强安全卫生教育。

五、学龄前期

3 周岁至入学前（6 ～ 7 周岁）称学龄前期。此期的特点：①体格生长进度较慢。②神经、精神发育更完善，记忆力强，好奇多问，理解、模仿力强，具有高度可塑性。③与外界环境接触更广，易发生传染病和各种意外。④保健措施为开展学前期教育，培养良好的道德品质和卫生习惯，开展安全教育。

六、学龄期

从入学（6 ～ 7 岁）到青春期（12 ～ 14 岁）来临，称为学龄期，也称为儿童期。此期的特点：①体格生长稳步增长，智能发育更加成熟，除生殖系统以外的其他器官，发育到本期末已接近成人水平。②抗病能力增强，发病率降低。③保健措施为因势利导，重视教育，注意德、智、体全面发展。

七、青春期

从第二性征出现到生殖功能基本发育成熟、身高停止增长的时期称为青春期，一般女孩从 11 ～ 12 岁开始到 17 ～ 18 岁结束，男孩从 13 ～ 14 岁开始到 18 ～ 20 岁结束，个体差异较大，也有种族差异。此期的特点：①体格发育迅速，突然增快。②生殖系统迅速发育，第二性征日益明显。③神经、内分泌的调节不够稳定，多受外界环境的影响，常可引起心理、行为、精神方面的波动。④保健措施为注意青春期生理、心理、性知识教育，培养优良的道德品质，保证身心健康。

【复习思考题】

小儿年龄分期的标准及各个年龄期的生理特点分别是什么？

第二章　小儿生长发育 ▷▷▷▷

【目的要求】

掌握小儿生长发育的规律、不同系统发育的速度和特点；能应用体格发育的常用指标来评价小儿生长发育的水平；了解影响生长发育的因素。

生长是指儿童身体各个器官、系统的长大；发育是指细胞、组织、脏器的分化与功能成熟，生长和发育密切相关。

第一节　生长发育规律

1.生长发育的连续性和阶段性　生长发育是一个连续过程，由不同的发育阶段组成。根据这些阶段特点，加上生活、学习环境的不同，可将儿童少年的生长发育过程划分为几个年龄期：新生儿期、婴儿期、幼儿期、学龄前期、学龄期和青春期。

2.生长发育速度的不均衡性　人体各器官、系统的发育顺序和速度遵循一定规律，但不是平行发展。其中神经系统发育较早，心、肝、肾、肌肉等次之，生殖系统最晚。

3.生长发育的个体差异　儿童生长发育按一定规律发展，但因受到遗传因素、生长环境等的影响，每个个体的生长发育过程不尽相同，称之为个体差异。因此，儿童的生长发育指标根据统计学的依据制定了正常值范围，但"正常值"不是绝对的，应考虑各种影响因素。

4.生长发育的一般规律　生长发育遵循由上到下、由近到远、由粗到细、由低级到高级、由简单到复杂的规律。

第二节　影响生长发育的因素

一、遗传因素

人体细胞所携带的基因是决定遗传和性状的基础。基因决定了人的种族、性别、身高的区间、性成熟的早晚、对肿瘤和免疫系统疾病的易感性等。父母双方的基因组合决定了儿童生长发育的"轨迹"，严重时可发生遗传代谢病、内分泌疾病、染色体畸形疾病等。

二、环境因素

1. 营养 营养是儿童生长发育的物质基础，充足的营养供给可使儿童的生长潜力得到充分发挥。严重的营养不良可影响儿童身高、体重和智力的发育。

2. 疾病 疾病对生长发育有明显的阻碍作用。慢性疾病和消耗性疾病影响身高和体重增长，先天性心脏病可造成生长迟缓，内分泌疾病可引起代谢、骨骼和神经系统发育异常。

3. 母亲情况 孕母妊娠早期的病毒感染可导致胎儿畸形，孕期营养不良可导致胎儿发育迟缓、早产等，孕期接受有害射线和有毒物质也可影响胎儿发育。

4. 家庭和社会环境 良好的居住环境，如充足的阳光、新鲜的空气、适当的体育锻炼等能促进儿童的生长发育，使其达到最佳状态。健康的社会关系也是维持儿童良好生长发育状态的必要条件。

第三节 体格生长的常用指标

体格生长是小儿生长发育的一个重要方面，常用的形态指标有体重、身高（长）、头围、胸围等。

1. 体重 是反映儿童营养状况的重要指标，临床上多用体重来计算药量和输液量。多数儿童出生时体重 3kg，3 月龄体重 6kg，12 月龄体重 9kg，儿童正常体重的估算公式如下：

小于 6 月龄婴儿体重（kg）＝出生体重＋月龄 ×0.7

7～12 月龄婴儿体重（kg）＝6+ 月龄 ×0.25

1～12 岁体重（kg）＝年龄 ×2+8

在婴儿时期，身高、体重、头围都有规律：出生后前 3 个月增长量＝后 9 个月增长量，如出生时体重为 3kg，到 3 月龄为 6kg，长了 3kg，到 1 岁为 9kg，也长了 3kg。

2. 身高（长） 3 岁以前仰卧测量为身长，3 岁后站立测量为身高。多数儿童出生时身长为 50cm，1 岁时身长为 75cm，2 岁时身长为 87cm，以后可用公式估算：2～12 岁身高（cm）＝年龄 ×7+75。坐高（顶臀长）是头顶到坐骨结节的长度，代表头颅与脊柱的生长。指距是双上肢水平伸展时两侧中指尖的距离，代表上肢长骨的生长。

3. 头围 经眉弓上方、枕后结节绕头一周的长度为头围。头围出生时为 32～34cm，1 岁时为 44～46cm，2 岁时为 48cm，2～15 岁仅增长 6～7cm。

4. 胸围 小儿出生时头围比胸围大 1～2cm，1 岁末时胸围＝头围，约为 46cm，2～12 岁胸围＝头围 + 年龄 –1cm。

5. 上臂围 经肩峰与鹰嘴连线中点绕臂一周为上臂围。上臂围可用于筛查 1～5 岁小儿的营养状况：大于 13.5cm 为营养良好，12.5～13.5cm 为营养中等，小于 12.5cm 为营养不良。

6. 皮下脂肪 通过测量皮脂厚度（皮下脂肪的多少）可反映营养状态，常用测量部位有腹壁皮下脂肪和背部皮下脂肪。

第四节　其他系统发育

一、骨骼发育

1. 颅骨的发育　根据骨缝闭合、前囟大小及后囟闭合时间来评价颅骨的生长发育情况。前囟呈菱形，出生时为 1～2cm，1 岁至 1 岁半闭合。关闭早见于头小，过晚见于佝偻病、甲状腺功能减退。前囟饱满见于颅内压增高，前囟凹陷见于脱水。后囟呈三角形，出生后 6～8 周闭合。

2. 脊柱的发育　正常人有颈、胸、腰、骶四个生理弯曲。3 月龄能抬头时出现颈椎生理弯曲（第一个生理弯曲），6 月龄能坐，出现胸椎生理弯曲（第二个生理弯曲），1 岁左右开始行走，出现腰椎生理弯曲（第三个生理弯曲）。

3. 骨化中心　用 X 线检查测定不同年龄儿童长骨干骺端骨化中心的出现时间、数目、形态的变化，并将其标准化，即为骨龄。1～9 岁腕部骨化中心数目约为小儿岁数加 1，10 岁出齐，共 10 个。

二、牙齿的发育

人一生有两副牙齿：乳牙 20 颗，正常乳牙 4～10 月龄开始萌出，2 岁到 2 岁半出齐，13 月龄后未萌出者为乳牙萌出延迟；恒牙 28～32 颗，恒牙骨化从新生儿开始形成，6 岁开始萌出，12 岁出齐，18 岁以后萌出智齿。出牙为生理现象，个别小儿出牙时出现低热、流涎、睡眠不安、烦躁等症状。

第五节　神经心理发育

在儿童成长过程中，神经心理的正常发育与体格生长具有同等重要的意义。神经心理发育包括感知、运动、语言、情感、思维、判断和意志性格等方面，以神经系统的发育和成熟为物质基础。

一、神经系统的发育

儿童神经系统的发育领先于其他系统，但神经细胞树突与轴突少而短，神经髓鞘的形成和发育在 4 岁左右才完成。婴儿肌腱反射较弱，腹壁反射和提睾反射也不易引出，到 1 岁时才稳定。3～4 月龄前的婴儿肌张力较高，凯尔尼格征可为阳性，2 岁以下儿童巴宾斯基征阳性亦可为生理现象。

二、感知的发育

1. 视感知发育　新生儿已有视觉感应功能，瞳孔有对光反应，在安静清醒状态下可短暂注视物体，但只能看清 15～20cm 的事物；第 2 个月起可协调地注视物体，开始有头眼协调；5 岁时已可区别各种颜色；6 岁时视深度已充分发育。

2. 听感知发育 出生时鼓室无空气，听力差；生后 3～7 日听觉已相当良好；听感知发育和儿童的语言发育直接相关，听力障碍如果不能在语言发育的关键期内（6 月龄内）或之前得到确诊和干预，则可因聋致哑。

3. 味觉和嗅觉发育

（1）味觉：出生时味觉发育已很完善；4～5 月龄甚至对食物轻微的味道改变已很敏感，为味觉发育关键期，此期应适时添加各类转乳期食物。

（2）嗅觉：出生时嗅觉中枢与神经末梢已发育成熟；3～4 月龄时能区别愉快与不愉快的气味；7～8 月龄开始对芳香气味有反应。

4. 皮肤感觉的发育 皮肤感觉包括触觉、痛觉、温度觉及深感觉等。新生儿眼、口周、手掌、足底等部位的触觉已很灵敏，而前臂、大腿、躯干的触觉则较迟钝。新生儿已有痛觉，但较迟钝；第 2 个月起才逐渐改善。出生时温度觉就很灵敏。

三、运动的发育

运动发育可分为大运动（包括平衡）和精细动作两大类。

1. 平衡与大运动 3 月龄时抬头较稳；4 月龄时抬头很稳。6 月龄时能双手向前撑住独坐；8 月龄时能坐稳。7 月龄时能有意识地从仰卧位翻身至俯卧位，然后从俯卧位翻至仰卧位；8～9 月龄可用双上肢向前爬。11 月龄时可独自站立片刻；15 月龄可独自走稳；24 月龄时可双足并跳；30 月龄时会独足跳。

2. 精细动作 3～4 月龄握持反射消失之后手指可以活动；6～7 月龄时出现换手与捏、敲等探索性动作；9～10 月龄时可用拇指、食指拾物，喜撕纸；12～15 月龄时学会用匙，乱涂画；18 月龄时能叠 2～3 块方积木；2 岁时可叠 6～7 块方积木，会翻书。

四、语言的发育

语言的发育与大脑、咽喉部肌肉的正常发育及听觉的完善有关，要经过发音、理解和表达 3 个阶段。新生儿已会哭叫，3～4 月龄会咿呀发音；6 月龄时能听懂自己的名字；12 月龄时能说单词；18 月龄时能掌握 15～20 个字，指认并说出家庭主要成员的称谓；24 月龄时能指出简单的人、物名和图片，到 3 岁时能指认许多物品，并说由 2～3 个字组成的短句；4 岁时能讲述简单的故事。

五、心理活动的发展

1. 早期的社会行为 2～3 月龄时小儿以笑、停止啼哭等行为，以及眼神和发音表示认识父母；3～4 月龄的婴儿开始出现社会反应性的大笑；7～8 月龄的小儿可表现出认生、对发声玩具感兴趣等；9～12 月龄是认生的高峰；12～13 月龄的小儿喜欢玩变戏法和躲猫猫游戏；18 月龄时逐渐有自我控制能力，成人在附近时可独自玩很久；2 岁时不再认生，易与父母分开；3 岁后可与小朋友做游戏。

2. 注意力的发展　婴儿期以无意注意为主，随着年龄的增长逐渐出现有意注意。5～6岁后儿童能较好地控制自己的注意力。

3. 记忆力的发展　记忆是将所学的信息贮存和"读出"的神经活动过程，可分为感觉、短时记忆和长时记忆3个不同的系统。幼儿只能按事物的表面特性记忆信息，以机械记忆为主。随着年龄的增长、理解力和语言能力的加强，逻辑记忆逐渐发展。

4. 思维的发展　1岁以后的儿童开始产生思维，3岁以前只有最初级的形象思维；3岁以后开始有初步的抽象思维；6～11岁以后逐渐学会综合分析、分类比较等抽象思维方法，具有进一步独立思考的能力。

5. 想象力的发展　新生儿无想象力；1～2岁儿童仅有想象的萌芽。学龄前期儿童仍以无意想象为主，有意想象和创造性想象到学龄期才迅速发展。

6. 情绪、情感的发展　新生儿因出生后不易适应宫外环境，较多处于消极情绪，表现出不安、啼哭，而哺乳、抱、摇、抚摸等则可使其情绪愉快。婴幼儿情绪表现的特点是时间短暂、反应强烈、容易变化、外显而真实。随着年龄的增长，儿童对不愉快因素的耐受性逐渐增加，能够有意识地控制自己，使情绪逐渐趋向稳定。

7. 个性和性格的发展　婴儿期由于一切生理需要均依赖成人，故而逐渐对亲人形成依赖性和信任感。学龄前期的小儿生活基本能自理，主动性增强，但主动行为失败时易出现失望和内疚。学龄期儿童开始正规学习生活，重视自己勤奋学习的成就。青春期体格生长和性发育开始成熟，社交增多，心理适应能力增强但容易波动。性格一旦形成即相对稳定。

【复习思考题】

1. 小儿生长发育有什么规律？
2. 简述小儿体重、身高、头围、前囟的测量方法及临床意义。

第三章　儿童保健 ▷▷▷

【目的要求】

通过学习小儿生长各期保健要点，掌握各期喂养保健的内容和要求，能根据各期的特点做好傣医儿科学的预防、护理、保健工作。

一、胎儿期保健

胎儿在母体之内，完全依靠孕母的气血供养生长发育，与孕母健康、营养状况密切相关。胎儿期保健，被认为是儿童保健的第一步。

1. 婚配受孕　首先要杜绝近亲通婚。血缘相近，会使后代罹患遗传性疾病的机会增多。其次要适时婚育，为胎儿健康打下良好基础。婚育过早、过晚均会给父母及胎儿带来诸多不利。最后，应做婚前、孕前检查，排除夫妻双方有影响生育及子女健康的疾病。

2. 饮食调养　怀孕之后应注意饮食调养，忌饮酒、喝浓茶、食辛辣炙煿之品。

3. 寒温调摄　怀孕之后应顺应气温变化，减少气候骤变对人体的伤害。居室应保持空气流通，勿去环境污染的场所，避免为其所害。

4. 避免外伤　远离噪声，避免接触放射线、有毒气体等，否则会造成胎儿基因突变、染色体异常、流产等。妊娠期间要控制房事，节欲保胎，特别是妊娠前3个月和后1.5个月应当停止房事，以免导致流产或早产。

5. 劳逸结合　适度、适量的活动才能使胎儿得以长养，生产顺利。但不宜过劳，或过量、过重运动，以免损伤胎元，引起流产或早产。妊娠1～3个月应适当静养，谨防劳伤，以稳固其胎。4～7个月可增加一些活动量，以促进气血流通，适应此期胎儿迅速生长的需要。

6. 精神调摄　妊娠期要保持精神内守，情绪稳定，避免强烈的精神刺激。可以听优雅的音乐，这样不仅可以陶冶情操，也有利于胎儿孕育。

7. 谨慎用药　妊娠期用药须权衡利弊，谨慎使用。对患有慢性疾病如糖尿病、甲状腺功能亢进、结核病等基础病的孕妇，应在医生指导下进行治疗，定期进行产检，必要时终止妊娠。

二、新生儿期保健

小儿初生，离开母体，对外界环境变化的适应性和调节能力差，抵抗力弱，故须精心呵护。新生儿有几种特殊生理状态，不可误认为是病态而盲目处理。新生儿上腭中线和齿龈部位可有散在黄白色、碎米大小隆起颗粒，称为"马牙"，一般数周或数月会自行消失，不可挑刮。女婴生后 3 ～ 5 天乳房隆起如蚕豆到鸽蛋大小，可在 2 ～ 3 周后自行消退，不应处理或挤压。女婴生后 5 ～ 7 天阴道可流少许血，一般持续 1 ～ 3 天可自止，为假月经，一般不必处理。新生儿两侧颊部各有一个脂肪垫隆起，称为"螳螂子"，有助吮乳，不能挑割。还有新生儿生理性黄疸等，均属新生儿的特殊生理状态，不可误认为是病态。

1. 拭口洁眼　新生儿娩出后迅速用消毒纱布探入口内，轻轻拭去小儿口中秽浊污物，包括羊水、污血、黏液及胎粪等，以免啼哭时呛入气道。同时，要拭去眼睛、耳朵中的污物。新生儿皮肤表面附有一层厚薄不均的胎脂，对皮肤有一定的保护作用，不要马上拭去。但皮肤皱褶处及二阴前后应当用纱布蘸消毒植物油轻轻擦拭，去除多余的污垢。

2. 断脐护脐　新生儿出生后随即结扎脐带，断脐时必须严格消毒，无菌操作，脐带残端要用干法无菌处理，然后用无菌敷料覆盖，防止感染。断脐后还须护脐，脐部要保持清洁、干燥，勿接触污水、尿液等其他脏物，洗澡时勿浸湿脐部，避免脐部感染。脐带残端在数天后会自然脱落，不可强行脱落。

3. 洗浴着衣　小儿出生之后，须给小儿洗浴着衣。洗澡温度以 36 ～ 37℃为宜。洗浴时将小儿托于左手前臂，右手持纱布，蘸水后轻轻擦拭小儿体表。不要将小儿没入水中，以免浸湿脐部。

新生儿刚出生，必须注意保暖，尤其是寒冷季节；夏季要防暑降温，环境温度不能过高，衣被不能过厚或包裹过严。

新生儿衣着应选用棉质、柔软、浅色、宽松且容易穿脱的，不穿有纽扣、松紧带的衣物。尿布要柔软而且吸水性强，尿布外不可加用塑料或橡皮包裹。

4. 日常护理　新生儿应尽早开乳，提倡母乳喂养，母婴同室。专用的食具和用具，要清洁消毒。注意防止因包被蒙头过严、哺乳姿势不当等造成新生儿窒息。

三、婴儿期保健

婴儿期体格生长发育特别迅速，合理喂养尤为重要。婴儿期保健重点为做好喂养、护养和预防接种等工作。

（一）喂养

婴儿喂养方法分为母乳喂养、人工喂养和混合喂养 3 种。

1. 母乳喂养　生后 6 个月之内以母乳为主要食品者，称为母乳喂养。母乳喂养的优点：①满足婴儿的营养需求，母乳中含有适合婴儿消化吸收的各种营养物质且比例合适。②增强免疫，母乳中含有多种免疫因子，具有增强婴儿免疫力及减少疾病的作用。③喂哺简便，母乳的温度适宜，不易污染，省时、方便、经济。④增进母婴的情感交流，母乳喂养的婴儿频繁地与母亲皮肤接触，接受爱抚，有利于促进婴儿心理与社会适应性的发育，又便于观察小儿变化，随时照料护理。⑤母亲产后哺乳可产生催乳素，促进子宫收缩而复原；可抑制排卵，有利于计划生育；并且母乳喂养还能减少乳腺癌、卵巢癌的发病率。

哺乳量应遵循按需喂给的原则。每次哺乳时间15～20分钟，根据婴儿的具体情况，适当延长或缩短每次哺乳时间，以吃饱为度。

一般从4～6月龄开始添加辅食，逐渐适应普通饮食，减少哺乳次数，然后在小儿10～12月龄时断奶。若母乳量多者也可适当延期，不可骤断。若正值夏季炎热或小儿患病之时，应适当推迟断奶。

2. 人工喂养 4～6月龄的婴儿由于各种原因不能进行母乳喂养，完全采用配方奶或其他兽乳（如牛乳、羊乳、马乳等）喂养婴儿，称为人工喂养。

牛乳是最常用的代乳品，所含蛋白质虽然较多，但以酪蛋白为主，酪蛋白易在胃中形成较大的凝块，不易消化；牛乳中含不饱和脂肪酸少，明显低于人乳；牛乳中乳糖含量亦低于人乳。牛乳与人乳的最大区别是牛乳缺乏各种免疫因子，故牛乳喂养的婴儿患感染性疾病的机会较多。另外，牛乳含矿物质比人乳多3～3.5倍，增加婴儿肾脏的负荷，对婴儿肾脏有潜在的损害。

其他乳类中，羊乳的营养价值与牛乳大致相同，但羊乳中叶酸含量很少，长期喂哺易致巨幼红细胞性贫血；马乳的蛋白质和脂肪含量少，能量亦低，故不宜长期喂哺。

由于种类的差异，兽乳所含的营养素不适合人类婴儿，故一般人工喂养和婴儿断离母乳时应首选配方奶。

配方奶粉是以牛乳为基础改造的乳制品，可使宏量营养成分尽量接近于人乳，适合婴儿的消化能力和肾功能，如降低酪蛋白、无机盐的含量等；添加一些重要的营养素，如乳清蛋白、不饱和脂肪酸、乳糖；强化婴儿生长所需的微量营养素，如核苷酸、维生素A、维生素D、胡萝卜素和微量元素铁、锌等，使用时按年龄选用和调配。

3. 混合喂养 因母乳不足，须添喂牛、羊乳或其他代乳品时，称为混合喂养，或称部分母乳喂养。混合喂养的方法有两种：补授法与代授法。补授法即每日母乳喂养的次数照常，每次先哺母乳，将乳房吸空，然后再补充一定量代乳品，直到婴儿吃饱。这种喂养方法可因经常吸吮刺激而维持母乳的分泌，因而较代授法为优。代授法是指1日内有一至数次完全用乳品或代乳品代替母乳，称为代授法。使用代授法时，每日母乳哺喂次数最好不少于3次，维持夜间喂乳，否则母乳会很快减少。

4. 添加辅食 母乳喂养、人工喂养或混合喂养的婴儿，都应按时于一定月龄添加辅助食品。添加辅助食品的原则是由少到多，由稀到稠，由细到粗，由一种到多种，在婴儿健康、消化功能正常时逐步添加。

（二）护养

1. 起居作息 坚持带孩子到户外活动，增强小儿体质，增加对疾病的抵抗力。婴儿衣着要宽松，不可过暖；要有足够的睡眠，要掌握婴儿睡眠时间逐渐缩短的生理特点，在哺乳、戏耍等的安排上，注意使之逐步形成夜间以睡眠为主、白天以活动为主的作息习惯。要做好婴儿的清洁卫生，勤换衣裤。

2. 促进感知　婴儿期是感知觉发育的重要时期，视觉、听觉及其分辨能力迅速提高。教育、训练他们由近至远认识生活环境，促进感知觉发育，培养他们的观察力；逐步进行大小便训练；利用一切机会进行语言培养，婴儿先练习发音，继而感受语言和理解语言，最后是用语言表达及说话。

3. 避免暴受惊恐　过度惊吓对婴儿的发育将造成不良影响。

4. 预防疾病　婴儿时期必须切实按照《全国计划免疫工作条例》规定的计划免疫程序，按期为 1 岁以内的婴儿完成预防接种的基础免疫。

四、幼儿期保健

幼儿时期，随着走、跑、跳、爬高等活动的增多，并且此时期幼儿好奇好动，但识别危险的能力差，应注意防止异物吸入、烫伤、触电、外伤、中毒等意外事故的发生。同时，须结合幼儿的年龄特点，培养其养成良好的生活习惯。如每天保证合理的睡眠时间，以夜间睡眠、白天活动为主，日间午休 1 次，以 1.5 ~ 2.5 小时为宜。1.5 岁后须开始逐步训练小儿自主控制排便，逐步不使用纸尿裤。2 岁开始培养睡前、晨起刷牙，饭后漱口的习惯。逐步教孩子学会自己洗漱，穿脱衣物。进一步加强户外活动，加强与幼儿的语言交流，通过对话、讲故事、唱歌、游戏等，促进幼儿语言发育与运动能力的发展。随着幼儿生活范围扩大，其患病机会也随之增加。除要训练其养成良好的卫生习惯外，还应加强户外活动，加强锻炼，增强体质以减少疾病的发生。同时，仍要继续按计划免疫程序做好预防接种，以预防传染病。

五、学龄前期保健

学龄前期儿童应按时入园，接受幼儿园规范的学前教育。家长也可通过讲故事，做游戏，多接触周围的人和物，加强户外游玩活动等多种多样的形式，使孩子增长知识。这一时期的儿童疾病的发生率逐步下降，但仍应加强锻炼，增强体质。同时仍然要调节饮食，讲究卫生，避免意外。

六、学龄期保健

学龄期儿童处于发育成长的重要阶段，此时期儿童已经入学读书。学校和家庭的共同教育是孩子健康成长的必要条件。家长和教师要言传身教，通过自己的言行举止引导孩子，实施正确的教育方法，使其沿着正确的方向发展，培养其成为德、智、体、美、劳全面发展的有用人才。忌过食零食，须合理营养，注意劳逸结合，避免过度紧张，以减少精神和行为障碍的发生。

七、青春期保健

青春期儿童生长发育出现第二次高峰，要保证充足的营养、足够的休息和必要的锻炼。此时期女孩月经来潮，男孩发生遗精，家长要教孩子学会正确处理。青春期儿童心理、行为、精神方面的不稳定，易于冲动，环境的改变及与外界接触的增多易带来适应社会的心理问题。家长及学校应普及青春期保健知识，包括性生理知识，指导青春期儿童正确对待和处理青春期的生理变化，正确认识社会，适应社会，正确处理好人际关系，增强识别能力，抵御社会不良风气的侵害；养成良好的思想素质，学好文化知识，使自己能够顺利地融入社会，成为对国家有用的人才。

【复习思考题】

简述小儿母乳喂养的优点及添加辅食的顺序。

第四章 小儿生理病理特点 ▷▷▷▷

【目的要求】

通过学习小儿生理、病理、病因特点等傣医儿科学基础知识，掌握其对傣医儿科学临床的指导意义，为学好傣医儿科学临床病证奠定基础。

小儿与成人最显著的区别是生长发育。除形体大小外，小儿在生理、病理、病因等各方面都有着显著的差异。傣医学很早就认识到小儿具有自身的特点。在傣医经典《嘎比迪沙迪巴尼》中，幼儿及青少年阶段被称为"巴塔玛歪"，此阶段易患"沙列"，须使用甜味药进行治疗。傣医学认为，小儿在"塔都档细（四塔）""夯塔档哈（五蕴）"及病理病因各方面均与成人有别，年龄越小，差别越明显。

一、塔都档细（四塔）、夯塔档哈（五蕴）不健全

塔都档细（四塔）、夯塔档哈（五蕴）方面，傣医学认为小儿四塔尚未健全和成熟，随着年龄增长逐步趋于完善、平衡。如小儿呼吸表浅而快，婴儿活动能力有限，不能站立行走是风塔不足的表现；小儿消化功能薄弱，进食生冷或保暖失宜易出现完谷不化、腹痛泄泻是火塔不足的表现。由于五蕴是在四塔的作用下不断健全，故小儿五蕴亦表现为稚嫩而不成熟。如小儿在青春期前骨骼、肌肉均未发育成熟，属于色蕴未完全；婴儿心智未开，对外界缺乏认识、判断能力，属于识蕴未完全等。塔都档细（四塔）、夯塔档哈（五蕴）的不成熟，决定了儿童及青少年对各种内外致病因素的耐受能力较成人低下。年龄越小，该特点越明显，也更容易导致疾病的发生和传变。

除四塔五蕴不健全外，小儿还表现为四塔五蕴的不平衡。傣医学认为小儿容易出现风塔、火塔相对偏盛，水塔、土塔相对不足，故更容易受热风毒邪影响出现风火过盛或水不制水之"拢沙力坝（热风病）"。小儿外感类疾病易出现高热，甚至神昏、四肢抽搐震颤的表现；临床各种病证过程中易表现为热性病证等。此外，傣医学认为小儿禀受父母的"几拿腊给（先天之火）"，如父母体质不佳，则小儿易患先天性疾病等。以上病变特点都和小儿的生理特性有关。

二、病因相对单纯

在病因方面，小儿常见病因以外感、乳食、先天因素、惊恐为主，相对单纯。小儿外感常因冷暖失宜，感受外邪所致；也可因塔都档细（四塔）不足，感染各种毒邪而

发为麻疹、水痘、手足口病等传染病。小儿对乳食的运化能力不足，喂养不当易出现呕吐、泄泻、腹痛，甚至可能影响土塔的气血化生功能而出现贫血、发育不良等。小儿受蕴不足，则乍见异物、乍闻异声易受惊吓，出现夜啼，甚至惊风等表现。

儿科疾病的辨治是依据傣医理论进行分型论治，主要辨其塔都软（四塔不足）及塔都想（四塔过盛）的不同证型，具体分型辨治将在有关疾病中叙述。傣医的三盘辨解帕雅（三盘病变）在儿科疾病中也有一定应用，儿科疾病病位多在上、中盘。

在治疗方面，傣医学认为四塔连心，各种致病因素导致的四塔失衡会影响人体的健康乃至危及生命。小儿身体脆弱，容易患病，已病则容易发生传变，治疗要求及时快速，病情紧急时须边解边治。由于小儿未曾经世，受饮食嗜好之毒较浅，故经适当治疗后，痊愈较快。小儿服药困难，傣医学对小儿往往采取内外合治法，或辅以食疗。小儿塔都档细（四塔）、夯塔档哈（五蕴）不全，故傣医学强调慎用大毒、大热、大寒之品，在处方上多加用米汤、紫米、红糖、焦饭等具有补益土塔、水血作用的药物。

【复习思考题】

小儿有何生理病理特点？

下篇 儿科疾病

第五章 传染病 ▷▷▷▷

【目的要求】

掌握麻疹、水痘、风疹、流行性腮腺炎、百日咳、小儿肺结核、细菌性痢疾、小儿病毒性肝炎、小儿手足口病的发病规律、流行特点、诊断要点、病证分类辨治及预防调护。

第一节 哦亮（麻疹）

一、概述

哦亮（麻疹），是麻疹病毒侵扰人体塔都档细（四塔）、夯塔档哈（五蕴）功能而引起的急性出疹性传染病。临床具有发热、白睛红赤、眼胞浮肿、流涕、咳嗽、麻疹黏膜斑和全身斑丘疹，疹退后糠麸样脱屑并留有色素沉着等特征。因疹子隆起，状如麻粒而得名。本病传染性极强，易造成流行，一年四季皆有散发，尤多发于冬末春初之际（旱季）。我国推行麻疹减毒活疫苗接种后，麻疹发病率和病死率明显下降，其典型周期性流行已得到控制。麻疹主要发生于婴幼儿及体弱儿童，患病后易转变为重症，病愈后绝大多数可获得终身免疫。傣医将之分为哦亮塔菲塔拢想（风火偏盛型麻疹）——顺证、哦亮塔菲塔拢想入乃（毒热内陷型麻疹）——逆证进行论治。

二、辨解帕雅（病因病机）

麻疹患者是麻疹的唯一传染源。麻毒飞沫通过喷嚏、咳嗽、说话等方式传播，侵入易感者肺、胃，甚至肝、脾、脑等脏器，扰乱人体塔都档细（四塔）、夯塔档哈（五蕴）功能而发病。因为麻疹为火毒，与风邪相合，致使人体塔菲（火）、塔拢（风）偏盛，风火相扇，故本病常常出现一派火毒偏盛之象，机体功能活动亢进，病变迅速。风火失调，外合肌肤，故出现皮疹。火毒郁久，易耗伤塔喃（水），因而后期常见塔喃（水）受损的症状。

三、诊查要点

麻疹是一种急性出疹性传染病，可根据流行病学、临床症状、发热与皮疹的关系及皮疹特点进行诊断。麻疹在发病过程中，首先应辨别顺证和逆证。

1.顺证　指患儿体质较强，邪毒较轻，在发病过程中，虽有发热，但精神安宁，或偶有烦躁，咳嗽轻微，无鼻翼扇动及呼吸急促；发热3～4天皮疹出现，先见于耳后、颈部、头面，渐渐波及胸背、腹部、四肢、手足心，疹色由鲜红渐渐转暗红，分布均匀；收疹后，热退身凉，精神清爽，咳减，饮食渐佳等。

2.逆证　指患儿四塔不足，体质较弱，邪毒较重，表现为出疹期疹出不畅，或疹出无先后，无秩序，暴出暴收；或疹色紫暗，稀稠不均，并见高热、烦躁不安、大渴饮水、咳嗽剧烈、呼吸急促、鼻翼扇动、喉间痰鸣；甚或面色青灰、口唇青紫、呕吐、抽搐、神志模糊、呼吸困难、四肢不温、大汗淋漓；或麻疹虽消，但高热不退，烦躁不安等。其为邪毒偏盛，内扰五蕴，正气不足，四塔功能衰败，致邪毒内陷，不能透发。

（一）诊断

1.流行病学史　全年均可发病，以旱季多见，患儿常为易感儿童，当地有麻疹发生或流行，近期有接触史。潜伏期多为10～14天。

2.临床表现

（1）典型麻疹分三期

①前驱期（初热期）：持续3天（2～4天），表现为发热、眼结膜充血、畏光、流泪、流涕、打喷嚏、咳嗽和麻疹黏膜斑。麻疹黏膜斑是麻疹特征性体征，为两侧颊黏膜上0.5～1mm直径大小的白色斑点，周围有红晕，为数不一，在出疹后2～3天消退。同时可伴见精神萎靡、食欲不振、腹泻、呕吐等症状。

②出疹期（见形期）：持续3～5天，表现为发热2～4天后出疹，初见于耳后、发际，依次向面、颈、躯干蔓延，最后至手足心、鼻部，2～3天遍布全身。皮疹初为淡红色斑丘疹，直径为2～5mm，随着皮疹增多逐渐融合成不规则片状，颜色也随之加深，但疹间皮肤色泽正常。出疹时全身症状加重，体温升高并嗜睡，咳嗽加剧。

③恢复期（收没期）：出疹后3～4天。发热渐退，全身情况好转，皮疹按出疹顺序逐渐隐退，出现糠麸样脱屑并见淡褐色的色素沉着，2～3周完全消失。

（2）重症麻疹：起病即高热，体温可达40℃以上，中毒症状重，伴惊厥、昏迷。皮疹融合呈紫蓝色者，常有黏膜出血，如鼻衄、呕血、咯血、血尿、血小板减少等，若皮疹少，色暗淡，常为循环不良的表现。

（3）无皮疹型麻疹：见于潜伏期内接受被动免疫或应用免疫抑制剂者。病程中无皮疹，可出现麻疹黏膜斑，可以鼻咽部分泌物中找到多核巨细胞或特异性抗体为诊断依据。

（二）相关检查

1. 血常规 白细胞总数常减少，出疹期淋巴细胞和中性粒细胞都减少，重型麻疹可伴有血小板减少。

2. 抗原和核酸 用免疫荧光法检测鼻咽分泌物或尿脱落细胞中病毒抗原；或用反转录聚合酶链反应（RT-PCR）法检测麻疹病毒核酸，可快速诊断。

3. 血清抗体测定 起病2～3天测出血清IgM抗体，可做早期诊断。在病程早期及恢复期各测1次，若恢复期效价增高4倍以上为阳性，有诊断意义。

（三）鉴别诊断

本病应与感冒、药疹、肠道病毒感染、风疹及猩红热相鉴别。

1. 感冒 有发热咳嗽、面红目赤、鼻塞流涕等症状，无麻疹黏膜斑，无麻疹流行及麻疹接触史。

2. 药疹 出疹前有服用磺胺、青霉素等药物史，停药后皮疹多有消退，皮疹瘙痒，疹点多发于摩擦受压部位，无麻疹体征及临床症状。

3. 肠道病毒感染 无麻疹接触史及体征，皮疹形态不一，病情较轻。

4. 风疹 发热多不高，伴有出疹，耳后、枕部淋巴结肿大，局部压痛明显。

5. 猩红热 临床以发热、咽峡炎、全身弥漫性鲜红色皮疹和恢复期皮肤脱屑为特征。

四、辨解帕雅列多雅（病证分类辨治）

麻疹的治疗原则以透疹清解为主，应根据顺逆、阶段分别治疗。顺证初热期应当除风透疹，清火解毒；见形期应当清火解毒，透疹退热；恢复期应当补水清热，除风祛邪。逆证以清火解毒为主，根据病变脏腑不同，配合止咳化痰，利咽消肿，息风止痉。

（一）哦亮塔菲塔拢想（风火偏盛型麻疹）——顺证

1. 哦亮兵卖（麻疹初热期）

（1）夯帕雅（主症）：从发热起至疹点开始出现止，为期3天左右。发热，微恶风寒，鼻流清涕，喷嚏咳嗽，眼睑红赤，眼泪汪汪，目赤畏光，倦怠思睡，或兼见呕吐泄泻，唇红腮赤，尿少色黄。发热第2～3天，口腔两颊黏膜红赤，贴近第二口齿处可见麻疹黏膜斑，或口唇内侧可见白色斑，周围绕以红晕，舌质红，苔薄白或微黄，脉行快。

（2）辨解帕雅（病因病机）：幼儿感染麻疹热毒，可导致体内塔都档细（四塔）失调，塔菲（火）、塔拢（风）偏盛，毒邪郁闭于中、上二盘，发于肌肤，波及口腔、咽喉及眼，进而内侵肺、胃，甚至肝、脾、脑等脏器而见本病。

（3）平然（治则）：以除风透疹、清火解毒为主。

（4）多雅（治法）

1）内治法

①雅解沙把（百解胶囊），口服，每次2～4粒（也可去除胶囊），每日3次（根据年龄或体重调节用量）。

②二菱除风透疹汤：哈帕板（芫荽根）5g，哈帕板么曼（大芫荽根）5g，哈习列（黑心树根）5g，埋罗木（白檀）5g，尖勒（黄檀）5g，水煎服，或磨水内服。

③芬雅（磨药疗法）：哈帕拉（臭菜根）适量，磨水10～20mL内服，每日3次。

2）外治法

阿雅（洗药疗法）：摆娜龙（艾纳香叶）500g，煎水外洗，每日1次。或用二菱除风透疹汤，取哈帕板（芫荽根）、哈帕板么曼（大芫荽根）、哈习列（黑心树根）、埋罗木（白檀）、尖勒（黄檀）各等量，煎水外洗。

2. 哦亮哦洞（麻疹出疹期）

（1）夯帕雅（主症）：从疹点开始出现起，至透发完毕，为期约3天。症状较初热期加重，高热烦躁，肌肤灼热，汗出口渴，目赤，有分泌物，咳嗽加剧，甚则嗜睡，不思乳食，舌质红，苔黄燥，脉行快。皮肤出疹，高出皮肤，摸之碍手，先见于耳后发际及颈部，渐及头面、胸、背、腰、腹、四肢，至手足心、鼻尖出现疹点为出齐，自上而下迅速波及全身。疹点由稀变密，初期稀疏分明，逐渐稠密，融合成云片状，疹与疹之间界限分明。疹色以红润为佳，开始呈桃红色，继则颜色逐渐加深，或呈暗红色。

（2）辨解帕雅（病因病机）：患儿感染麻毒，由于麻毒为火热毒邪，易耗伤塔喃（水），体内塔喃（水）不足，不能制火，火热麻毒上犯上盘则见高热烦躁、口渴、肌肤灼热、咳嗽痰鸣、气促鼻扇、口唇青紫；蕴积皮下而汗出、疹发；舌质红，苔薄黄或黄厚，脉行快有力均为火热麻毒所致。

（3）平然（治则）：以清火解毒、透疹退热为主。

（4）多雅（治法）

1）内治法

①雅解沙把（百解胶囊），口服，每次2～4粒（也可去除胶囊），每日3次（根据年龄或体重来调节用量）。

②夯燕解毒透疹汤：芽夯燕（马鞭草）5g，芽摆恩（毛九节）5g，广锅（毛罗勒）5g，娜罕（羊耳菊）5g，哈宾蒿（白花臭牡丹根）5g，水煎服。

③帕板（芫荽全株）5g，麻梗（青果榄仁）5g，嘎过（浮萍）5g，埋歪（旱冬瓜）5g，水煎服。

2）外治法

①烘雅（熏蒸疗法）：取荒嫩（水薄荷）、嘿罕（无根藤）、哈帕板（芫荽根）、芹菜根、广哥（荆芥）、沙海（香茅草）、摆管底（蔓荆叶）、摆习列（黑心树叶）、摆娜龙（艾纳香叶）、摆宾蒿（白花臭牡丹叶）、摆宾亮（红花臭牡丹叶）、摆拢良（腊肠树叶）、芽沙板（除风草）各适量，将之置入熏蒸器的锅内，待煮沸产生热气后让患儿位于特制的熏蒸器内，接收器内药物蒸气进行全身或局部熏蒸。疾病熏蒸治疗时间为每次

20～30分钟，温度一般在35～42℃（以舒适为度），隔天1次，3次为1个疗程，一般以3个疗程为宜，疗程间隔时间不宜超过3天。

②阿雅（洗药疗法）：取摆管底（蔓荆叶）、摆拢良（腊肠树叶）、摆宾蒿（白花臭牡丹叶）、摆习列（黑心树叶）、摆娜龙（艾纳香叶）、芽沙板（除风草）、摆芽拉勐龙（对叶豆叶）、扁（刺五加叶、茎）各适量，煎煮取药水让患儿浸泡局部或全身进行治疗，治疗时间为每次20分钟左右，每天1次，3天为1个疗程，连续使用两个疗程，疗程间隔时间不宜超过3天。

③达雅（搽药疗法）：取荒嫩（水薄荷）、嘿罕（无根藤）、哈帕板（芫荽根）、芹菜根、广哥（荆芥）、摆娜龙（艾纳香叶）、摆宾蒿（白花臭牡丹叶）、摆宾亮（红花臭牡丹叶），捣烂加药酒涂搽患处，每天搽2～3次，3天为1个疗程，一般以两个疗程为宜。

3. 哦亮洞入（麻疹恢复期）

（1）夯帕雅（主症）：从疹出齐至疹收没，为期1～2周。疹点出齐后，依次按出疹顺序（先出先没）逐渐消退，疹色由红转暗，疹回处皮肤可见糠麸状脱屑，并留有棕褐色色素沉着，发热渐退，咳嗽渐轻，声音稍哑，精神爽快，食欲增加，一般不需治疗。若塔喃（水）、塔拎（土）受伤，有低热乏力、唇干舌燥、口渴引饮、烦躁微咳、饮食不佳、舌质红少津者，可进行治疗。

（2）辨解帕雅（病因病机）：由于麻毒已外透，体内风热毒邪渐消，热毒耗伤津液，塔喃（水）不足；体内塔都档细（四塔）、夯塔档哈（五蕴）功能逐渐恢复平衡，人体脏腑功能也处于恢复阶段。

（3）平然（治则）：以补水清热、除风祛邪为主。

（4）多雅（治法）

1）内治法

①雅解沙把（百解胶囊），口服，每次2～4粒（也可去除胶囊），每日3次（根据年龄或体重调节用量）。

②补水清热除风汤：芽把路（麦冬）5g，货芽楠光（傣百部）5g，雅解先打（傣百解）5g，芽摆尚（淡竹叶）5g，罗罕把（金银花）5g，水煎服。

③结呆盖板（白鸡内金）5g，哈麻亮（海红豆根）5g，贺哈囡（节鞭山姜）5g，水煎服。

2）外治法

①烘雅（熏蒸疗法）：取荒嫩（水薄荷）、嘿罕（无根藤）、哈帕板（芫荽根）、芹菜根、广哥（荆芥）、沙海（香茅草）、摆管底（蔓荆叶）、摆习列（黑心树叶）、摆娜龙（艾纳香叶）、摆宾蒿（白花臭牡丹叶）、摆宾亮（红花臭牡丹叶）、摆拢良（腊肠树叶）、芽沙板（除风草）各适量，将之置入熏蒸器的锅内，待煮沸产生热气后让患儿位于特制的熏蒸器内，接收器内药物蒸汽进行全身或局部熏蒸。疾病熏蒸治疗时间为每次20～30分钟，温度一般在35～42℃（以舒适为度），隔天1次，3次为1个疗程，一般以3个疗程为宜，疗程间隔时间不宜超过3天。

②阿雅（洗药疗法）：取摆管底（蔓荆叶）、摆拢良（腊肠树叶）、摆宾蒿（白花臭

牡丹叶）、摆习列（黑心树叶）、摆娜龙（艾纳香叶）、芽沙板（除风草）、摆芽拉勐龙（对叶豆叶）、扁（刺五加叶、茎）各适量，煎煮取药水，让患儿浸泡局部或全身进行治疗，治疗时间为每次 20 分钟左右，每天 1 次，3 天为 1 个疗程，连续使用两个疗程，疗程间隔时间不宜超过 3 天。

（二）哦亮塔菲塔拢想入乃（毒热内陷型麻疹）——逆证

1. 哦亮更唉（热毒蕴肺型麻疹）

（1）夯帕雅（主症）：疹出不透，稀疏不齐，或出疹骤然隐退，高热烦躁，咳嗽痰鸣，气促鼻扇，口唇青紫，甚则昏睡，四肢欠温，舌质红，苔薄黄或黄厚，脉行快而有力。

（2）辨解帕雅（病因病机）：由于前三期误诊，失治误治或治疗护理不当，加之复感风寒毒邪，寒闭麻毒，不得外发，毒热内盛，邪毒化火，塔拢（风、气）及塔菲（火）夹痰郁闭于上盘，蕴积肺内，阻碍呼吸之风气的运行，风气不得下降，风火相扇而发为本病。

（3）平然（治则）：以除风透疹、止咳化痰为主。

（4）多雅（治法）

1）内治法

①帕蒿短（鱼腥草）5～10g，哈哈（白茅根）5～10g，河中的鹅卵石 1 个，置于火中烧红后，浸入开水中，再将前两味药泡入，取汁内服。

②皇曼（马蓝）2～5g，沙海（香茅草）2～5g，埋外仗（幌伞树）2～5g，哈麻弄火（老鼠黄瓜根）2～5g，比比亮（红花丹）1～2g，麻嘎喝罕（缅茄）1～2g，丹火马（葫芦茶）2～5g，辛（生姜）1～2g，水煎服。

2）外治法

①烘雅（熏蒸疗法）：取荒嫩（水薄荷）、嘿罕（无根藤）、哈帕板（芫荽根）、芹菜根、广哥（荆芥）、沙海（香茅草）、摆管底（蔓荆叶）、摆习列（黑心树叶）、摆娜龙（艾纳香叶）、摆宾蒿（白花臭牡丹叶）、摆宾亮（红花臭牡丹叶）、摆拢良（腊肠树叶）、芽沙板（除风草）各适量，将之置入熏蒸器的锅内，待煮沸产生热气后让患儿位于特制的熏蒸器（熏蒸木桶、锅、蒸箱）内，接收器内药物蒸气进行全身或局部熏蒸治疗，时间为每次 20～30 分钟，温度一般在 35～42℃（以舒适为度），隔天 1 次，3 次为 1 个疗程，一般以 3 个疗程为宜，疗程间隔时间不宜超过 3 天。

②阿雅（洗药疗法）：取摆管底（蔓荆叶）、摆拢良（腊肠树叶）、摆宾蒿（白花臭牡丹叶）、摆习列（黑心树叶）、摆娜龙（艾纳香叶）、芽沙板（除风草）、摆芽拉勐龙（对叶豆叶）、扁（刺五加叶、茎）各适量，煎煮取药水，让患儿浸泡局部或全身进行治疗，治疗时间为每次 20 分钟左右，每天 1 次，3 天为 1 个疗程，连续使用两个疗程，疗程间隔时间不宜超过 3 天。

2. 哦亮更沙龙勒（麻疹合并咽炎）

（1）夯帕雅（主症）：声音嘶哑或失音，咽喉肿痛，吞咽不利，呛咳呕吐，心烦不宁；甚则呼吸困难，张口抬肩，口唇颜面青紫，皮疹稠密，疹色紫暗，舌质红，苔黄干，脉行快有力。

（2）辨解帕雅（病因病机）：由于麻毒炽盛，塔菲（火）偏盛，热毒上攻上盘，塔喃（水）耗伤，热毒蕴结于咽喉而见本病。

（3）平然（治则）：以清火解毒、利咽消肿为主。

（4）多雅（治法）

1）内治法

①雅解沙把（百解胶囊），口服，每次2～4粒（也可去除胶囊），每天3次，连服3天（根据年龄或体重来调节用量）。

②麻过利咽汤：楠麻过（槟榔青树皮）2～5g，翁倒罕（乌龟壳）2～5g，皇曼（马蓝）2～5g，麻梗（青果榄仁）2～5g，哈吐崩（四棱豆根）2～5g，沙英（甘草）2g，菲喃（水蓼）2～5g，水煎服。

③内管底（蔓荆子）5g，摆埋丁别（灯台叶）5g，帕蒿短（鱼腥草）5g，荒嫩（水薄荷）5g，哈帕利（旋花茄根）5g，水煎服。

2）外治法

①烘雅（熏蒸疗法）：取荒嫩（水薄荷）、嘿罕（无根藤）、哈帕板（芫荽根）、芹菜根、广哥（荆芥）、沙海（香茅草）、摆管底（蔓荆叶）、摆习列（黑心树叶）、摆娜龙（艾纳香叶）、摆宾蒿（白花臭牡丹叶）、摆宾亮（红花臭牡丹叶）、摆拢良（腊肠树叶）、芽沙板（除风草）各适量，将之置入熏蒸器的锅内，待煮沸产生热气后让患儿位于特制的熏蒸器（熏蒸木桶、锅、蒸箱）内，接收器内药物蒸气进行全身或局部熏蒸治疗，时间为每次20～30分钟，温度一般在35～42℃（以舒适为度），隔天1次，3次为1个疗程，一般以3个疗程为宜，疗程间隔时间不宜超过3天。

②阿雅（洗药疗法）：取摆管底（蔓荆叶）、摆拢良（腊肠树叶）、摆宾蒿（白花臭牡丹叶）、摆习列（黑心树叶）、摆娜龙（艾纳香叶）、芽沙板（除风草）、摆芽拉勐龙（对叶豆叶）、扁（刺五加叶、茎）各适量，煎煮取药水，让患儿浸泡局部或全身进行治疗，治疗时间为每次20分钟左右，每天1次，3天为1个疗程，连续使用两个疗程，疗程间隔时间不宜超过3天。

3. 哦亮更拢沙力坝（麻疹合并病毒性脑炎）

（1）夯帕雅（主症）：大多见于出疹后第2～8天，也可出现在疹出前或恢复期。高热持续，神昏或嗜睡，烦躁不安，惊厥谵妄，喉间痰鸣，四肢抽搐，肢体强直，角弓反张，甚则呼吸衰竭等，皮疹密集融合成片，呈出血倾向，舌质绛，无苔，干燥少津。

（2）辨解帕雅（病因病机）：麻毒炽盛，正气不能胜邪，麻毒内攻心、肝、脑等脏器，导致脏腑功能失常，四塔功能失调，塔菲（火）、塔拢（风、气）偏盛，风火相扇，五蕴紊乱所致。

（3）平然（治则）：以清火解毒、息风镇惊、除风止痉治疗为主。

（4）多雅（治法）

1）内治法

①雅解沙把（百解胶囊），口服，每次2～4粒，每天3次，连服3天（根据年龄

或体重来调节用量）。

②雅害令（景皇惊风丸）：皇旧（墨旱莲）5g，景郎（黑种草子）2g，哈新哈布（藤苦参）5g，雅叫哈顿（五宝药散）5g，取前3药碾细末，与雅叫哈顿（五宝药散）混合均匀，再取喃皇旧（墨旱莲汁）拌匀搓成小丸药，内服。

2）外治法

①烘雅（熏蒸疗法）：取荒嫩（水薄荷）、嘿罕（无根藤）、哈帕板（芫荽根）、芹菜根、广哥（荆芥）、沙海（香茅草）、摆管底（蔓荆叶）、摆习列（黑心树叶）、摆娜龙（艾纳香叶）、摆宾蒿（白花臭牡丹叶）、摆宾亮（红花臭牡丹叶）、摆拢良（腊肠树叶）、芽沙板（除风草）各适量，将之置入熏蒸器的锅内，待煮沸产生热气后让患儿位于特制的熏蒸器（熏蒸木桶、锅、蒸箱）内，接收器内药物蒸气进行全身或局部熏蒸治疗，时间为每次20～30分钟，温度一般在35～42℃（以舒适为度），隔天1次，3次为1个疗程，一般以3个疗程为宜，疗程间隔时间不宜超过3天。

②阿雅（洗药疗法）：取摆管底（蔓荆叶）、摆拢良（腊肠树叶）、摆宾蒿（白花臭牡丹叶）、摆习列（黑心树叶）、摆娜龙（艾纳香叶）、芽沙板（除风草）、摆芽拉勐龙（对叶豆叶）、扁（刺五加叶、茎）各适量，煎煮取药水，让患儿浸泡局部或全身进行治疗，治疗时间为每次20分钟左右，每天1次，3天为个疗程，连续使用两个疗程，疗程间隔时间不宜超过3天。

五、预防调护

1. 早发现，早隔离，早治疗。应隔离至出疹后5天，并发肺炎者隔离至出疹后10天。患儿逗留过的房间用紫外线消毒或通风30分钟，衣物应置于阳光下暴晒或用肥皂水清洗。

2. 按计划接种麻疹减毒活疫苗；易感儿童尽量不去公共场所或人员密集处。

3. 宜食清淡、富营养、易消化食物，忌生冷、香辣、燥热之品；宜保暖，避风寒，使空气流通；保持眼睛、鼻腔、口腔、皮肤的清洁卫生。

六、现代研究进展

我国在广泛使用麻疹减毒活疫苗后，麻疹发病率显著下降，自1987年后一直控制在10/10万左右；流行形式从周期性流行转为散在发病。近年来发病年龄有向两极发展趋势，8月龄以下和15岁以上年龄组发病比例明显增加。根据中国疾病预防控制中心免疫规划中心报道，2019年中国麻疹病例中，8月龄至4岁年龄组占39.04%，15岁以上年龄组占39.34%。其中，云南省富宁县、湖南省怀化市鹤城区、云南省瑞丽市、广东省东莞市报告病例数最多。

七、档哈帕雅（傣医医案选读）

玉某，女，10岁，1999年12月6日初诊。（母代诉）适值麻疹流行期间，患儿发热3天，体温38.4℃左右，打喷嚏、流清涕、咳嗽，曾服板蓝根冲剂，疗效不显。查体：体温 38.6℃，身热无汗，咳嗽少痰，鼻流清涕，眼泪汪汪，眼睑红赤，咽部充血，口腔两颊黏膜近臼齿处可见麻疹黏膜斑，小便短赤，大便稀溏，舌淡红苔薄黄，脉行快且表浅。视其病症，傣医诊断为哦亮兵卖（麻疹初热期），治以除风透疹，清火解毒。以先解后治的原则，给予雅解沙把（百解胶囊），首次 2 粒，然后配合汤药每次 1 粒，日服 3 次，连服 3 天。予哈帕板（芫荽根）5g，哈习列（黑心树根）5g，哈帕板么曼（大芫荽根）5g，埋罗木（白檀）5g，尖勒（黄檀）5g，每日 1 剂，水煎 120mL，分早、中、晚 3 次温服。连服 3 天而获效。

【复习思考题】

1. 哦亮（麻疹）的顺证和逆证如何鉴别？
2. 哦亮（麻疹）的皮疹是按什么顺序布发的？

第二节 洞喃（水痘）

一、概述

洞喃（水痘），古傣语称洞朴，是由于体内塔都档细（四塔）功能低下，外感帕雅拢皇（热风毒邪），导致体内四塔失衡，邪毒上犯上盘拨（肺脏），外发体表所致。临床主要表现为皮肤、黏膜上分批出现斑疹、丘疹、疱疹、结痂。水痘是一种传染性极强的儿童时期出疹性疾病，通过接触疱液和飞沫传染，2～6 岁儿童对本病最敏感，易感儿童接触水痘患儿后，几乎均可患病，多发于冬春季。本病一般预后良好，患病后可获得终身免疫，应根据水痘病证的轻重施以对证治疗。

二、辨解帕雅（病因病机）

水痘的发生是由于冬春季或冷热交替之际外界塔都档细（四塔）失调，风、水、火偏盛，加之人体塔都档细（四塔）功能低下，感受帕雅拢皇（热风毒邪）——水痘 - 带状疱疹病毒，导致体内塔都档细（四塔）失衡，邪毒外发体表皮肤所致。本病初起体内风、水、火偏盛，故起病急，症状演变迅速，出现火毒炽盛、水液过多之象。

三、诊查要点

（一）诊断

1. 病史 多数患儿发病前 2～3 周有与水痘或带状疱疹患者的接触史。

2. 临床表现

（1）发热或有或无。

（2）皮疹分批出现。1～2 天头皮、面部与躯干分批出现皮疹，向心性分布，一般 3～5 批不等。

（3）演变较快。初为红斑，数小时后变为红色丘疹，再经数小时发展为椭圆形疱疹，3～5天后疱疹逐渐干瘪结痂，数日后痂皮脱落。

（4）皮薄、浆清、易破、瘙痒。体质差者全身症状较重，可见疱疹密集，疱浆浑浊或呈血性，离心分布。愈后不留瘢痕。

本病应首先辨别轻重，轻度发热，皮疹稀疏，颜色红润，疱液清亮，根脚红晕不重，无其他兼症者，为轻症；壮热难退，皮疹稠密，颜色紫暗，疱液浑浊，根脚红晕明显，或伴有兼症者，为重症。

（二）相关检查

白细胞计数正常或稍低，中性粒细胞偏低，淋巴细胞相对增高。合并感染者白细胞计数或中性粒细胞增高。

四、辨解帕雅列多雅（病证分类辨治）

（一）洞喃塔喃想（轻症水痘）

1. 夯帕雅（主症） 发热较轻，乏力不适，鼻塞流涕，喷嚏咳嗽，不思饮食，1～2天后分批出现皮疹，初为红斑，数小时后变为红色丘疹，再经数小时发展为椭圆形、壁薄易破、分布稀疏的疱疹，向心分布，疱液清亮透明，根脚红晕红活，轻度瘙痒，烦躁不安，舌质红，苔薄白，脉行快。

2. 辨解帕雅（病因病机） 冬春季或冷热交替之际，调护失宜，帕雅拢皇（热风毒邪）——水痘-带状疱疹病毒从外侵犯上盘，蕴积于肺脏，致使体内风、火、水过盛，风热毒邪夹水湿透发于体表皮肤而发为本证。风火过盛则见发热，红色斑丘疹或疱疹，根脚红晕红活，瘙痒，舌红脉快；水过盛，壅盛皮肤则疱液清亮透明；病属初起，邪毒不甚则疱疹稀疏；风、火过盛，五蕴失调则烦躁不安。

3. 平然（治则） 先解后治，除风透疹，清热解毒，除湿消疱。

4. 多雅（治法）

（1）内治法

①雅解沙把（百解胶囊），口服，每次2～4粒（也可去除胶囊），每日3次（根据年龄或体重来调节用量）。

②夯燕解毒透疹汤：芽夯燕（马鞭草）5g，芽摆恩（毛九节）5g，广锅（毛罗勒）5g，娜罕（羊耳菊）5g，哈宾蒿（白花臭牡丹根）5g，水煎服。

若瘙痒较甚者，加文尚海（百样解）5g，解烘罕（大黄藤）5g，摆嫡晚（三丫苦叶）5g，水煎服。

若疱疹浆液较多者，加芽英热（车前草）10g，哈累牛（野芦谷根）10g，水煎服。

③水痘透发不畅者，用帕板（芫荽全株）5～10g，麻梗（青果榄仁）10g，嘎过（浮萍）10g，埋歪（旱冬瓜）10g，水煎服。

（2）外治法

①烘雅（熏蒸疗法）：取荒嫩（水薄荷）、嘿罕（无根藤）、哈帕板（芫荽根）、芹菜根、广哥（荆芥）、沙海（香茅草）、摆管底（蔓荆叶）、摆习列（黑心树叶）、摆娜龙（艾纳香叶）、摆宾蒿（白花臭牡丹叶）、摆宾亮（红花臭牡丹叶）、摆拢良（腊肠树叶）、芽沙板（除风草）各适量，将之置入熏蒸器的锅内，待煮沸产生热气后让患儿位于特制的熏蒸器（熏蒸木桶、锅、蒸箱）内，接收器内药物蒸气进行全身或局部熏蒸的疗法。疾病熏蒸治疗时间为每次 20 ～ 30 分钟，温度一般在 35 ～ 42℃（以舒适为度），隔天 1 次，3 次为 1 个疗程，一般以 3 个疗程为宜，每疗程间隔时间不宜超过 3 天。

②阿雅（洗药疗法）：取摆管底（蔓荆叶）、摆拢良（腊肠树叶）、摆宾蒿（白花臭牡丹叶）、摆习列（黑心树叶）、摆娜龙（艾纳香叶）、芽沙板（除风草）、摆芽拉勐龙（对叶豆叶）、扁（刺五加叶、茎）各适量，煎煮取药水，让患儿浸泡局部或全身进行治疗，时间为每次 20 分钟左右，每天 1 次，3 天为 1 个疗程，连续使用两个疗程，疗程间隔时间不宜超过 3 天。

③达雅（搽药疗法）：芽夯燕（马鞭草）、芽摆恩（毛九节）、广锅（毛罗勒）、娜罕（羊耳菊）、哈宾蒿（白花臭牡丹根）各等量，煎煮取药液，涂搽患处。每天搽 2 ～ 3 次，3 天为 1 个疗程，一般以两个疗程为宜。

（二）洞喃塔菲想（重症水痘）

1. 夯帕雅（主症） 高热不退，烦躁不安，面红目赤，口渴喜冷饮，疱疹大或密集，疱疹根部红晕呈暗红或红紫色，疱液浑浊或呈血性疱浆，瘙痒较剧，或疱疹破溃，脓液外出，皮肤红赤肿痛，大便干结，小便黄少，舌质红，苔薄黄或黄厚，脉行快而有力；或疹出不透，颜色浅淡，稀疏不齐；或皮疹虽出，但骤然隐退，或伴咳嗽痰鸣，气促鼻扇，口唇青紫，甚则昏睡等；或高热，呕吐不止，昏迷，抽搐。

2. 辨解帕雅（病因病机） ①患儿体弱，感受帕雅拢皇（热风毒邪）——水痘－带状疱疹病毒后，风火热毒邪过盛，或误诊、误治，或失治，或护理不当，致使火水塔过盛则高热不退，面红目赤，疱疹密集，根部红晕呈暗红或红紫色，皮肤红赤肿痛，舌质红，苔薄黄或黄厚，脉行快而有力；风火热毒邪猖獗难制，重伤水（血）则见疱液浑浊或呈血性疱浆，瘙痒较剧，或疱疹破溃，脓液外出，口渴喜冷饮，便干尿黄；五蕴失调则烦躁不安。②风火热毒邪肆虐，损伤人体风火塔，塔菲软（火塔不足），则寒邪内生，内闭帕雅拢皇（热风毒邪）；塔拢软（风气不足），则机体祛邪能力下降，帕雅拢皇（热风毒邪）不得祛除外透，故疹出不透或出而又隐；帕雅拢皇（热风毒邪）内陷上盘拨（肺脏），上盘风气逆乱则咳喘痰鸣，气促鼻扇；血行不畅则口唇青紫；帕雅拢皇（热风毒邪）炽盛，损伤四塔，导致五蕴失调则昏迷，抽搐。

3. 平然（治则） ①风火毒邪过盛者：清火解毒，补益水血，除风透疹。②风火塔衰退者：补火活血透疹，降气止咳平喘。③风火过盛生风者：清火解毒，除风止痉。

4. 多雅（治法）

（1）内治法

①风火毒过盛者，予麻过利咽汤：锅麻过（槟榔青）5g，翁倒罕（乌龟壳）5g，皇曼（马蓝）5g，麻梗（青果榄仁）5g，哈吐崩（四棱豆根）5g，沙英（甘草）5g，菲喃（水蓼）5g，水煎服。

或取帕蒿短（鱼腥草）10g，哈哈（白茅根）10g，用河中的鹅卵石1个置于火中烧红后，浸入开水中，再将前两味药泡入，取汁内服。

疱浆浑浊者，予麻过利咽汤加用咪火哇（箭根薯）5g，煎服。

水痘根脚红晕紫红或暗红者，予麻过利咽汤加麻王（刺天茄）5g，水煎服。

②风火塔衰退者，予雅叫哈顿（五宝药散）5g，生姜汤送服。

③风火过盛生风者，予雅害令（景皇惊风丸）：皇旧（墨旱莲）20g，景郎（黑种草子）5g，哈新哈布（藤苦参）15g，雅叫哈顿（五宝药散）15g，取前3药共碾细末，与雅叫哈顿（五宝药散）混合均匀，再取喃皇旧（墨旱莲汁）拌匀搓成小丸药，每丸重1g，每次服2丸，日服3次。

（2）外治法

①烘雅（熏蒸疗法）：取荒嫩（水薄荷）、嘿罕（无根藤）、哈帕板（芫荽根）、芹菜根、广哥（荆芥）、沙海（香茅草）、摆管底（蔓荆叶）、摆习列（黑心树叶）、摆娜龙（艾纳香叶）、摆宾蒿（白花臭牡丹叶）、摆宾亮（红花臭牡丹叶）、罗罕（红花）、摆拢良（腊肠树叶）、芽沙板（除风草）各适量，将之置入熏蒸器的锅内，待煮沸产生热气后让患儿位于特制的熏蒸器内，接收器内药物蒸气进行全身或局部熏蒸。疾病熏蒸治疗时间为每次20～30分钟，温度一般在35～42℃（以舒适为度），隔天1次，3次为1个疗程，一般以3个疗程为宜，疗程间隔时间不宜超过3天。

②阿雅（洗药疗法）：取摆管底（蔓荆叶）、摆拢良（腊肠树叶）、摆宾蒿（白花臭牡丹叶）、摆习列（黑心树叶）、摆娜龙（艾纳香叶）、芽沙板（除风草）、摆芽拉勐龙（对叶豆叶）、扁（刺五加叶、茎）各适量，煎煮取药水，让患儿浸泡局部或全身进行治疗，治疗时间为每次20分钟左右，每天1次，3天为1个疗程，连续使用两个疗程，疗程间隔时间不宜超过3天。

③达雅（搽药疗法）：取皇旧（墨旱莲）、皇曼（马蓝）、哈新哈布（藤苦参），捣烂取汁外搽手足心，每天搽3～6次，3天为1个疗程，一般以两个疗程为宜。

五、预防调护

1. 宜食清淡、营养丰富、易消化的饮食，忌辛香燥烈之品。

2. 出疹期注意保暖，避风寒，保持空气流通，保持身体及居住环境的清洁。

3. 修剪患儿指甲，防止搔抓，以免合并感染或留下瘢痕。

4. 水痘流行季节，易感儿童尽量不去人员密集场所，同时应避免接触带状疱疹患者。

5. 隔离至水痘完全干燥结痂为止。

6. 正在使用皮质激素或免疫抑制剂治疗者，应尽快减量或停用。

六、现代研究进展

广锅（毛罗勒）是傣医治疗出疹性疾病的常用药物。毛罗勒是唇形科植物罗勒的疏柔毛变种，具有解毒透疹、除风利湿、散瘀止痛的作用。现代研究发现罗勒具有降低血糖、抗腹泻、抗真菌、抗应激作用、驱虫等作用。

七、档哈帕雅（傣医医案选读）

波某，男，6岁，1999年1月20日就诊。（母代诉）发热2天，体温38.2℃，1天前发现颜面及颈部散见红色斑丘疹，继而全身泛发小米或黄豆大小的水疱皮疹，盘根紧凑红活，疱浆清亮，瘙痒难耐，少部分已搔抓破溃，鼻塞流涕，微有咳嗽，食欲不振，两日未大便，小便黄，舌红，苔薄黄，脉浅快。视其病症，傣医诊断为洞喃塔喃想（轻症水痘）。根据傣医先解后治的理论，予雅解沙把（百解胶囊），口服，每次2粒，每日3次；取芽夯燕（马鞭草）5g，芽摆恩（毛九节）5g，摆嫡晚（三丫苦叶）5g，广锅（毛罗勒）5g，芽英热（车前草）5g，娜罕（羊耳菊）5g，哈宾蒿（白花臭牡丹根）5g，每日1剂，水煎100mL，分早、中、晚3次温服。服药3剂后，发热消退，水痘亦渐次结痂而愈。

【复习思考题】

1. 洞喃（水痘）的皮疹特点是什么？
2. 傣医治疗洞喃（水痘）的原则是什么？

第三节　拢洞烘（风疹）

一、概述

拢洞烘（风疹）是由风疹病毒引起的急性出疹性传染病，临床表现以轻度发热、咳嗽，全身皮肤红色斑丘疹，耳后、枕后、颈部淋巴结肿大伴触痛为特征。

本病一年四季均可发生，冬春季节（旱季）好发，可造成流行，1~5岁的小儿多见。本病一般预后良好，患病后可获得持久性免疫，主要通过空气飞沫传播，患儿眼分泌物直接传染。孕妇妊娠早期也可通过胎盘感染胎儿，影响胚胎正常发育，引起流产，或致先天性心脏病、白内障等疾病，须特别注意防止孕期感染。傣医学将其分为拢洞烘冒（轻症风疹）、拢洞烘塔菲想（重症风疹）两型论治。

西医学风疹表现为本病特征者，可参照本节辨治。

二、辨解帕雅（病因病机）

本病的病因主要以感染帕雅拢皇（热风毒邪）为主。外界帕雅拢皇（热风毒邪）侵入人体，使人体塔菲（火）、塔拢（风）偏盛，风火相扇，内外相合，蕴于肌肤皮下所致。热毒郁久，易耗伤塔喃（水），因而后期常见塔喃（水）受损的症状。

三、诊查要点

（一）诊断

1. 本病临床表现分为三期。

（1）潜伏期：一般为 14～21 天，与风疹患者有明显接触史。

（2）前驱期：较短，大多只有 1～3 天，有发热、打喷嚏、流涕、咳嗽、结膜充血、咽红、咽痛等呼吸道感染症状，多轻微。

（3）出疹期：耳后、枕后、颈部淋巴结肿大伴触痛，持续 1 周左右；淋巴结肿大 24 小时即出现红色皮疹，呈多形性、淡红色，先见于头面部，随即遍及全身，以面颊部与躯干为主，四肢少，手心无。多呈散在性斑丘疹，也可融合成片且痒。2～3 天消退，色素瘢痕和脱屑均不明显。皮疹未出现前，咽部附近有红疹点（出血性红点），对早期诊断有参考价值。

2. 本病并发症很少，偶见扁桃体炎、中耳炎、支气管炎、肾小球肾炎、关节炎、血小板减少或不减少性紫癜。毛细支气管炎和支气管肺炎，可在发病高峰期发生。脑炎发病率低，约为 1/6000，多数有癫痫发作，大部分可以痊愈。

3. 本病一年四季均可发生，冬春季节（旱季）好发，1～5 岁小儿多见。

（二）相关检查

1. 血常规检查　白细胞计数正常或稍降低，淋巴细胞相对增多。

2. 病毒学检测　出疹前后 7 天，咽拭子标本可检出病毒，或用免疫荧光法找到病毒抗原。

3. 血清学检测　恢复期血清抗体增长达 4 倍以上时可确诊。

（三）辨证要点

本病病邪在于帕雅拢皇（热风毒邪），应根据感受帕雅拢皇（热风毒邪）的轻重来区别严重程度。一般而言，轻症风疹特征为轻度发热，疹色淡红，分布均匀，精神安宁，其他症状轻；而重症风疹特征为高热口渴，疹色鲜红或紫暗，分布密集，烦躁不安。

四、辨解帕雅列多雅（病证分类辨治）

（一）拢洞烘冒（轻症风疹）

1. 夯帕雅（主症）　发热轻，微恶风，轻微咳嗽，神安或神疲，或饮食欠佳，皮疹初见于头面、躯干，随即遍及全身。疹色淡红，皮疹稀疏细小，分布均匀，一般 2～3

日皮疹消退，可有肌肤轻度瘙痒，无脱屑或色素沉着。常伴耳后、枕后淋巴结肿大触痛，舌红苔白或薄黄，脉行快。

2. 辨解帕雅（病因病机） 患儿感染帕雅拢皇（热风毒邪），导致体内塔都档细（四塔）失调，塔菲（火）、塔拢（风）偏盛，内外相合，蕴结肌肤皮下而发疹。发热、舌红、苔薄黄、脉行快均为热风毒邪所致。因患儿体质较强，邪毒较轻，故诸症较轻。

3. 平然（治则） 清火解毒，除风止痒。

4. 多雅（治法）

（1）内治法

雅解沙把（百解胶囊）：口服，每次 2 ～ 4 粒（也可去除胶囊），每日 3 次（根据年龄或体重来调节用量）。

（2）外治法

阿雅（洗药疗法）：摆扁（刺五加叶）500g，煎水外洗。或取沙板阿（五彩梅）、摆管底（蔓荆叶）、摆习列（黑心树叶）各等量，加水煎煮，外洗全身。

（二）拢洞烘塔菲想（重症风疹）

1. 夯帕雅（主症） 高热口渴，烦躁不安，疹色鲜红或紫暗，分布密集，甚或融合成片，小便黄，大便干，舌红苔黄，脉行快而有力。

2. 辨解帕雅（病因病机） 因患儿体质较弱，感受邪毒较重，又因风疹时邪为热风毒邪，易耗伤塔喃（水），体内塔喃（水）不足，不能制火，火热毒邪犯于上中盘，伤及肺胃则见高热烦躁、口渴；热毒郁久，蕴积皮下而见疹色鲜红或紫暗；舌质红苔黄、脉行快而有力均为火热毒邪所致。

3. 平然（治则） 清火解毒，透疹退热。

4. 多雅（治法）

（1）内治法

①雅解沙把（百解胶囊），口服，每次 2 ～ 4 粒（也可去除胶囊），每日 3 次（根据年龄或体重来调节用量）。

②夯燕解毒透疹汤：芽夯燕（马鞭草）5g，芽摆恩（毛九节）5g，广锅（毛罗勒）5g，娜罕（羊耳菊）5g，哈宾蒿（白花臭牡丹根）5g，水煎服。

（2）外治法

阿雅（洗药疗法）：摆扁（刺五加叶）500g，煎水外洗。或取沙板阿（五彩梅）、摆管底（蔓荆叶）、摆习列（黑心树叶）各等量，加水煎煮，外洗全身。

五、预防调护

1. 患儿隔离至出疹后 5 ～ 6 天。

2. 注意休息、保暖，多饮开水，高热者可行物理降温。

3. 皮肤瘙痒者不要用手挠抓，防止皮肤感染。宜食清淡、富营养、易消化食物，忌辛辣、燥热之品。

4. 妊娠妇女（特别在 3 个月内），不论以前是否患过风疹或者接种风疹疫苗，都应尽可能避免与风疹患儿接触，容易导致胎儿畸形。

六、现代研究进展

1. 傣药雅解沙把（百解胶囊）具有清热解毒、定心安神的作用，常用于保护肝肾功能，解除有害物质对人体的损害，也用于治疗热毒炽盛引起的咽喉肿痛、口舌生疮、面部疔疮、斑疹、便秘等。其组成为解龙勐腊（勐腊大解药）90g，文尚海（百样解）70g，解烘罕（大黄藤）35g，邓嘿罕（定心藤）30g，雅解先打（傣百解）25g，贺别（葛根）25g，沙英（甘草）100g，以上 7 味药材粉碎，过筛，混匀，填充胶囊。方中贺别（葛根）、雅解先打（傣百解）、解烘罕（大黄藤）、邓嘿罕（定心藤）性寒凉，具有调节四塔、解百毒、消疔疮之功；文尚海（百样解）、解龙勐腊（勐腊大解药）、沙英（甘草），具有清火解毒、补气活血、养颜之功。全方合用具有清热解毒、定心安神之功效。百解胶囊对大鼠肝药酶 CYP2C19、CYP2E1 具有诱导作用，可能是其"解药物毒"作用的机制之一。

2. 摆管底（蔓荆叶），微臭、苦、凉，入四塔，具有清火解毒、消肿止痛、除湿止痒的功效，是傣医临床常用药材之一，也是傣医传统经方雅喃满雅的（神药油）和《中华人民共和国药典》自 1990 年版即收载的傣医制剂雅叫哈顿散的配方药材之一。

3. 拢洞烘（风疹）的发病机制是病毒直接损害血管内皮细胞引起皮疹，近年来认为抗原–抗体复合物与其真皮上层的毛细血管充血和轻微炎性渗液相关，这一过程也参与了皮疹的形成。呼吸道有轻微炎症及淋巴结肿胀，并发脑炎时，可致脑组织水肿、血管周围炎及神经细胞变性。无特效治疗，在发热期间，应卧床休息，予流食、半流食，可予清热解毒的中药。如有高热、咽痛等，应给予对症治疗。

七、档哈帕雅（傣医医案选读）

玉某，女，1 岁半。发热两天，体温 38℃，伴有喷嚏、流涕、轻度咳嗽，精神倦怠，食欲欠佳，头面、躯干、四肢均可见淡红色丘疹。自服"感冒清"1 天，无好转而前来就诊。查体：咽部充血（+），舌红苔薄黄，枕后可触及黄豆大淋巴结，无压痛，心肺（－）。傣医诊断为拢洞烘冒（轻症风疹），治疗以内外合治的理论为指导，以雅解沙把（百解胶囊），口服，每次 1 粒（去除胶囊），每日 3 次，同时以沙板阿（五彩梅）、摆管底（蔓荆叶）、摆习列（黑心树叶）各等量，加水煎煮，外洗全身，连用药 4 天而治愈。

【复习思考题】

1. 拢洞烘（风疹）的临床表现是什么？
2. 为什么孕妇不能接种风疹疫苗？

第四节 拢达儿（流行性腮腺炎）

一、概述

拢达儿（流行性腮腺炎），是由于平素体内风塔、火塔过盛，塔都档细（四塔）功能失调，调护失宜，同时感受帕雅拢皇（热风毒邪），蕴结头面，壅阻腮腺，气血运行受阻所致的小儿常见传染病。

临床表现为非化脓性腮腺肿胀及疼痛，见耳下腮部漫肿疼痛，边缘不清。多伴有发热和轻度全身不适。个别患儿易并发脑炎，出现高热、昏迷、抽搐。12岁以上的男患儿易并发睾丸炎，女患儿易并发卵巢炎。

本病可发生在冷热交替之际，以5～9岁儿童多见，主要通过飞沫或唾液传播，潜伏期为14～21天，平均约为18天。本病一般预后良好，患病后可获得终身免疫。傣医学根据塔都档细（四塔）、夯塔档哈（五蕴）理论将其分为拢达儿塔拢塔菲想（风火偏盛型流行性腮腺炎）与拢达儿塔菲想（火毒蕴结型流行性腮腺炎）两型论治。

西医学的流行性腮腺炎表现为本病特征者，可参照本节辨治。

二、辨解帕雅（病因病机）

1. 感受外邪 冷热交替之际，调护失宜，感受帕雅拢皇（热风毒邪）。

2. 四塔功能失调 由于患儿平素体内风塔、火塔过盛，四塔功能失调，内外邪气相合，蕴结上盘头面，致使上盘火热毒盛，上犯壅阻腮腺，气血运行受阻，发为本病。

三、诊查要点

（一）诊断

1. 病史 流行季节，发病前2～3周有与流行性腮腺炎患者接触史。

2. 临床表现

（1）以耳垂为中心的腮部肿大，边缘不清，皮肤不红，疼痛拒按，按之有弹性，无波动感，通常为一侧先肿，继而另一侧也发生肿胀，有时双侧肿胀。腮腺管口红肿，按压腮腺时，腮腺管口无脓液溢出。

（2）腮腺肿大3～4日达高峰，同时出现高热，以后逐渐消退。若无并发症，整个病程1～2周。

（3）合并睾丸炎、附睾炎或卵巢炎者多见于年长患儿，常有睾丸肿痛或少腹疼痛；合并脑膜炎者可见发热、头痛、呕吐、嗜睡、颈项强直，少数病例可有昏迷、惊厥；还可见胰腺炎、心肌炎、肾炎等。

（二）相关检查

1. 约 80％ 的患儿体温升高。
2. 血白细胞计数正常或减少，淋巴细胞相对增多。
3. 急性期血清淀粉酶和尿淀粉酶含量明显升高。
4. 血清特异性抗体增高。
5. 发病早期患儿唾液、尿液、脑脊液或血液标本可分离出病毒。

（三）辨证要点

本病邪根据帕雅拢皇（热风毒邪）辨轻重。一般而言，拢达儿塔拢塔菲想（风火偏盛型流行性腮腺炎）为发热轻，以耳垂为中心的一侧或两侧腮部肿大疼痛，不坚硬；拢达儿塔菲想（火毒蕴结型流行性腮腺炎）为壮热烦躁，以耳垂为中心的一侧或两侧腮部高度肿胀、坚硬，痛剧拒按。如若素来四塔不足，则可见其睾丸肿痛、少腹或上腹疼痛，或恶心呕吐、神昏抽搐等症状。

四、辨解帕雅列多雅（病证分类辨治）

（一）拢达儿塔拢塔菲想（风火偏盛型流行性腮腺炎）

1. 夯帕雅（主症）　发热轻，微恶寒或寒热交替，头痛，以耳垂为中心的一侧或两侧腮部肿大疼痛，边缘不清，皮色不变，触之病变部位皮肤灼热，有压痛，张口困难或咀嚼时疼痛加重，肿胀第 3 天达高峰，持续 1 周左右逐渐减轻，或见咽红，舌质红，苔薄白或薄黄，脉行浅快。

2. 辨解帕雅（病因病机）　患儿平素风塔、火塔过盛，加之调护失宜，外感帕雅拢皇（热风毒邪），内外风火热毒相合，蕴结上盘耳下腮部，气血运行受阻则见头痛，耳垂下一侧或两侧腮部肿大疼痛，边缘不清，皮色不变，病变部位皮肤灼热，有压痛，或见咽红，舌质红，苔薄白或薄黄，脉行浅快；邪毒初袭，病属轻浅故发热轻，微恶寒。

3. 平然（治则）　以散结消肿为主。

4. 多雅（治法）

（1）内治法

①雅解沙把（百解胶囊），口服，每次 2～4 粒（也可去除胶囊），每日 3 次（根据年龄或体重调节用量）。

②雅休章（痄腮消方）：雅解先打（傣百解）5g，哈吐崩（四棱豆根）5g，楠端良（刺桐树皮）5g，水煎服。

③嘿吻牧（苦藤）5g，广蒿修（青竹标）5g，水煎服。

（2）外治法

果雅（包药疗法）：取当该（三叶五加）鲜品适量，捣烂包敷患处。或取娜妞（臭灵丹）、摆帕利（旋花茄叶）、芽夯燕（马鞭草）各适量，捣烂包敷患处。

（二）拢达儿塔菲想（火毒蕴结型流行性腮腺炎）

1. 夯帕雅（主症） 壮热烦躁，以耳垂为中心的一侧或两侧腮部高度肿胀，坚硬，痛剧拒按，吞咽、咀嚼困难，口渴、尿赤、大便干结，舌质深红，苔黄，脉行快而有力。甚者伴阴囊肿胀，睾丸肿痛；或见腹部、下腹部疼痛；或高热不退、头痛、呕吐、多睡、颈项强直，甚至突发昏迷、抽搐。

2. 辨解帕雅（病因病机） 本证多因调护失宜，四塔功能失调，帕雅拢皇（热风毒邪）侵袭，体内风塔、火塔过盛，水塔不足，不能制火，风火热毒邪猖獗，蕴积上盘腮腺，气血壅滞不通则壮热，耳下一侧或两侧腮部高度肿胀，坚硬，痛剧拒按，舌质深红，苔黄，脉行快而有力。如风火热毒邪下行下盘，壅阻阴器或腹部则发为睾丸肿痛，或腹痛；火塔过盛，郁于胸中，扰乱神识，五蕴失常，则见烦躁，甚或高热不退、头痛、呕吐、多睡、颈项发硬，突发昏迷，抽搐；火盛耗津则口渴、尿赤、大便干结。

3. 平然（治则） 清火解毒，散结消肿。

4. 多雅（治法）

（1）内治法

①加味雅休章（加味痛疳消方）：雅解先打（傣百解）5g，哈吐崩（四棱豆根）5g，楠端良（刺桐树皮）5g，解烘罕（大黄藤）5g，先勒（十大功劳）5g，水煎服。

②皇丈（火焰花）15g，恩倒（闭鞘姜）5g，娜妞（臭灵丹）5g，芽呼噜（锡生藤）5g，哄喃晚（姑娘果）10g，水煎服。

③高热不退，突发昏迷、抽搐等病变，用雅害令（景皇惊风丸）：皇旧（墨旱莲）20g，景郎（黑种草子）5g，哈新哈布（藤苦参）15g，雅叫哈顿（五宝药散）15g，取前3药共碾细末，与雅叫哈顿（五宝药散）混合均匀，再取喃皇旧（墨旱莲汁）拌匀搓成小丸药，每丸重1g，每次服两丸，每日3次。

（2）外治法

①果雅（包药疗法）：摆宋拜（蛇藤叶）适量，加红糖捣细，外敷患处，每日1次。

②达雅（搽药疗法）：睾丸肿痛，取楠麻过（槟榔青树皮）鲜品100g，捣烂取汁外搽患处。

五、预防调护

1. 发热者，应卧床休息，直到体温正常。

2. 以流质或半流质、无刺激性饮食为宜，忌酸性、香燥、热性、质硬食品以免刺激腮腺，加重疼痛。

3. 注意口腔卫生，每次餐后可用硼酸水或淡盐水漱口。

4. 注意观察体温，及时处理高热，防止抽搐发生。如出现昏迷、抽搐，应将头偏向一侧，防止舌咬伤，避免窒息。

5. 合并睾丸炎者，用丁字带托住睾丸，局部冷敷，减轻疼痛。

6. 隔离患儿直至腮腺肿胀完全消退，有接触史的易感者应检疫 3 周。

六、现代研究进展

1. 外用的雅休章（痄腮消方），方中哈吐崩（四棱豆根）清热解毒，排脓消肿；楠端良（刺桐树皮）活血散瘀，消肿止痛，使气血通畅，热毒消解；雅解先打（傣百解）具清火解毒之功能。

2. 以当该（三叶五加）为主要成分的白籍消炎喷雾剂可以有效抑制细菌再生，杨慧文等以角叉菜胶致大鼠足趾肿胀模型作为评价天然产物抗炎作用的炎症模型，对三叶五加黄酮提取物的抗炎作用进行了研究，结果表明三叶五加黄酮提取物能显著抑制角叉菜胶诱导的大鼠足趾肿胀。

3. 傣药娜妞即为传统中药臭灵丹，味苦，气臭，性寒，入水、风塔，具有清火解毒、消肿排脓、通气止痛的功效。20 世纪 70 年代有报道指出赤脚医生曾采用臭灵丹的过滤水溶液直接注入腮腺炎患者的皮下组织可达到迅速消除炎症的目的。傣药娜妞（臭灵丹）水煎剂对金黄色葡萄球菌、铜绿假单胞菌、枯草杆菌均呈现明显的体外抑菌活性，有显著的抗炎、祛痰、抗肿瘤活性，还有抗流感病毒和单纯疱疹病毒的作用，毒副作用也较小。

4. 拢达儿（流行性腮腺炎）的发病机制是病毒经飞沫传入体内，主要经口及鼻黏膜大量增殖后进入血循环，引起病毒血症。病毒经血液至全身各器官，最常累及唾液腺，如腮腺、舌下腺、颌下腺，也可侵犯胰腺、生殖腺、脑及其他器官引起炎性病变。治疗方面主要是对症和支持治疗。

七、档哈帕雅（傣医医案选读）

依某，女，6 岁，2001 年 3 月 5 日就诊。家长代诉患儿双侧腮部漫肿 3 天，面部变形，边缘不清，皮色不变，触之有弹性，疼痛拒按，尤以张口和咀嚼时为甚，口腔内腮腺管口发红突出，按压腮腺管口未见脓液流出。怕冷，发热，体温 38.5℃，微咳，微渴，舌淡红，苔薄黄，脉浅快。傣医诊断为拢达儿塔拢塔菲想（风火偏盛型流行性腮腺炎），治疗取雅休章（痄腮消方）每日 1 剂，水煎 100mL，分早、中、晚 3 次温服。取当该（三叶五加）鲜品适量，捣烂包敷患处，每日换药 1 次。嘱饮食清淡，禁食酸辣、坚硬食物，隔离。给药第 4 天，家长携患儿前来告知，用药两日，发热渐退，疼痛渐轻，又给药 2 剂，疼痛已除，肿亦全消而痊愈。

【复习思考题】

1. 拢达儿（流行性腮腺炎）常见的并发症有哪些？

2. 拢达儿（流行性腮腺炎）的诊断要点是什么？

第五节 唉怀晚（百日咳）

一、概述

唉怀晚（百日咳），是由百日咳毒邪上犯上盘，塔都档细（四塔）、夯塔档哈（五蕴）功能失调，影响于肺，气运行不畅所致。

临床以阵发性痉挛性咳嗽，伴有鸡鸣样吸气性吼声为特征，多发生于儿童。本病病程较长，若不及时治疗，咳嗽可持续2～3个月，故名"百日咳"。若无并发症，预后一般良好，可获得持久的免疫力。

百日咳具有传染性，一年四季均可发生，但以冬春季节（旱季）多见。我国在推行百白破疫苗接种后，发病率明显下降。1～5岁的小儿最易发病，年龄越小，病情大多越重。本病傣医将之分为唉怀晚嘎（寒性百日咳）和唉怀晚皇（热性百日咳）两型论治。

二、辨解帕雅（病因病机）

本病的发生主要由于百日咳毒邪，包括由帕雅拢嘎（冷风寒邪）和帕雅拢皇（热风毒邪）上犯上盘，四塔、五蕴功能失调，影响于肺，使肺主呼吸之气和风气的运行交换功能异常，气运行不畅所致。

三、诊查要点

（一）诊断

1.潜伏期1～3周，未接种百日咳疫苗，有百日咳患者接触史。

2.初咳期1～2周，症状类似感冒，可有低热、咳嗽（单声干咳）、喷嚏、流泪等症，2～3天后，热退咳嗽加剧，昼轻夜重。此期传染性最强，及时治疗效果较好。

3.痉咳期持续2～4周或更长，突出表现为阵发性痉挛性咳嗽，典型病例咳嗽成串出现，每次咳嗽连续十至数十声，直至咳出黏稠痰或将胃内容物吐出，紧接着急骤深长吸气，发出鸡鸣样的吸气声为本病的特征。婴儿发作时会表现为阵发性憋气、发绀、咳嗽，而没有哮吼声。重则出现颜面浮肿，球结膜下出血或鼻出血，舌系带被下门牙损伤引起溃疡。

4.恢复期2～3周，阵发性痉咳次数减少，鸡鸣样吸气声消失。

（二）相关检查

1.血常规检查 初咳期末、痉咳期白细胞总数升高，达（30～50）×10^9/L，淋巴细胞占50%～70%。继发感染者中性粒细胞增高，淋巴细胞相对减少。但由于免疫接种的进行，白细胞总数及淋巴细胞往往正常。

2. 细菌学检查　鼻咽拭子法细菌培养有百日咳杆菌生长，在疾病第 1 周阳性率高达 90%，此后降低。

3. 荧光抗体检查　鼻咽拭子涂片做直接荧光抗体染色，结果为阳性。该法有阳性率高、特异性强和诊断快速等优点。

4. 血清学检查 ELISA 检测　百日咳特异性 IgM 可作早期诊断。

5. 放射线检查　大多数住院患儿可有轻度不正常，如肺门周围浸润、水肿、肺实变，提示继发细菌感染。

四、辨解帕雅列多雅（病证分类辨治）

（一）唉怀晚嘎（寒性百日咳）

1. 夯帕雅（主症）　怕冷恶寒，咳嗽日渐加剧，日轻夜重，痰稀白，喉痒，头身痛，鼻流清涕，声重，舌苔薄白，脉慢。

2. 辨解帕雅（病因病机）　多见于初咳期，是因机体感受外在的帕雅拢嘎（冷风寒邪），寒邪痹阻上盘而致体内塔都档细（四塔）、夯塔档哈（五蕴）功能失调，火塔受伤，火不制水，水塔过盛化为痰液积于肺内而咳嗽有痰；寒邪痹阻气血，气血不通，不通则痛，故见怕冷恶寒、头身痛等症状。

3. 平然（治则）　除风通气，止咳化痰。

4. 多雅（治法）

（1）内治法

①雅解沙把（百解胶囊），口服，每次 2～4 粒（也可去除胶囊），每日 3 次（根据年龄或者体重调节用量）。

②景郎冷咳汤：景郎（黑种草子）5g，哈沙海（香茅草根）5g，沙英（甘草）2g，研细粉内服，每次 0.5～1g，每日 3 次。

③兵哇唉嘎（麻威冷咳汤）：哈莫哈郎（大驳骨丹根）5g，哈莫哈蒿（鸭嘴花根）5g，哈麻威（佛手根）5g，煎汤，加匹囡（胡椒）0.5g，辛蒋（小姜）2g 为引，内服。

（2）外治法

①咱雅（拖擦药物疗法）：取嘿罕盖（通血香）、叫哈荒（生藤）、沙海（香茅草）、摆管底（蔓荆叶）、摆习列（黑心树叶）、摆拢良（腊肠树叶）、芽沙板（除风草）、辛（生姜）各等量，碾成细粉，置于布袋内，扎紧袋口，蒸热，拖擦背部。

②闭诺（推拿按摩疗法）：取叫哈荒（生藤）、娜罕（羊耳菊）、哈麻喝（洗碗叶根）、哈娜龙（艾纳香根）各适量，制成药包加热后，温度适宜时揉按背部、前胸、上肢。

③阿雅（洗药疗法）：取摆管底（蔓荆叶）、叫哈荒（生藤）、摆拢良（腊肠树叶）、摆宾蒿（白花臭牡丹叶）、摆习列（黑心树叶）、摆娜龙（艾纳香叶）、芽沙板（除风草）、贺别（葛根）各适量，将上述诸药水煎，按病情所需取药水，药液温度适宜，让患儿浸泡局部或全身进行治疗。

（二）唉怀晚皇（热性百日咳）

1. 夯帕雅（主症） 发热，咳嗽连作，持续难止，日轻夜重，咳后伴有鸡鸣样吸气声，咳吐黄痰或带血丝，目睛红赤，两胁作痛，咽喉肿痛，舌系带溃疡，唇干口燥，舌质红，苔黄厚腻或干燥少水，脉行快。

2. 辨解帕雅（病因病机） 多出现在痉咳期，机体感受外在的帕雅拢皇（热风毒邪）而导致体内四塔、五蕴功能失调，塔喃（水、血）受伤，水不制火，塔菲（火）过盛，火邪犯肺，炼液为痰，痰火交结，致气道阻塞，肺居上盘直通咽喉、口鼻而出现发热咳嗽，咳吐黄痰或带血丝，咽喉肿痛，唇干口燥，舌质红，苔黄厚腻或干燥少水，脉行快等症。

3. 平然（治则） 除风清热，止咳化痰。

4. 多雅（治法）

（1）内治法

①雅解沙把（百解胶囊），口服，每次 2～4 粒（也可去除胶囊），每日 3 次。

②麻电止咳汤：哈麻电（圆锥南蛇藤根）5g，哈麻喝（洗碗叶根）5g，哈埋丁别（灯台树根）5g，水煎服。

③雅拢响唉想（除风止咳汤）：嘿吻牧（苦藤）5g，更习列（黑心树心）5g，更拢良（腊肠树心）5g，水煎服。

（2）外治法

①果雅（包药疗法）：取傣药摆埋丁别（灯台叶）、摆吻牧（苦藤叶）、解烘罕（大黄藤）、摆楞嘎（千张纸树叶）各等量，共碾细粉，用鲜喃皇旧（墨旱莲汁）拌匀，外敷肺俞、定喘穴。

②咱雅（拖擦药物疗法）：取傣药鲜皇旧（墨旱莲）、摆楞嘎（千张纸树叶）、宋香嘎（酢浆草）、摆皇曼（马蓝叶）、摆吻牧（苦藤叶）各等量，共捣烂，加水、盐适量，将药物置入布袋内，扎紧袋口，从上到下、从前到后、从左到右，顺着人体的经筋循行路线拖擦周身或局部。

③阿雅（洗药疗法）：嘿罕盖（通血香）、沙海（香茅草）、摆管底（蔓荆叶）、摆娜龙（艾纳香叶）、摆习列（黑心树叶）、摆拢良（腊肠树叶）、芽沙板（除风草）、摆娜妞（臭灵丹叶）各适量，将上述诸药水煎，按病情所需取药水，药液温度适宜，让患儿浸泡局部或全身进行治疗。

注意：皮肤破损、多过敏性体质要慎用果雅（包药疗法）、阿雅（洗药疗法）。若出现皮疹则停止治疗，严重者予抗过敏治疗。另外，注意根据个体对药液的耐热程度调节到适宜温度再进行咱雅（拖擦药物疗法）治疗，在治疗过程中如有身体不适、皮肤过敏等现象，应立即停止治疗，并采取相应措施对症处理。

五、预防调护

1. 预防

（1）接种百白破三联疫苗。

（2）隔离患儿 3～4 周，有密切接触史者观察 21 天。

2. 调护

（1）痉咳时轻拍背部，使痰液易咳出，防止痰液吸入引起窒息。

（2）要密切观察患儿病情变化，如发生窒息、神昏、抽搐时要及时抢救。

（3）注意休息、营养，室内空气要流通，保持一定湿度，避免痉咳诱发因素。

六、现代研究进展

百日咳是由百日咳鲍特菌引起的一种具有高度传染性的急性呼吸道感染性疾病，重症患儿可出现频繁呼吸暂停、重症肺炎、高白细胞血症、肺动脉高压等并发症，甚至死亡。我国学者自 20 世纪 30 年代就已开始研究百日咳，在流行病学、实验室检测、疫苗及治疗各个方面均取得了较丰硕成果。1978 年实施计划免疫，普及儿童百白破疫苗接种以来，百日咳发病率与死亡率不断下降，但近年来百日咳发病率仍有反弹。2014 年世界卫生组织（WHO）估计，全球 5 岁以下儿童因百日咳死亡病例约为 16070 例，我国西南地区一家儿童医院 2015～2019 年报告了 25 例百日咳患儿死亡。虽然针对急重症的治疗措施不断改进与发展，但重症百日咳治疗仍较棘手，病死率仍较高，有文献报道重症百日咳病死率约为 7.6%，尽管国内外研究对百日咳的致病机制及治疗进行了大量的研究，但该病临床诊断困难、缺乏实验敏感性及实验数据特异性，故仍需大量的临床及实验研究为百日咳的预防及治疗提供有效的手段。同时加大百日咳知识的宣传力度，以提高医护人员的认知度，从而降低百日咳的误诊率及漏诊率。

傣药嘿吻牧（苦藤），味苦，性凉，入风、水塔，具有清火解毒、消肿止痛、止咳化痰、祛风利水的功效，主要治疗感冒咳嗽、气管炎、心前区疼痛、胃脘痛、风湿痹痛、偏瘫、睾丸炎、痢疾、便血、妊娠呕吐等。药理研究显示苦藤药材含有皂苷类、生物碱、还原糖、多糖类、黄酮类、酚类、内酯类、香豆素、有机酸等成分。嘿吻牧（苦藤）可用于调节人体风、火、水、土四塔，是治疗因四塔偏盛偏衰引起疾病的常用药物。它在西双版纳傣医临床用药中已有 600 余年的历史记载，临床效果确切，但目前暂无有关嘿吻牧（苦藤）药材化学成分和药理作用分析的专利和文献可查阅。因此，对嘿吻牧（苦藤）有待进一步的深入研究，以适应临床用药需要。

七、档哈帕雅（傣医医案选读）

李某，女，3 岁。患儿发热（体温 37.5℃左右），打喷嚏，流泪，单声干咳，2～3 天后，咳嗽加剧，昼轻夜重 10 天。近两天出现鸡鸣样吸气声，之后咳出大量黄色黏痰，精神倦怠，食欲欠佳，咽喉痛。自服感冒清及止咳类药物病情未见好转，前来就诊。查体见颜面轻度浮肿，咽部充血，唇干，舌质红，苔黄腻，脉行快。患儿未接种百日咳疫苗。傣医诊断为唉怀晚皇（热性百日咳），以先解后治的原则，治疗以除风清热、止咳化痰为主。先口服雅解沙把（百解胶囊），每次 1 粒（去除胶囊），每日 3 次。然后取哈麻电（圆锥南蛇藤根）5g，哈麻喝（洗碗叶根）5g，哈埋丁别（灯台树根）5g，水煎60mL，分早、中、晚 3 次温服，连服 6 剂。又取哈皇曼（马蓝根）5g，哈皇旧（墨旱莲根）5g，哈皇丈（火焰花根）5g，海贝 1 粒，槟榔 1 片，每天 1 剂，水煎，分早、中、晚 3 次温服，连服 3 剂而获效。

【复习思考题】

1. 试述唉怀晚（百日咳）的诊断依据。
2. 试述唉怀晚皇（热性百日咳）的治法及用药。

第六节　鲁旺拨想（小儿肺结核）

一、概述

结核病是由结核分枝杆菌引起的慢性传染病，全身各个脏器均可受累，但以肺结核最常见。傣医称肺结核为"拨想"，意为"肺干病"。本病以肺部原发性病灶渗出性炎症，甚至干酪样坏死为病理基础。小儿常见类型有原发性肺结核、急性血行播散型肺结核、结核性脑膜炎等类型。结核病目前仍是我国乃至全世界最重要的慢性传染病之一，其发病率和死亡率有上升趋势。耐多药结核分枝杆菌菌株的产生是防治结核病面临的严重问题。

其临床主要表现为长期不规则低热、食欲缺乏、疲乏、盗汗、消瘦、干咳无痰或咯血等。本病傣医分为鲁旺拨想菲想（毒邪壅肺型小儿肺结核）、鲁旺拨想塔喃软（水不足型小儿肺结核）、鲁旺拨想塔喃塔拎软（水土不足型小儿肺结核）三型，分别采用清火解毒，补水退热；补水清火，化痰止咳，凉血止血；调补水血，补土健胃，凉血止咳等方法治之。另外，应采用西医、傣医结合的方法进行治疗，遵循"早期治疗，适宜剂量，联合用药，规律用药，坚持全程，分段治疗"的结核病用药原则，防止耐药菌株的产生。

二、辨解帕雅（病因病机）

本病由患儿先天禀赋不足，体质虚弱，抗病能力低下，毒邪（结核菌）乘虚内侵上盘误入肺脏，导致机体塔都档细（四塔）、夯塔档哈（五蕴）功能失调，塔菲（火）、塔拢（风）过盛，塔喃（水）耗伤而引起；或因患病日久，失治、误治及用药不当，损伤人体四塔、五蕴功能，肺之塔喃（水）不足，不能制火，火塔相对过盛，或久病伤塔拢（气），使肺呼吸功能衰退，胃之消化功能不足，气血化生无源，机体失养而致。

三、诊查要点

（一）诊断

1. 病史　未接种卡介苗，有结核接触史，或近期患急性传染病史（如麻疹、百日咳）。

2. 临床表现

（1）原发性肺结核：包括原发复合征和支气管淋巴结结核，前者有肺部原发病灶、局部淋巴结病变及与两者相连的淋巴管炎组成；后者以胸腔内肿大淋巴结为主，因肺部原发灶不明显而易被忽视，两者在临床上很难区分。轻者可无症状，只是在 X 线检查下才被发现；稍重者以结核中毒症状为主，表现为长期不规则低热、食欲不振、消瘦、盗汗、乏力等症状，多见于年龄较大儿童；重者多见于婴幼儿，可急性发病，高热可达 38 ～ 40℃，持续 2 ～ 3 周降为低热，持续较长时间，常伴结核中毒症状。部分高度过敏患儿可出现结节性红斑和疱疹性结膜炎。若支气管淋巴结高度肿大，可出现压迫症状，如痉挛性咳嗽、哮喘、声音嘶哑、呼吸困难、胸部静脉扩张。

（2）血型播散型肺结核：起病急，高热（39 ～ 40℃）呈稽留热或弛张热，可持续数周或数月，多伴寒战、盗汗、食欲缺乏、咳嗽、面色苍白、气促和发绀等，临床分为伤寒型、肺型、脑膜炎型和败血症型。肺部体征不明显，少数患儿肺部可闻及细湿啰音，部分患儿伴有肝、脾及浅表淋巴结肿大。

（3）结核性脑膜炎：简称结脑，是小儿结核病中最严重的类型。有结核患者接触史、原发性结核病史或近期患急性传染病史，未接种卡介苗。结核中毒症状明显；有脑膜症状、脑神经损害症状、脑实质刺激性或破坏性症状、颅压增高症状、脊髓障碍症状等神经系统症状。

（二）相关检查

1. X 线检查　原发复合征可见肺内有典型的哑铃状双极阴影。胸内淋巴结结核表现为支气管淋巴结肿大、边缘模糊不清，称炎症型；淋巴结高度肿大，呈圆形或卵圆形致密阴影、边缘清楚，称结节型；肺纹理紊乱，肺门周围呈小点状模糊阴影，称微小型。干酪性肺炎可见大片浓密阴影，内有透亮区，或见两肺散在密度不均之团状阴影，内有蜂窝状透亮区或大小不等之无壁空洞。结核性胸膜炎小量积液时可见肋膈角变钝、消失，中量积液时可见弧形上缘的致密阴影；大量积液时患侧可见均匀致密性增高阴影，气管、纵隔及心脏向健侧移位。血型播散型结核可见在浓密的网状阴影上密布均匀一致的粟粒结节。

2. 结核菌素试验　结核菌素试验阳性或假阴性。

3. 血常规　血型播散型结核为白细胞可降低或升高，伴粒细胞增多及核左移，少数患儿有类白血病反应；结核性脑膜炎为早期白细胞总数增加，中性粒细胞增多，病情加重时机体免疫力下降故白细胞降低，淋巴细胞升高。结核为消耗性疾病，故血红蛋白下降。

4.红细胞沉降率　红细胞沉降率增快，则提示病灶有活动性。

5.脑脊液检查　结核性脑膜炎脑脊液压力显著增高，外观无色透明或呈毛玻璃样；细胞总数增高，白细胞为（50～500）×10^9/L，分类以淋巴细胞为主，但有1/3病例以中性粒细胞为主；蛋白含量增高；葡萄糖、氯化物均降低；涂片检出或培养出现结核分枝杆菌。

6.痰检查　从痰、胃液中可找到结核分枝杆菌。

7.头颅CT或MRI检查　结核性脑膜炎可见脑池密度增高、模糊、钙化，脑室扩大，结核瘤及其他脑实质改变。

四、辨解帕雅列多雅（病证分类辨治）

（一）鲁旺拨想菲想（毒邪壅肺型小儿肺结核）

1.夯帕雅（主症）　低热盗汗，饮食不振，倦怠乏力，或高热持续，心烦口渴，头痛咳嗽，尿黄便干，舌红苔黄，脉行快。

2.辨解帕雅（病因病机）　本病由于患儿体质虚弱，抗病能力不足，毒邪（结核菌）乘机侵入肺脏，机体塔都档细（四塔）、夯塔档哈（五蕴）功能失调而引起。毒邪伤肺，肺之呼吸功能失常见咳嗽；肺之塔喃（水）耗伤则见口渴、尿黄、便干；塔拎（土）受损，消化功能障碍则见饮食不振，倦怠乏力等症；塔菲（火）、塔拢（风、气）过盛，上犯上盘，则见发热、心烦、舌红苔黄、脉行快等。

3.平然（治则）　清火解毒，补水退热。

4.多雅（治法）

（1）内治法

①雅解沙把（百解胶囊），口服，每次1～4粒（可除去胶囊），每日3次，米汤送服（根据年龄或体重调节用量）。

②雅补喃退卖（补水退热方）加味：皇旧（墨旱莲）8g，贺麻亚毫（掌叶榕）5g，贺贵的罕（粉芭蕉根）5g，哈哈（白茅根）5g，哈帕利（旋花茄根）5g，咪火哇（箭根薯）5g，水煎服。

③雅贺接黄（山竹泻火汤）：咪火哇（箭根薯）、文尚海（百样解）、沙腊比罕（台乌）各等量，水煎服。

④补累（紫色姜）5g，罕好喃（水菖蒲）5g，波波罕（山乌龟）5g，水煎服。

（2）外治法

咱雅嘎（冷拖擦药物疗法）：取嘿罕盖（通血香）、叫哈荒（生藤）、沙海（香茅草）、摆管底（蔓荆叶）、摆习列（黑心树叶）、摆拢良（腊肠树叶）、芽沙板（除风草）、辛（生姜）各适量，将药物碾成细粉装入布袋内，扎紧袋口，蘸水从上到下、从前到后、从左到右，顺着人体的经筋循行路线拖擦周身或局部。

（二）鲁旺拨想塔喃软（水不足型小儿肺结核）

1. 夯帕雅（主症）　干咳少痰或痰中带血丝，口燥咽干，神疲乏力，手足心发热或午后潮热，两颧发红，舌红，脉行快且无力。

2. 辨解帕雅（病因病机）　由于塔都档细（四塔）功能失调，肺之塔喃（水）不足，不能收摄塔菲（火），塔菲（火）相对过盛，浮越于外，则见手足心热，午后潮热，两颧发红，舌红，脉行快等症；塔菲（火）损伤肺络，肺之呼吸功能衰退，则见干咳少痰，或痰中带血丝，神疲乏力，脉行无力；塔喃（水）不足，体失滋润，则见口燥咽干。

3. 平然（治则）　补水清火，化痰止咳，凉血止血。

4. 多雅（治法）

（1）内治法

①雅解沙把（百解胶囊），口服，每次 1～4 粒（可除去胶囊），每日 3 次，米汤送服（根据年龄或体重调节用量）。

②雅拨想菲想（哈郎凉血止咳汤）：哈莫哈郎（大驳骨丹根）5g，哈皇旧（墨旱莲根）5g，水煎服。干咳痰少，咯血量多者，本方加哈哈（白茅根）5g，水煎服。

③嘿摆（芦子藤）、皇旧（墨旱莲）各 5g，水煎汤，加匹囡（胡椒）1g，红糖适量，雅叫哈顿（五宝药散）为引内服。

④芬雅（磨药疗法）：摆埋怀（鹊肾树叶）5～10g 磨汁内服。

⑤补累（紫色姜）8g，罕好喃（水菖蒲）5g，波波罕（山乌龟）5g，水煎服。

⑥雅叫哈顿（五宝药散），每次服 1～3g，每日 3 次，开水送服。

⑦咳嗽、咯血者，取嘿吻牧（苦藤）、哈麻喝（洗碗叶根）、哈埋尚老、哈芽敏（艾蒿根）各等量，水煎服。

（2）外治法

咱雅嘎（冷拖擦药物疗法）：取嘿罕盖（通血香）、叫哈荒（生藤）、沙海（香茅草）、摆管底（蔓荆叶）、摆习列（黑心树叶）、摆拢良（腊肠树叶）、芽沙板（除风草）、辛（生姜）各适量，将药物碾成细粉装入布袋内，扎紧袋口，蘸水从上到下、从前到后、从左到右，顺着人体的经筋循行路线拖擦周身或局部。

（三）鲁旺拨想塔喃塔拎软（水土不足型小儿肺结核）

1. 夯帕雅（主症）　干咳少痰，或痰中带血丝，或大量吐血，色鲜红，形瘦体弱，饮食不振，口燥咽干，神疲乏力，喘息不眠，面色苍白或两颧发红，手足心热，午后潮热，舌质红或淡，苔薄白或黄，脉行弱而无力。

2. 辨解帕雅（病因病机）　因患病日久，失治、误治或用药不当，损伤人体塔都档细（四塔）、夯塔档哈（五蕴）功能，肺之塔喃（水）不足，不能制约塔菲（火），塔菲（火）相对偏盛，蕴积中上二盘则见手足心热、午后潮热、两颧发红、舌质红等症；塔菲（火）损伤肺络，塔喃（水）不足，则见口燥咽干；肺之呼吸功能衰退则见干咳少痰，或痰中带血丝，喘息不眠；塔菲（火）过盛，灼伤肺络则出现大量吐血；胃之消化功能不足，营养障碍则见饮食不振、形瘦体弱、神疲乏力、面色苍白、舌淡、脉行弱而无力。

3. 平然（治则） 调补水血，补土健胃，凉血止咳。

4. 多雅（治法）

（1）内治法

①雅解沙把（百解胶囊），口服，每次 1～4 粒（可除去胶囊），每日 3 次，米汤送服（根据年龄或体重调节用量）。

②雅叫哈顿（五宝药散），每次服 1～3g，每日 3 次。用蜂蜜水调服，或蒸鸡蛋食之。

③雅拨想多温（驳骨墨旱莲汤）：哈莫哈郎（大驳骨丹根）5g，哈皇旧（墨旱莲根）5g，哈哈（白茅根）5g，黄芪 5g，芽楠嫩（荷包山桂花）5g，水煎服。

④咳嗽、咯血者，可取哈嘿宋些（白粉藤根）、嘿喃活（两面针）、埋马（锈毛野枣）、哈麻电（圆锥南蛇藤根）、埋外丈（幌伞树）各等量，水煎服。

（2）外治法

咱雅嘎（冷拖擦药物疗法）：取嘿罕盖（通血香）、叫哈荒（生藤）、沙海（香茅草）、摆管底（蔓荆叶）、摆习列（黑心树叶）、摆拢良（腊肠树叶）、芽沙板（除风草）、辛（生姜）各适量，将药物碾成细粉装入布袋内，扎紧袋口，蘸水从上到下、从前到后、从左到右，顺着人体的经筋循行路线拖擦周身或局部。

五、预防调护

避免继续与开放性结核患者接触，以防重复感染；保护患儿不患麻疹、百日咳等传染病；加强营养，选用富含蛋白质和维生素的食物，忌食香燥、煎炸、性热之物，多食清淡补益之品；加强锻炼，适当休息；保持室内适宜温度、湿度，促进空气流通。

六、现代研究进展

肺结核是严重威胁人类健康的慢性传染性疾病，发病机制受多种生物、非生物因素影响。由于儿童免疫力低下，起病隐匿且往往不能得到及时和正规的诊治等原因，可引起血行播散型肺结核、结核性脑膜炎等严重类型结核病，该类患儿预后差，病死率高。据报道，仅 2011 年，全球有约 6.4 万儿童死于结核病，成为发展中国家儿童死亡的主要原因之一，给家庭和社会带来了沉重负担。

傣医药属于我国四大少数民族医药之一，其用药一大特色是充分利用本地特产药材治疗疾病。有研究发现来源于爵床科植物鸭嘴花的傣药莫哈蒿，具有止咳化痰的功效，最常用于治疗咳嗽、肺结核等呼吸系统疾病。大百部根（傣药名为"贺芽南光"），来源于百部科植物对叶百部的块根，其味苦，性凉，入火、水、风塔，具有清火解毒、补水润肺、化痰止咳之功，常用于治疗结核病、哮喘、咳嗽等。对于治疗肺结核引起的干咳不止，傣医同胞常用当地的特产草药，如大响铃 30g，小响铃 30g，笔管草 30g，马鞭草 30g，加水煎服，每日 1 剂，分两次早晚服用。上述药物同用，具有润肺止咳，清喉利咽的功效。此外，有报道用天南星科植物大黑附子的根茎——坡扣（大黑附子）15g 水煎服，对肺结核有良效。

在治疗方法上，傣医常内外合治，并且有根据性别不同区分给药部位的特点。如运用雅拨兵帕雅、麻贺、习火（治咳喘病方）捣烂包足底（足弓），以治疗肺结核或久咳，包药时以男左女右为佳，一般包敷 12 小时 / 次，连包 3 天。

七、档哈帕雅（傣医医案选读）

玉某，女，4 岁，1999 年 9 月 12 日初诊。患儿咳嗽、咯血反复发作两年，经医院 X 线检查诊断为"浸润性肺结核"。住院治疗 6 个月，现干咳痰少，痰中带有血丝，胸闷隐痛，手足心发热，夜晚烦躁不安，盗汗，口舌干燥，精神疲倦，故来诊。傣医诊断为鲁旺拨想塔喃软（水不足型小儿肺结核），治以补水清火，化痰止咳，凉血止血。给予雅解沙把（百解胶囊），首次 2 粒，然后配合汤药每次 1 粒，日服 3 次。取雅拨想菲想（哈郎凉血止咳汤）：哈莫哈郎（大驳骨丹根）5g，哈皇旧（墨旱莲根）5g，加哈哈（白茅根）5g，每日 1 剂，水煎 60 ～ 80mL，分早、中、晚 3 次温服，连服 10 天获效。

【复习思考题】

1. 试述小儿原发性肺结核的临床表现。
2. 试述鲁旺拨想（小儿肺结核）的病证分类辨治。

第七节　拢蒙沙嘿档龙（细菌性痢疾）

一、概述

拢蒙沙嘿档龙（细菌性痢疾），意为"红白痢疾"。常因暴饮暴食或误食不洁之食物，积热于内，导致体内塔都档细（四塔）功能失调，不能运化水湿，排出毒素，蕴积肠道而引起。其临床表现有发热、腹痛、腹泻、里急后重、排黏冻或脓血便等。小儿可发生中毒性菌痢，有高热不退、反复惊厥、昏迷或休克。对于本病的治疗，傣医将之分为拢蒙沙嘿档龙皇（热痢）、拢蒙沙嘿档龙嘎（寒痢）两类来论治。拢蒙沙嘿档龙（细菌性痢疾）可发生在腊鲁皇（热季）、腊鲁芬（雨季）。

西医学中由痢疾杆菌引起的急性肠道传染病可参照本节辨治。

二、辨解帕雅（病因病机）

常因暴饮暴食或误食不洁之食物，积热于内，导致体内塔都档细（四塔）功能失调，不能运化水湿，排出毒素，蕴积肠道而引起。苍蝇的带菌率很高，易污染食物、用具等，是痢疾的重要传播媒介。

三、诊查要点

（一）诊断

1. 病前 1 周内有不洁饮食或与患者接触史。
2. 腹痛以左下腹或脐周为主，为阵发性疼痛，有压痛。
3. 大便次数多，量少呈黏液脓血便。
4. 有里急后重感（腹痛欲便而不爽，便时肛门有沉重下坠感）、畏寒、发热、全身不适。
5. 辨寒（嘎）热（皇）：拢蒙沙嘿档龙皇（热痢）以红多白少、肛门灼热疼痛、小便短赤、口干舌燥、苔黄厚腻、脉行快为特点；拢蒙沙嘿档龙嘎（寒痢）以白多红少、肛门坠胀、小便浑浊、口中黏腻、苔白厚腻、脉行慢为特点。

（二）相关检查

1. 血液检查　急性菌痢白细胞总数和中性粒细胞多增加，中毒性菌痢可达（15～30）×10^9/L 以上，可见核左移；慢性菌痢可有轻度贫血。

2. 粪便检查

（1）常规检查：可见较多白细胞或成堆脓细胞，少量红细胞和巨噬细胞；血水便者红细胞可满视野。

（2）细菌培养：检出痢疾杆菌即可确诊。早期、新鲜、含黏液脓血的粪便易检出；多次送检、抗菌治疗前送检及选用木糖赖氨酸脱氧胆酸盐琼脂平板培养基可提高检出率。1 个高倍视野白细胞数多于 10 个，或连续两次镜检，每个高倍视野白细胞数超过 5 个，提示细菌性痢疾。粪便细菌培养阳性可确诊。

（3）核酸检测：采用探针杂交和 PCR 法检测，可提高标本阳性检出率，以便早期诊断。

四、辨解帕雅列多雅（病证分类辨治）

（一）拢蒙沙嘿档龙皇（热痢）

1. 夯帕雅（主症）　腹痛腹泻，里急后重，便下脓血，日行十余次，或数十次，红多白少，肛门灼热疼痛，小便短赤，恶寒发热，口干舌燥，苔黄厚腻，脉行快。

2. 辨解帕雅（病因病机）　本病的发生多为热季、雨季，暴饮暴食或误食不洁之食物，或平素喜食香燥、肥甘厚味、性热之品，积热于内，风火偏盛，诸因相合，导致体内塔都档细（四塔）功能失调，不能运化水湿，排出毒素，蕴积肠道而引起。

3. 平然（治则）　清火解毒，止血止痢。

4. 多雅（治法）

（1）内治法

①雅解沙把（百解胶囊），口服，每次 2 ～ 4 粒（也可除去胶囊），每日 3 次（根据年龄或者体重调节用量）。

②哈麻喝布（刺黄茄根）、哈帕楠（滑板菜根）、帕利（旋花茄）、先勒（十大功劳）各 5g，豪泊（谷子）10g，水煎服。

③贺别（葛根）5g，先勒（十大功劳）5g，白头翁 5g，芽英热（车前草）5g，抱勒（金花果）3g，水煎服。

（2）外治法

果雅（包药疗法）：取雅罕鲁短皇（热泻汤）。其组成为先勒（十大功劳）30g，白头翁 15g，芽英热（车前草）15g，抱勒（金花果）5g，制成热药包，包于腹部。

（二）拢蒙沙嘿档龙嘎（寒痢）

1. 夯帕雅（主症） 腹痛腹泻，里急后重，便下脓血，日行十余次，或数十次，白多红少，肛门坠胀，小便浑浊，恶寒发热，口中黏腻，苔白厚腻，脉行慢。

2. 辨解帕雅（病因病机） 本病的发生多为热季、雨季，暴饮暴食或误食不洁之食物，或平素喜食酸冷性寒之品，寒湿水饮蕴积于内，诸因相合，导致体内塔都档细（四塔）功能失调，塔拢（风）、塔菲（火）不足，不能温化水湿，排出毒素，蕴积肠道而致。

3. 平然（治则） 温补四塔，止泻止痢。

4. 多雅（治法）

（1）内治法

①雅解沙把（百解胶囊），口服，每次 2 ～ 4 粒（可除去胶囊），每日 3 次（根据年龄或者体重调节用量）。

②哈麻电（圆锥南蛇藤根）5g，哈迪告（藏药木根）5g，哈埋马（锈毛野枣根）5g，煎汤，以酒为引内服。

③哈麻喝（洗碗叶根）5g，贺哈（红豆蔻）5g，辛（生姜）5g，匹囡（胡椒）3 粒，捣细，加酒为引内服。

（2）外治法

果雅（包药疗法）：取哈麻娘布（茴香砂仁根）15g，沙腊比罕（台乌）10g，藿香 10g，辛（生姜）10g，抱勒（金花果）5g，先勒（十大功劳）15g，制成药包敷于患处。

五、预防调护

1. 预防

（1）注意饮食卫生，食品应新鲜、清洁，不吃变质食品。饭前、便后要洗手，餐具要卫生。

（2）加强户外活动，注意气候变化，防止感受外邪，避免腹部受凉。

2. 调护

（1）清淡饮食，减轻塔拎（土）、脾胃负担。以后随着病情好转，逐渐增加饮食量。忌食油腻、生冷及不易消化的食物。

（2）保持皮肤清洁干燥，勤换尿布。每次大便后，要用温水清洗臀部，并扑上爽身粉，防止发生红臀。

六、现代研究进展

傣医治疗拢蒙沙嘿（腹痛腹泻、赤白下痢）常用先勒（十大功劳）和抱勒（金花果）等药物。现代研究表明，生物碱是十大功劳属植物的主要化学成分，具有抗菌、抗病毒、松弛平滑肌等作用，可治疗细菌、病毒感染，并可有效缓解腹痛腹泻症状。先勒（十大功劳）具有良好的抗氧化活性，并且能抑制促炎性细胞因子肿瘤坏死因子α和白介素 –6 的释放，具有减轻炎症的作用。

抱勒（金花果）具有收敛、止痛等功效，其主要化学成分为单宁。现代研究表明，在结肠炎症中，单宁可以通过改变微生物群和免疫反应缓解炎症反应改善症状。体外研究发现，单宁可通过直接下调巨噬细胞中炎症基因的表达，进而发挥抗炎作用。金花果块茎中还含有的酚类成分，可对大肠杆菌、鼠伤寒沙门菌、肠炎沙门菌等多种泄泻致病菌根据其浓度的不同均具有抗菌活性。由此可见，金花果可能通过抗炎、调节肠道菌群等机制发挥治疗腹泻的作用。

七、档哈帕雅（傣医医案选读）

钱某，男，4岁。两天前发热，全身不适。日下稀便五次，有少量黏液。第3天恶心、纳呆，大便日8次，伴见大量脓血，少腹不适，里急后重，小便短赤。体温38.2℃，舌苔薄黄，脉象弦滑而数。大便常规：镜下有大量脓细胞、吞噬细胞，布满红细胞。诊为拢蒙沙嘿档龙皇（热痢），治以清火解毒，止血止痢。予雅解沙把（百解胶囊），口服，每次2粒（也可除去胶囊），每日3次。方药予哈麻喝布（刺黄茄根）5g，哈帕楠（滑板菜根）5g，帕利（旋花茄）各5g，豪泊（谷子）10g，先勒（十大功劳）5g，每日1剂，水煎60～80mL，分早、中、晚3次温服。外治法以果雅（包药疗法）：选雅罕鲁短皇（热泻汤），取先勒（十大功劳）30g，白头翁15g，芽英热（车前草）15g，抱勒（金花果）5g，制成热药包，包于腹部。治疗4日获效。

【复习思考题】

1. 试述拢蒙沙嘿档龙（细菌性痢疾）的诊断依据。
2. 试述拢蒙沙嘿档龙嘎（寒痢）和拢蒙沙嘿档龙皇（热痢）的证治。

第八节　鲁旺兵案答蒿（小儿病毒性肝炎）

一、概述

鲁旺兵案答蒿（小儿病毒性肝炎）是由几种不同的肝炎病毒引起的传染病，目前已确认的有甲型、乙型、丙型、丁型和戊型五型肝炎。从病原学分为各自独立的五种疾病，因临床表现相似故统称为病毒性肝炎，其主要病变为肝细胞变性坏死及肝脏间质炎性浸润。

本病属傣医哦案（胆汁病）的范围，包括"黄疸病""白疸病"。对于本病的治疗，傣医将其分为案答勒皇（热性黄疸病）、案答勒嘎（寒性黄疸病）、案答蒿（白疸病）三型，分别以清火解毒，利胆退黄；温水化湿，利胆退黄；补益四塔，利胆退黄治之。

西医学的病毒性肝炎表现为本病特征者，可参照本节辨治。

二、辨解帕雅（病因病机）

本病多因素体禀赋不足，加之饮食不节，暴饮暴食，误食不洁之食物，损伤塔拎（土）功能，又感受外界帕雅拢（病毒邪气），内外相合，邪气蕴结于三盘，使得塔拢（风、气）转动不利，塔喃（水）运行受阻，聚积体内而化为湿邪，塔菲（火）偏盛而为热，或受损而不温，塔都档细（四塔）功能失调，脏腑功能失常而致。若邪毒蕴阻肝胆，胆汁不行常道，外溢肌肤，犯及上下盘则发为黄疸。

三、诊查要点

（一）诊断

1. 流行病学史

（1）未注射过甲肝、乙肝疫苗。

（2）居住地区有甲肝流行；摄入被甲肝病毒（HAV）污染的水或食物。

（3）接触史：有与甲肝、乙肝患者密切接触史；家族成员中特别是母亲为乙肝病毒（HBV）感染者。

（4）注射史：半年内曾输注过血制品或使用过非一次性注射器。

2. 临床表现

（1）近期内出现不明原因的、持续数日不解的乏力、食欲减退、恶心呕吐、厌食油腻、腹胀，或发热、尿黄，巩膜、皮肤黄染等症状。

（2）体征：肝大并有压痛，肝区叩击痛，或有轻度脾大。

3. 辨证要点　本病属傣医哦案（胆汁病）的范围，应根据感邪性质区别案答勒皇（热性黄疸病）、案答勒嘎（寒性黄疸病）、案答蒿（白疸病）。一般而言，案答勒皇（热性黄疸病）以发热，全身皮肤、眼目发黄，色鲜明如橘子色，口干口苦，厌食油腻，恶心呕吐，尿黄如茶汁，周身困乏无力，精神欠佳，大便黏滞或干结，舌苔黄厚腻，脉行快为特征。案答勒嘎（寒性黄疸病）以身目发黄、色泽晦暗、黄如烟熏，肢体困重乏力，腹胀脘闷，恶心呕吐，厌食油腻，畏寒怕冷，尿黄，大便溏泻，舌苔白而厚腻，脉行慢为特征。案答蒿（白疸病）以皮肤、眼目、小便轻度发黄或不发黄，周身困乏无力，精神较差，睡眠，饮食不佳，脘腹或胁肋胀痛，舌苔薄白或白厚腻，脉行慢而无力为特征。

（二）相关检查

1. 肝功能检查　血清谷丙转氨酶（sALT）＞ 40U/L；血清总胆红素＞ 17.1μmol/L，或尿胆红素阳性。

2. 病原学检测

（1）甲肝：急性肝炎患儿血清抗 HAV-IgM 阳性，可确诊为近期感染。

（2）乙肝：血清 HBsAg 阳性；血清 HBV-DNA 阳性，或 HBV-DNA 聚合酶阳性；血清抗 HBc-IgM 阳性；肝内 HBcAg 和（或）HBsAg 阳性，或 HBV-DNA 阳性。以上任何一项阳性即可诊断为 HBV 感染。

四、辨解帕雅列多雅（病证分类辨治）

（一）案答勒皇（热性黄疸病）

1. 夯帕雅（主症）　发热，全身皮肤、眼目发黄，色鲜明如橘子色，口干口苦，厌食油腻，恶心呕吐，尿黄如茶汁，周身困乏无力，精神欠佳，大便黏滞或干结，舌苔黄厚腻，脉行快。

2. 辨解帕雅（病因病机）　本病的发生主要为暴饮暴食，误食不洁之食物，或平素过食香燥油腻之品，积热于内，加之感受外在的帕雅拢皇（热风毒邪），内外相合，阻滞于中盘，导致塔都档细（四塔）、夯塔档哈（五蕴）功能失调。风火偏盛，损伤体内塔喃（水），则见口干、大便干结等症；塔喃（水）不足，不能收摄过盛之塔菲（火），风火相扇则见发热、舌红、脉行快等症；火热湿毒阻于三盘，熏蒸肝胆，胆汁属水所管，胆汁不行常道，外溢肌肤，下行下盘，上犯上盘而见全身皮肤、眼目发黄，色鲜明如橘子色，口苦，尿黄如茶汁，舌苔黄厚腻等症；塔拎（土）功能受损，饮食物的消化吸收障碍，故见厌食油腻，恶心呕吐，周身困乏无力，精神欠佳，大便黏滞等症。邪毒内蕴，水湿难化，外溢肌肤，则见皮肤、眼目、小便轻度发黄。

3. 平然（治则）　清火解毒，利胆退黄。

4. 多雅（治法）

（1）内治法

①雅解沙把（百解胶囊），口服，每次 1 ～ 4 粒（也可去除胶囊），每日 3 次（根据年龄或体重调节用量）。

②雅解答利（保肝解毒汤）：文尚海（百样解）5g，嘿罕盖（通血香）5g，先勒（十

大功劳）5g，水煎服。

③芬雅（磨药疗法）：哈丹（大王棕根）5g，文尚海（百样解）5g，嘿吻牧（苦藤）5g，哈英辛（吉龙草根）5g，哈蒿修（大绿藤根）5g，梗巴闷烘（苦冬瓜把）5g，嘿涛莫（滑叶藤仲）5g，磨于米汤内服。

④哈芽拉勐因（草决明根）5g，哈罕满因（小拔毒散根）5g，哈莫哈郎（大驳骨丹根）5g，哈莫哈蒿（鸭嘴花根）5g，水煎服。

⑤哟娜龙（艾纳香嫩叶）5g，管底（蔓荆）5g，哈麻烘些亮（红蓖麻根）3g，嗬该（石斛）5g，哈莫哈蒿（鸭嘴花根）5g，水煎服。

⑥雅案答勒（黄疸汤）：先勒（十大功劳）5g，邓嘿罕（定心藤）5g，沙腊比罕（台乌）5g，解烘罕（大黄藤）5g，哈沙海（香茅草根）5g，哈累牛（野芦谷根）10g，水煎服。

（2）外治法

①阿雅（洗药疗法）：取雅哈摆（绞股蓝）、贺别（葛根）、荒嫩（水薄荷）、嘿罕盖（通血香）、摆管底（蔓荆叶）、摆拢良（腊肠树叶）、楠麻夯板（橄榄树皮）、楠孩嫩（纤穗柳树皮）、解烘罕（大黄藤）、地榆、摆宾蒿（白花臭牡丹叶）、摆习列（黑心树叶）、摆娜龙（艾纳香叶）、芽沙板（除风草）、摆芽拉勐龙（对叶豆叶）、扁（刺五加叶、茎）各适量，煎煮取药水，让患儿浸泡局部或全身。

或取埋闪罕（黄金竹）50g，南晚囡（小黄伞）50g，邓嘿罕（定心藤）50g，哈先飞（香根）50g，嘿罕（无根藤）50g，水煎外洗。

或取先勒（十大功劳）50g，哈英辛（吉龙草根）50g，埋闪罕（黄金竹）50g，嫡晚（三丫苦）50g，邓嘿罕（定心藤）50g，哈先飞（香根）50g，嘿罕（无根藤）50g，水煎外洗。

②达雅（搽药疗法）：取先勒（十大功劳）、哈英辛（吉龙草根）、埋闪罕（黄金竹）、南晚（小黄散）、邓嘿罕（定心藤）、哈先飞（香根）、嘿罕（无根藤）各适量，煎煮取药液，从上至下、从左到右涂搽周身。

（二）案答勒嘎（寒性黄疸病）

1. 夯帕雅（主症） 身目发黄，色泽晦暗，黄如烟熏，肢体困重乏力，腹胀，脘闷，恶心呕吐，厌食油腻，畏寒怕冷，尿黄，大便溏泻，舌苔白而厚腻，脉行慢。

2. 辨解帕雅（病因病机） 本病的发生主要为暴饮暴食，或误食不洁之食物，或素体塔菲（火）不足，或平素过食酸冷油腻之品，或过用寒凉药物，寒湿内生，加之感受外在的寒湿之邪，内外相合，导致塔都档细（四塔）功能失调。湿毒阻于三盘，胆汁不行常道，外溢肌肤，下行下盘，上犯上盘而见身目发黄、尿黄、舌苔白而厚腻等症；塔菲（火）不足则病从寒化，故见畏寒怕冷、大便溏泻、脉行慢等症；湿邪困阻塔拢（风、气），塔拢（风、气）转动不利而壅滞于中盘故见腹胀、脘闷；塔拎（土）功能受损，饮食物的消化吸收障碍故见厌食油腻、恶心呕吐、肢体困乏无力、大便溏泻等症。

3. 平然（治则） 温水化湿，利胆退黄。

4. 多雅（治法）

（1）内治法

①雅解沙把（百解胶囊），口服，每次1～4粒（也可去除胶囊），每日3次（根据年龄或体重调节用量）。

②野芒果树皮5g，埋嘎（绒毛番龙眼）5g，罕好喃（水菖蒲）5g，毫命（姜黄）5g，补累（紫色姜）5g，辛（生姜）3g，加匹囡（胡椒）2g，共碾细粉，每次服0.3～0.5g，每日服3次。

③取芽依秀母（香附）10g，比比亮（红花丹）2g，捣细粉，内服，每次0.3～0.5g，每日3次。

④取补累（紫色姜）5g，赛盖（青藤）3g，贺哈（红豆蔻）5g，捣细，加匹囡（胡椒）0.5g，辛蒋（小姜）0.5g，景郎（黑种草子）0.5g，加柠檬汁、盐为引，内服每次0.3～0.5g，每日3次。

（2）外治法

①阿雅（洗药疗法）：取摆扎阿亮（紫苏叶）、藿香、贺别（葛根）、荒嫩（水薄荷）、嘿罕盖（通血香）、摆管底（蔓荆叶）、摆拢良（腊肠树叶）、楠孩嫩（纤穗柳树皮）、摆宾蒿（白花臭牡丹叶）、摆娜龙（艾纳香叶）、芽沙板（除风草）、扁（刺五加叶、茎）各适量，煎煮取药水，让患儿浸泡局部或全身。

②达雅（搽药疗法）：毫命（姜黄）、补累（紫色姜）、辛（生姜）、野芒果树皮、埋嘎（绒毛番龙眼）、罕好喃（水菖蒲）各等量，加匹囡（胡椒）十分之一，共碾细粉，装袋，蘸喃皇旧（墨旱莲汁）从上至下、从左到右涂搽周身。

（三）案答蒿（白疸病）

1. 夯帕雅（主症） 皮肤、眼目、小便轻度发黄或不发黄，周身困乏无力，精神较差，睡眠、饮食不佳，脘腹或胁肋胀痛，舌苔薄白或白厚腻，脉行慢而无力。

2. 辨解帕雅（病因病机） 本病的发生主要因为体内塔都档细（四塔）功能不足，加之感受外在的帕雅拢（病毒邪气），使得塔都档细（四塔）更伤，塔拢（风、气）转动不利壅滞于中盘，塔菲（火）、塔拎（土）不足，无力温化饮食水谷则见饮食不佳、脘腹、胁肋胀痛等症；塔喃（水、血）不足，不能滋养周身而见困乏无力，精神较差，睡眠不佳等症；邪毒内蕴，三盘受阻，水湿难化，外溢肌肤、下行下盘则见皮肤、眼目、小便轻度发黄，上犯上盘而舌苔薄白或白厚腻；塔都档细（四塔）功能不足，故脉行慢而无力。偏于案答蒿塔拢软（风气不足型白疸病）精神不佳，神差，周身困乏无力，脘腹胀满或胁肋胀痛，饮食不佳，大便溏泄，皮肤、眼目不发黄或轻度发黄，舌质淡，苔薄白或白厚腻，脉行慢而无力；偏于案答蒿塔喃软（水血不足型白疸病）神差无力，头晕目涩，乏力懒言，胁肋隐痛，饮食不佳，腰酸腿软，口燥咽干，失眠多梦，舌质红少苔，脉细无力；偏于案答蒿塔拎软（土塔不足型白疸病）体质羸弱，面色萎黄，口唇色淡，爪甲无华，纳差，腹胀，便溏，舌淡苔薄白腻，脉深而细。

3. 平然（治则）　补益四塔，利胆退黄。

4. 多雅（治法）

（1）内治法

①雅解沙把（百解胶囊），口服，每次 1～4 粒（也可去除胶囊），每日 3 次（根据年龄或体重调节用量）。

②雅叫哈顿（五宝药散），口服，每次 1～3g，每日 3 次，蜂蜜水调服（根据年龄或体重调节用量）。

③雅案答蒿（白疸汤）：毫命（姜黄）5g，贺罗呆哼（姜花根）5g，辛（生姜）2g，先勒（十大功劳）5g，摆些拎（金刚纂叶）2g，水煎服。

④全身发黄，消瘦乏力，取帕糯（马蹄金）5g，锅麻过（槟榔青）树皮 5g，更麻夯（酸角树心）5g，哈麻喝（洗碗叶根）5g，芽拉勐囡（决明子）5g，水煎服。

（2）外治法：阿雅（洗药疗法）。

①案答蒿塔拢软（风气不足型白疸病）及案答蒿塔喃软（水血不足型白疸病）：芽哈摆（绞股蓝）、贺别（葛根）、荒嫩（水薄荷）、嘿罕盖（通血香）、摆管底（蔓荆叶）、摆拢良（腊肠树叶）、楠麻夯板（橄榄树皮）、楠孩嫩（纤穗柳树皮）、解烘罕（大黄藤）、地榆、摆宾蒿（白花臭牡丹叶）、摆习列（黑心树叶）、摆娜龙（艾纳香叶）、芽沙板（除风草）、摆芽拉勐龙（对叶豆叶）、扁（刺五加叶、茎）各适量，煎煮取药水，让患儿浸泡局部或全身进行治疗。

②案答蒿塔拎软（土塔不足型白疸病）：取芽哈摆（绞股蓝）、贺别（葛根）、荒嫩（水薄荷）、嘿罕盖（通血香）、摆管底（蔓荆叶）、摆宾蒿（白花臭牡丹叶）、摆习列（黑心树叶）、摆娜龙（艾纳香叶）、芽沙板（除风草）、扁（刺五加叶、茎）、摆贵的罕（粉芭蕉叶）、英辛（吉龙草）各适量，煎煮取药水，让患儿浸泡局部或全身进行治疗。

五、预防调护

适宜活动，合理营养，低脂、足量蛋白、高维生素饮食，忌食生冷、燥热及油腻食物，多食清淡营养之品。

六、现代研究进展

傣药文尚海（百样解），意为"解百毒的药"，为兰科植物竹叶兰的全草，全年可采挖。文尚海（百样解）苦、微麻，性凉，入风、火、水、土塔，具有调补四塔、清火解毒、利水退黄的功效，主要用于治疗食物、药物及各种中毒引起的恶心呕吐、腹痛腹泻、头昏目眩，产后气血两虚所致的头昏头痛、周身酸软无力、形体消瘦、癫痫发作后头昏头痛，胆汁病出现的黄疸，感冒，六淋证出现尿频、尿急、尿痛、脓尿、血尿、白尿，水肿病等。

百样解为治疗黄疸型肝炎的常用药，名老傣医康郎仑认为百样解能解百毒，利湿退黄，使毒邪自小便而去。药理研究表明，百样解主要含有芪类、酚类、黄酮类等 115 个化合物，有较强的抗氧化作用。百样解解毒、保肝的作用，可能与其抗氧化作用有关。

百样解全草入药，现代以 DPPH 自由基清除率试验对百样解不同部位提取物进行检验和评价，发现百样解的抗氧化能力大小为叶＞根＞茎，其根部和叶部均有较高的利用价值。

七、档哈帕雅（傣医医案选读）

刀某，男，12 岁，1998 年 7 月 11 日初诊。主诉：食欲不振、恶心呕吐、皮肤发黄反复发作半年。患儿 1 周前出现发热、食少、恶心、乏力、皮肤发黄等症，西医诊断为急性黄疸型肝炎，应用多种保肝及对症治疗 1 周，病情稍有缓解。现症为面目及周身皮肤黄染如橘色，身热不扬，体温 37.4℃左右，倦怠乏力，食欲不振，口干不欲饮，厌食油腻，时有恶心、呕吐、脘腹胀满，食后加重，心烦胁痛，大便时稀，尿黄如茶色。查体：腹部平软，无压痛及反跳痛，未扪及包块，肝大，剑突下、肋下、肝区叩击痛，脾脏未触及，舌质红，苔黄腻，脉行快。视其病症，傣医诊断为案答勒皇（热性黄疸病），治以清火解毒，利胆退黄。给予雅解沙把（百解胶囊），首次 3 粒，然后配合汤药，每次 2 粒，日服 3 次，连服 3 日。予雅哦案（功劳急黄汤）：先勒（十大功劳）10g，哈先飞（香根）10g，邓嘿罕（定心藤）10g，埋闪罕（黄金竹）10g，贺喃该（石斛块根）10g，野芒果树皮 10g，娜罕（羊耳菊）10g，每日 1 剂，水煎 150mL，分早、中、晚 3 次温服，连续服用 13 天而获效。

【复习思考题】

1. 试述鲁旺兵案答蒿（小儿病毒性肝炎）的病因病机。
2. 试述案答勒皇（热性黄疸病）的证治。

第九节　鲁旺害卖说丁么哦洞（小儿手足口病）

一、概述

鲁旺害卖说丁么哦洞（小儿手足口病）是由肠道病毒侵扰人体，导致塔都档细（四塔）、夯塔档哈（五蕴）失调的传染性疾病，以手、足、口腔黏膜等部位出现斑丘疹、疱疹，或伴发热为特征。重症病例进展非常迅速，并可出现脑膜炎、脑炎、脑脊髓炎、肺出血、循环衰竭等表现。本病传染性强，易引起流行，现我国已将其列为法定丙类传染病管理。

手足口病全年均可发病，尤其以热季发病最多。儿童对手足口病普遍易感，尤其以 3 岁以下婴幼儿发病率最高。引发手足口病的肠道病毒主要为柯萨奇病毒 A 组 16、4、5、9、10 型、B 组 2、5、13 型，以及肠道病毒 71 型。其中普通病例多为柯萨奇病毒 A16 型（CoxA16），重症病例多为肠道病毒 71 型（EV71）。患者及隐性感染者均为传染源，通常以发病后 1 周内传染性最强。显性感染者的疱液中含有大量病毒，咽部及粪便中均可排出病毒，通过接触患者口鼻分泌物、皮肤或黏膜疱疹液，或接触被病毒污染的玩具、餐具、衣物等可引起感染；呼吸道飞沫、被病毒污染的食水亦可传播病毒引起感染。罹患手足口病后，患儿及隐性感染者可获得特异性免疫力。

二、辨解帕雅（病因病机）

鲁旺害卖说丁么哦洞（小儿手足口病）发病的内因为小儿气血尚未充盈，形体尚不健全，外因为感受手足口病邪毒。小儿体质娇嫩，抗病能力不足，则感受邪毒后易于发病。如热风毒邪过盛，则易出现高热昏迷、手足抽搐等表现；如病情危重，内攻于心，塔都档细爹（四塔衰败），则出现大量汗出、手足厥冷、面色苍白、昏迷谵妄等危及生命的表现。

三、诊查要点

鲁旺害卖说丁么哦洞（小儿手足口病）是急性出疹性传染病，可根据流行病学、临床症状及典型皮疹进行临床诊断。少数病例皮疹不典型，须借助病原学检查，临床诊断病例具有病原学诊断依据之一者可确诊。

本病须辨别轻重，轻症病程短，疱疹仅见于手足掌心及口腔，皮疹稀疏，颜色红润，疱液清亮，或伴低热，全身症状轻微。重症病程长，壮热难退，疱疹除手足掌心及口腔外，四肢、臀部等其他部位也可见，皮疹稠密，颜色紫暗，疱液浑浊，根脚红晕明显，全身症状较重。严重者可出现昏迷、抽搐、倦怠乏力、呼吸增快、心率增快、皮肤发绀、指端发凉等表现。

（一）诊断

1. 流行病学史　全年均可发病，多见于热季，儿童普遍易感；当地有手足口病流行，近期有接触史。潜伏期为 2～14 天，常见 3～5 天。

2. 临床表现　可分为普通病例表现和重症病例表现。

（1）普通病例表现：急性起病，可伴发热，口腔黏膜出现散在疱疹，手、足、臀部出现斑丘疹、疱疹，疱疹周围可有红晕，可伴有咳嗽、流涕、食欲不振等症状。部分病例仅表现为皮疹或疱疹性咽峡炎，皮疹表现可不典型，如单一部位仅表现为斑丘疹。

（2）重症病例表现：少数病例（尤其是小于 3 岁者）病情进展迅速，发病后 1～5 日内出现脑膜炎、脑炎、脑脊髓炎、肺出血、循环衰竭等，极少数病例病情危重，可致死亡，存活病例可留有后遗症。

（二）相关检查

1. 血常规　外周血白细胞计数正常，部分病例白细胞计数和中性粒细胞可升高。

2. 血生化检查　部分病例谷丙转氨酶（ALT）、谷草转氨酶（AST）、肌酸激酶同工酶（CK-MB）轻度升高，病情危重者肌钙蛋白、血糖和乳糖升高。

3. 血气分析　呼吸系统受累时可有动脉血氧分压降低、血氧饱和度下降、二氧化碳分压升高和酸中毒。

4.脑脊液检查 神经系统受累时，脑脊液外观清亮，压力增高，白细胞计数增多，早期以多核细胞为主，后以淋巴细胞为主，蛋白正常或轻度增多，糖和氯化物正常。

5.病原学检查 取鼻咽拭子、呼吸道分泌物。疱疹液和粪便样本分离出肠道病毒可确诊；上述样本采用 RT-PRC 法检测肠道病毒特异性核酸阳性亦可确诊。

四、辨解帕雅列多雅（病证分类辨治）

本病以清热透疹利水为基本治则。轻症者，治以除风透疹，清热除湿；重症者，治以清火解毒，透疹除湿。

（一）鲁旺害卖说丁么哦洞兵冒（小儿手足口病轻症）

1.夯帕雅（主症） 发热轻或无发热、流涕、咳嗽、咽红疼痛，或伴纳差恶心、呕吐泄泻，口腔内出现疱疹，破溃后形成溃疡，疼痛流涎，拒食。随后手足掌心出现斑丘疹，迅速转变为疱疹，分布稀疏，疹色红润，疱液清亮，舌红苔黄，脉表浅而快。

2.辨解帕雅（病因病机） 因小儿气血尚未充盈，形体尚不健全，感受外界帕雅拢皇（热风毒邪，指手足口病邪毒）。风火过盛，互结生热，感受邪毒后轻则出现发热轻或无发热、流涕、咳嗽、咽红疼痛等。如热风毒邪过盛，上犯上盘则口腔内出现疱疹，破溃后形成溃疡等。小儿塔拎（土）弱，帕雅拢皇（热风毒邪）伤及盘冈（中盘）则易纳差、恶心、呕吐、泄泻等。

3.平然（治则） 除风透疹，清热除湿。

4.多雅（治法）

（1）内治法

①雅解沙把（百解胶囊），口服，每次 2 粒（也可去除胶囊），日服 3 次（根据年龄或体重调节用量）。

②娜罕（羊耳菊）5g，嫦晚（三丫苦）5g，楠楞嘎（千张纸树皮）5g，嘿涛莫（滑叶藤仲）5g，丹火马（葫芦茶）5g，每日 1 剂，水煎服。

（2）外治法

阿雅（洗药疗法）：摆管底（蔓荆叶）50g，摆芽拉勐龙（对叶豆叶）50g，楠楞嘎（千张纸树皮）50g，楠秀（白花树皮）50g，楠说（石梓皮）50g，水煎外洗，每日 1～2 次。

（二）鲁旺害卖说丁么哦洞兵那（小儿手足口病重症）

1.夯帕雅（主症） 口腔内出现疱疹、溃疡，溃疡灼热疼痛，流涎拒食；手足出现疱疹，可波及臀部，疱疹稠密或成簇，疹色紫暗，疱液浑浊；可伴有持续高热、烦躁、口渴、小便黄、大便干结，舌红苔黄厚，脉行快而有力。

2.辨解帕雅（病因病机） 因小儿气血尚未充盈，形体尚不健全，感受外界的帕雅拢皇热风毒邪（指手足口病邪毒）。风火过盛，互结生热，而使口腔内出现疱疹、溃疡，溃疡灼热疼痛，手足出现疱疹等，如热风毒邪过盛，则易出现高热昏迷、手足抽搐等表现；热邪内攻于心，塔都档细爹（四塔衰败），则出现大量汗出、手足厥冷、面色苍白、昏迷谵妄等危及生命的表现。

3. 平然（治则） 清火解毒，透疹除湿。

4. 多雅（治法）

（1）内治法

①雅解沙把（百解胶囊），口服，每次 2 粒（也可去除胶囊），日服 3 次（根据年龄或体重调节用量）。

②雅解先打（傣百解）5g，娜罕（羊耳菊）5g，嫡晚（三丫苦）5g，楠楞嘎（千张纸树皮）5g，嘿涛莫（滑叶藤仲）5g，丹火马（葫芦茶）5g，每日 1 剂，水煎服。

（2）外治法

阿雅（洗药疗法）：摆管底（蔓荆叶）50g，摆芽拉勐龙（对叶豆叶）50g，楠楞嘎（千张纸树皮）50g，楠秀（白花树皮）50g，楠说（石梓皮）50g，水煎外洗，每日 1 ～ 2 次。

五、预防调护

1. 早发现，早治疗，早隔离，加强流行病学监测；在流行期间，避免到人员密集的公共场所；发现疑似患儿及时隔离；EV-71 灭活疫苗能有效降低儿童 EV-71 感染风险。

2. 进食清淡无刺激、易消化食物；注意清洁口腔。

3. 患病期间保持皮肤清洁，对疱疹切勿挠抓，防止感染。

六、现代研究进展

据云南省疾病预防控制中心疫情监测突发公共卫生事件应急处置中心统计，2009 ～ 2019 年，云南省手足口病发病呈上升趋势。其中，德宏傣族景颇族自治州及西双版纳傣族自治州分别居全省发病率第 2 位及第 4 位。在诊治过程中，及时对重症病例进行识别非常关键。具有以下表现者（尤其 3 岁以下的婴幼儿）有可能在短期内发展为危重症病例，须密切监测和救治：①持续高热不退。②出现精神萎靡、头痛、眼球震颤或上翻、呕吐、易惊、肢体抖动、吸吮无力、站立或坐立不稳等。③呼吸增快、减慢或节律不整。④心率增快（大于 160 次 / 分）、循环不良和毛细血管再充盈时间延长（2 秒以上）及血压升高。⑤外周血白细胞计数 ≥ $15×10^9$/L，除外其他感染。⑥血糖 > 8.3mmol/L。⑦乳酸 ≥ 2.0mmol/L。

七、档哈帕雅（傣医医案选读）

依某，女，3 岁，患儿母代诉：患儿发热咳嗽、流涕 3 天，手足掌心皮疹 1 天来诊。患儿 3 天前发热，体温 38.5℃，伴咳嗽、流涕，在当地卫生院就诊，口服"小儿感冒颗粒"两天，疗效不显，继而出现口腔溃疡，疼痛流涎，拒食，手足掌心散在红色丘疱疹、大便稀，小便黄，舌红苔黄，脉表浅而快。根据以上病症，傣医诊为鲁旺害卖说了么哦洞兵冒（小儿手足口病轻症）。平然（治则）：除风透疹，清热除湿。内治法：①雅解沙把（百解胶囊），口服，每次 1 粒（也可去除胶囊），日服 3 次。②娜罕（羊耳菊）5g，嬬晚（三丫苦）5g，楠楞嘎（千张纸树皮）5g，涛莫（滑叶藤肿）5g，丹火马（葫芦茶）5g，每日 1 剂，水煎 60mL，分早、中、晚 3 次温服。外治法用阿雅（洗药疗法）：摆管底（蔓荆叶）50g，摆芽拉勐龙（对叶豆叶）50g，楠楞嘎（千张纸树皮）50g，楠秀（白花树皮）50g，楠说（石梓皮）50g，水煎外洗，1 天 1～2 次，治疗 1 周获效。

【复习思考题】

1. 试述鲁旺害卖说丁么哦洞（小儿手足口病）典型皮疹特点。
2. 试述鲁旺害卖说丁么哦洞兵那（小儿手足口病重症）的诊察要点。

第六章　肺系病证 ▷▷▷▷

【目的要求】

掌握小儿感冒、急性扁桃体炎、小儿急性支气管炎、小儿支气管肺炎、小儿支气管哮喘、儿童变应性鼻炎、小儿化脓性中耳炎的概念、病因病机、诊断及病证分类辨治。

第一节　鲁旺兵哇（小儿感冒）

一、概述

鲁旺兵哇（小儿感冒）是感受外邪引起的、小儿最常见的外感疾病之一。临床以恶寒发热、鼻塞流涕、咳嗽、咽喉痒痛为主要特征。傣族医学认为，在不同季节发生的感冒有其不同的临床表现，必须认真辨别而治之。傣历 1～4 月（公历 11 月～翌年 2 月）患病，则为兵哇嘎（冷季感冒）；傣历 5～8 月（公历 3～6 月）患病，则为兵哇皇（热季感冒）；傣历 9～12 月（公历 7～10 月）患病，则为兵哇芬（雨季感冒）。兵哇（感冒）的病位主要在上盘，应以先解后治，先服解药，再按"上病治上"的原则治之。

西医学的急性上呼吸道感染表现为本病特征者，可参照本节辨治。

二、辨解帕雅（病因病机）

病因患儿感受外在的帕雅拢皇（热风毒邪）、帕雅拢嘎（冷风寒邪）或帕雅拢皇更喃（风、水、热毒之邪），侵犯上盘，导致体内塔都档细（四塔）、夯塔档哈（五蕴）功能失调，风气转动不利的病证。

三、诊查要点

感冒是小儿感受外在的帕雅拢皇（热风毒邪）、帕雅拢嘎（冷风寒邪）或帕雅拢皇更喃（风、水、热毒之邪相合），使得体内四塔功能失调，邪阻上盘，风气转动不利所致的，临床以恶寒、发热、头痛、喷嚏、流涕、咳嗽、咽喉痒痛为主要症状的一种小儿常见疾病，可根据临床表现特点及病史来辨别。

本病邪在于拨（肺），应根据外感病邪的类型及感病季节区别兵哇皇（热季感冒）、兵哇嘎（冷季感冒）、兵哇芬（雨季感冒）。一般而言，兵哇皇（热季感冒）发热重，恶寒轻；兵哇嘎（冷季感冒）恶寒重，发热轻；而兵哇芬（雨季感冒）恶寒、发热、肢体困重酸痛、身体倦怠、头昏胀痛；如若素来四塔不足，则可见其他脏腑内伤症状。

（一）诊断

1. 本病发病急，临床以恶寒、发热、头痛、打喷嚏、鼻塞、流涕、咳嗽、咽喉痒痛为主要症状。

2. 受冷后1～3小时出现发热、头痛、打喷嚏、流涕、干咳、咽喉痒痛等症状；部分患儿发病早期出现脐周阵痛；婴幼儿可骤然起病，高热、食少、咳嗽，可伴呕吐、腹泻、烦躁，甚至高热惊厥。

（二）相关检查

1. 咽部充血，可见滤泡，扁桃体肿大，甚则出现脓性分泌物，颌下淋巴结肿大、触痛。

2. 病毒感染时白细胞总数可偏低或正常，早期中性粒细胞百分数可稍高；由细菌或合并细菌感染者，白细胞总数及中性粒细胞均可增高。

3. 鼻咽或气管分泌物病毒分离或桥联酶标法检测，可作病毒学诊断。咽拭子培养可有病原菌生长；链球菌感染者，血中抗链球菌溶血素"O"（ASO）滴度增高。

四、辨解帕雅列多雅（病证分类辨治）

（一）兵哇皇（热季感冒）

1. 夯帕雅（主症） 发热，头身痛，微恶寒，汗出，咽痛口干，咳嗽有痰色黄，鼻流脓涕，尿黄，苔薄白或微黄，三部脉（前额脉、手腕脉、足背脉）快而表浅。

2. 辨解帕雅（病因病机） 多发生于傣历的5～8月（公历的3～6月）。易感受外在的帕雅拢皇（热风毒邪），加之平素体内塔菲（火）偏盛，内外热邪相合，导致体内塔都档细（四塔）、夯塔档哈（五蕴）功能失调，损伤水塔，水不制火，火为热邪，热邪致病故出现发热汗出、口干咽痛、痰黄、涕黄稠、尿黄、舌苔色黄、三部脉快等。感受帕雅拢皇（热风毒邪）之邪致筛勒筛拢（气血之道）闭阻，气血运行不畅而出现头身痛、微恶寒、脉行快而表浅。

3. 平然（治则） 清解热风毒邪，除风化痰止咳。

4. 多雅（治法）

（1）内治法

①雅解沙把（百解胶囊），口服，每次2～4粒（可以除去胶囊），每日3次（根据年龄或体重调节用量）。

②雅叫哈顿（五宝胶囊），口服，每次2～4粒（可以除去胶囊），每日3次（根据年龄或体重调节用量）。

③雅哇腊鲁皇（罕满龙感冒方）：哈罕满龙（黄花稔根）10g，哈娜龙（艾纳香根）5g，哈娜妞（臭灵丹根）5g，哈哈（白茅根）5g，水煎服。

④南晚囡（小黄伞）、沙海（香茅草）、芽沙海（野香茅草）、摆埋丁别（灯台叶）各 5g，水煎服。

⑤咽喉痛剧，咳吐大量脓痰者，取南晚囡（小黄伞）5g，哈娜罕（羊耳菊根）5g，雅解先打（傣百解）5g，水煎服。

⑥咳吐脓痰带血丝者，取答波（藕节）10g，嘿亮龙（大止血藤）5g，雅解先打（傣百解）5g，水煎服。

（2）外治法

咱雅嘎（冷拖擦药物疗法）：取傣药鲜皇旧（墨旱莲）、摆楞嘎（千张纸树叶）、宋香嘎（酢浆草）各等量，共捣烂，加水盐适量，将药物置入布袋内，扎紧袋口，从上到下、从前到后、从左到右，顺着人体的经筋循行路线拖擦周身或局部。

（二）兵哇嘎（冷季感冒）

1.夯帕雅（主症）　恶寒重，发热轻，无汗，鼻塞流清涕，头痛，肢体酸痛，周身不适，咳嗽，小便清长，舌淡苔白，四肢及前额摸之不温，三部脉表浅而慢。

2.辨解帕雅（病因病机）　多发生于傣历的 1～4 月（相当于公历 11 月～翌年 2 月）。由于机体感受外在的帕雅拢嘎（冷风寒邪），导致体内四塔功能失调，损伤塔拢（气），气血受阻，水塔受伤而发为本病。塔喃（水）失调，故多嚏涕、咳痰清稀。塔拢（风）重，风寒侵袭肌表，毛窍闭塞而见恶寒重、发热轻或不发热，无汗，四肢酸痛等。鼻为三盘之上，首先受之，鼻又与肺相通共呼吸，寒邪阻塞气道而见鼻塞流涕、咳嗽、舌淡苔白、四肢及前额摸之不温、脉行缓慢，乃风寒在外之象。

3.平然（治则）　除风散寒，通气止痛。

4.多雅（治法）

（1）内治法

①雅解沙把（百解胶囊），口服，每次 2～4 粒（可以除去胶囊），每日 3 次（根据年龄或体重调节用量）。

②雅拢恒拦火想（除风颈痛方）：哟沙梗（卵叶巴豆嫩叶）5g，匹囡（胡椒）3g，辛蒋（小姜）3g，红糖为引，水煎服。

③叫哈荒（生藤）5g，娜罕（羊耳菊）5g，哈麻喝（洗碗叶根）5g，摆娜龙（艾纳香叶）5g，水煎服。

④咽喉疼痛者，取哈吐崩（四棱豆根）5g，哈帕利（旋花茄根）5g，巴闷烘（苦冬瓜）3g，水煎服。

⑤雅叫哈顿（五宝胶囊），口服，每次 2～4 粒（可以除去胶囊），每日 3 次（根据年龄或体重调节用量）。

（2）外治法

①烘雅（熏蒸疗法）：嘿罕盖（通血香）、叫哈荒（生藤）、沙海（香茅草）、摆管底（蔓荆叶）、摆习列（黑心树叶）、摆拢良（腊肠树叶）、芽沙板（除风草）、辛（生姜）各适量，将之置入熏蒸器的锅内，待煮沸产生热气后让患儿位于特制的熏蒸器（熏蒸木

桶、锅、蒸箱）内，接收器内药物蒸气进行全身或局部熏蒸。

②阿雅（洗药疗法）：摆管底（蔓荆叶）、叫哈荒（生藤）、摆拢良（腊肠树叶）、摆宾蒿（白花臭牡丹叶）、摆习列（黑心树叶）、摆娜龙（艾纳香叶）、芽沙板（除风草）、沙干（辣藤）、嘿罕盖（通血香）、吊吊香、罕好帕（石菖蒲）、贺别（葛根）各适量，煎煮取药水，让患儿浸泡局部或全身进行治疗。

（三）兵哇芬（雨季感冒）

1. 夯帕雅（主症） 头痛，身热，出汗多，鼻流清涕，咳嗽痰多，胸腹满闷，周身酸痛，四肢无力，不欲食，食则欲呕，腹痛腹泻，便稀，舌淡苔白腻或黄，脉慢而无力。

2. 辨解帕雅（病因病机） 多发生于傣历的 9～12 月（公历 7～10 月）。由于机体感受外在的帕雅拢皇更喃（风、水、热毒之邪），导致塔菲（火）偏盛，故见头痛、身热、出汗、口干。鼻为三盘之上，首先受之，鼻又与肺相通共呼吸，而见鼻塞流清涕、咳嗽痰多。气血受阻而见胸腹满闷、周身酸痛、四肢无力。水邪损伤土塔（脾胃）之功能则致不欲食、食则欲呕、腹痛腹泻、大便稀、舌淡苔白腻或黄白相间。水热之邪阻碍气血之运行而见脉慢而无力。

3. 平然（治则） 除风利水，解毒止痛。

4. 多雅（治法）

（1）内治法

①雅解沙把（百解胶囊），口服，每次 2～4 粒（可以除去胶囊），每日 3 次（根据年龄或者体重调节用量）。

②苏藿感冒汤：摆扎阿亮（紫苏叶）5g，藿香 5g，哈麻娘布（茴香砂仁根）5g，辛（生姜）5g，薏苡仁 10g，罕好喃（水菖蒲）5g，先勒（十大功劳）10g，抱勒（金花果）3g，水煎服。

（2）外治法

①烘雅（熏蒸疗法）：嘿罕盖（通血香）、叫哈荒（生藤）、沙海（香茅草）、摆管底（蔓荆叶）、摆习列（黑心树叶）、摆拢良（腊肠树叶）、芽沙板（除风草）、辛（生姜）各适量，将之置入熏蒸器的锅内，待煮沸产生热气后让患儿位于特制的熏蒸器（熏蒸木桶、锅、蒸箱）内，接收器内药物蒸气进行全身或局部熏蒸。

②阿雅（洗药疗法）：摆管底（蔓荆叶）、叫哈荒（生藤）、摆拢良（腊肠树叶）、摆宾蒿（白花臭牡丹叶）、摆习列（黑心树叶）、摆娜龙（艾纳香叶）、芽沙板（除风草）、沙干（辣藤）、嘿罕盖（通血香）、吊吊香、罕好帕（石菖蒲）、贺别（葛根）各适量，煎煮取药水，让患儿浸泡局部或全身进行治疗。

五、预防调护

1. 预防

（1）经常户外活动，呼吸新鲜空气，多晒太阳，加强锻炼。

（2）随气候变化，及时增减衣服。

（3）避免与感冒患者接触，感冒流行期间少去公共场所。

2. 调护

（1）居室保持空气流通、新鲜。每天可用食醋加水熏蒸1次，进行空气消毒。

（2）饮食宜清淡、易消化，忌食辛辣、冷饮、肥甘厚味。

（3）注意观察病情变化。

六、现代研究进展

傣药雅叫哈顿（五宝药散）可以用于治疗感冒，方药组成为内管底（蔓荆子）15g，哈新哈布（藤苦参）15g，巴闷烘（苦冬瓜）15g，几龙累（滇天冬）15g，娜罕（羊耳菊）15g。功用：调平四塔，清火解毒，除风止痛，凉血止血，补血养颜。采用傣药雅叫哈顿胶囊口服，每日3次，每次4～8粒，3～5天为1个疗程。结果：45例患者治愈23例，好转21例，无效1例，总有效率97.78%，疗效满意。

七、档哈帕雅（傣医医案选读）

岩某，男，2岁，2005年6月2日初诊。家属代诉：患儿发热、咽痛、咳嗽1天，体温39.4℃，伴鼻塞、喷嚏、咳嗽，曾自服"克感敏"，热不退，遂来就诊。现症：体温38.9℃，咽红，扁桃体肿大，身热汗出，咳嗽痰少，流黄稠涕，口渴喜饮，食欲不振，小便短黄，大便干结，3日未解，舌质红，苔薄黄，脉行快且表浅。视其病症，傣医诊断为兵哇皇（热季感冒），治以清火解毒，疏风止咳。以先解后治的原则，给予雅解沙把（百解胶囊），首次两粒，然后配合汤药每次1粒（可去除胶囊），日服3次，连服3天。用南晚囡（小黄伞）、沙海（香茅草）、芽沙海（野香茅草）、摆埋丁别（灯台叶）各3g，哈娜罕（羊耳菊根）、嘿吻牧（苦藤）各5g，水煎30mL，分早、中、晚3次温服，连服两天获效。

【复习思考题】

1. 简述傣医对鲁旺兵哇（小儿感冒）的分类。

2. 试述小儿兵哇皇（热季感冒）、兵哇嘎（冷季感冒）、兵哇芬（雨季感冒）的证治有何异同。

第二节　拢沙龙勒（急性扁桃体炎）

一、概述

拢沙龙勒（急性扁桃体炎）多为体内塔都档细（四塔）功能失调，塔菲（火）偏盛，加之感受外界的帕雅拢皇（热风毒邪），内外相合，蕴结于上盘咽喉而致。以咽喉肿痛、吞咽困难、扁桃体肿大等症为主要临床表现。

本病多发生于3岁以上小儿，一年四季均可发病，症状轻重不一，常因疲劳、受凉，或邻近器官的炎症感染所致，一般预后良好，偶可引起水肿、心悸、痹证等病证。傣医将本病分为塔拢想（风塔偏盛型）和塔菲想（火塔偏盛型）两型论治疗。

西医学的急性扁桃体炎、慢性扁桃体炎表现为本病特征者，可参照本节辨治。

二、辨解帕雅（病因病机）

本病的发生主要是因为过食辛香燥烈之品，体内素有积热，热积于内，塔喃（水）受伤，塔喃（水）不足，不能收摄塔菲（火），塔菲（火）偏盛，加之感受外界的帕雅拢皇（热风毒邪），内外相合，蕴结于上盘咽喉，塔拢（风、气）转动不利而壅滞失调，塔喃（血、水）运行受阻而致。

三、诊查要点

（一）诊断

1. 常有受凉、外感病史。
2. 咽喉肿痛，或咽痒不适为主症，多伴发热。
3. 咽部检查可见扁桃体肿大、充血呈鲜红或暗红色，重者溃烂化脓。

（二）相关检查

1. 细菌感染时白细胞总数较高，中性粒细胞增多；病毒感染时白细胞总数正常或降低。
2. 咽拭子检查可检出致病病毒或细菌。

（三）辨证要点

1. 辨轻重 根据起病缓急、喉核赤肿程度、有无溃烂化脓、发热高低和全身症状轻重辨别。若起病急骤，喉核赤肿甚，有溃烂化脓，壮热不退，全身症状明显者，病势较重；若起病缓慢，喉核赤肿不甚，无溃烂化脓，发热不甚，全身症状不明显者，病势较轻。

2. 辨证型 根据病程长短、喉核颜色及伴随症状分为塔拢想（风塔偏盛型）和塔菲想（火塔偏盛型）两型。

四、辨解帕雅列多雅（病证分类辨治）

（一）拢沙龙勒塔拢想（风塔偏盛型急性扁桃体炎）

1. 夯帕雅（主症） 咽喉疼痛，扁桃体红肿，吞咽困难，发热重，恶寒轻，头身疼痛，口干舌燥，小便短黄，大便干结，舌质稍红，苔薄黄，脉行快而浅。

2. 辨解帕雅（病因病机） 由于过食辛香燥烈之品，素有积热，塔菲（火）偏盛，加之感受外界的帕雅拢皇（热风毒邪），内外相合，蕴结于上盘咽喉，塔菲（火）偏盛，塔拢（风）之流通不畅，塔喃（血、水）运行受阻则见咽喉疼痛、扁桃体红肿、吞咽困难、发热重、恶寒轻、头身疼痛、舌质红苔黄、脉行快而浅等症；塔喃（血、水）受损则见口干舌燥、小便短黄、大便干结等症。

3. 平然（治则） 除风解毒，消肿止痛。

4. 多雅（治法）

（1）内治法

①雅解沙把（百解胶囊），口服，每次 2～4 粒（可以除去胶囊），每日 3 次（根据年龄或者体重调节用量）。

②雅沙龙接火（四棱咽痛方）：哈吐崩（四棱豆根）5g，哈帕湾（甜菜根）5g，更毫龙（玉米轴）5g，号干（紫米）5g，先将紫米浸泡于冷开水中 3 小时，取汁再浸泡前药，煎汤内服，每日 3 次。

③菲喃（水蓼）5g，麻柄罕（印度枳）5g，麻夯板（余甘子）5g，皇曼（马蓝）5g，沙英（甘草）3g，水煎服。

④哈吐崩（四棱豆根）5g，麻梗（青果榄仁）5g，罗来欢盖（鸡冠花）5g，哈拖比（蚕豆根）5g，麻梅（买麻藤）5g，水煎服。

（2）外治法

芬雅（磨药疗法）：取哈帕利（旋花茄根）、文尚海（百样解）、雅解先打（傣百解）、哈帕湾（甜菜根）各等量，磨于洗米水（20～30mL）中含漱。

（二）拢沙龙勒塔菲想（火塔偏盛型急性扁桃体炎）

1. 夯帕雅（主症） 高热面赤，咽痛剧烈，扁桃体红肿热痛，表面有黄白色脓点，或腐烂脓肿，颌下淋巴结肿大，压痛，吞咽困难，口渴欲饮，便秘尿黄，身热灼手，唇红而干，舌质红，苔黄燥，脉行有力而大。

2. 辨解帕雅（病因病机） 由于过食辛香燥烈之品，素有积热，塔菲（火）偏盛，蕴结于上盘咽喉，塔拢（风）流通不畅，塔喃（血、水）运行受阻则见高热面赤、咽痛剧烈、扁桃体红肿热痛、吞咽困难、脉行有力而大；塔喃（血、水）受损则见口渴欲饮、便秘尿黄、唇红而干、舌红苔燥等症。

3. 平然（治则） 清火解毒，利咽止痛。

4. 多雅（治法）

（1）内治法

①雅解沙把（百解胶囊），口服，每次 2～4 粒（可以除去胶囊），每日 3 次（根据年龄或者体重调节用量）。

②苦藤利咽汤：嘿吻牧（苦藤）、更习列（黑心树心）各等量，水煎服。

③雅沙龙接火（四棱咽痛方）：哈帕湾（甜菜根）5g，哈吐崩（四棱豆根）5g，更毫龙（玉米轴）5g，号干（紫米）5g。先将紫米浸泡于冷开水中 3 小时，取汁再浸泡前药，煎汤内服，每日 3 次。

④麻嘎喝罕（缅茄）5g，晚荒（山柰）2g，帕利（旋花茄）5g，芽崩波（下果藤）5g，哈楞嘎（千张纸树根）5g，水煎服。

（2）外治法：嘿吻牧（苦藤）、更习列（黑心树心）各等量，煎汤含漱。

五、预防调护

1. 注意口腔卫生，饮食宜清淡，多饮水，加强营养，保持大便通畅。
2. 彻底治疗本病，防止病情迁延或并发其他疾病。

六、现代研究进展

西医学认为，急性扁桃体炎主要致病菌为乙型溶血性链球菌，其次为非溶血性链球菌、葡萄球菌、肺炎链球菌、流感嗜血杆菌，部分病毒（如腺病毒、流感病毒、副流感病毒、EB病毒、巨细胞病毒等）、沙眼衣原体和肺炎支原体等可引起本病，其中细菌和病毒混合感染较多见。病原体可以通过飞沫、食物或直接接触而感染，具有一定传染性。治疗目的是改善症状和减少并发症的发生，可采用药物治疗、手术治疗。

鸭嘴花傣药名为"莫哈蒿"，来源于爵床科植物鸭嘴花的全株。其味微苦，气腥，性平，入水、风、火塔，具有清火解毒、利水消肿、通经活血、除风止痛、续筋接骨之功，临床上最常用于治疗呼吸系统方面的疾病。灯台叶傣药名为"摆埋丁别"，来源于夹竹桃科糖胶树的干燥叶，味淡、微涩，平，入土、风、水、火塔，具有除风通血、解毒安胎、消肿止痛、止咳化痰之功，常用于治疗呼吸系统疾病。

七、档哈帕雅（傣医医案选读）

刀某，男，8岁，2002年5月18日初诊，咽痛伴发热3天。患儿3天前因过食烧烤食物后即感咽痛、吞咽困难，当晚出现发热怕冷。自用香茅草根水煎服，未显效，遂来诊治。症见咽喉疼痛，吞咽困难，发热微恶寒，口干舌燥，小便短黄，大便干结。检查：体温38.2℃，咽部充血，双侧扁桃体Ⅱ度肿大，舌质稍红，苔薄黄，脉行快而浅。傣医诊断为拢沙龙勒塔拢想（风塔偏盛型急性扁桃体炎）。按先解后治的原则，给雅解沙把（百解胶囊），首次3粒，然后配合汤药每次2粒，日服3次。又取哈吐崩（四棱豆根）5g，麻梗（青果榄仁）5g，罗来欢盖（鸡冠花）5g，哈拖比（蚕豆根）5g，麻梅（买麻藤）5g，水煎150mL，分早、中、晚3次温服，连服3天获效。

【复习思考题】

1. 试述拢沙龙勒（急性扁桃体炎）风塔偏盛型与火塔偏盛型的鉴别要点。
2. 从傣医学角度应如何预防拢沙龙勒（急性扁桃体炎）？

第三节 鲁旺唉哇（小儿急性支气管炎）

一、概述

鲁旺唉哇（小儿急性支气管炎），"鲁旺"即"小儿"，"唉"即"咳嗽"，"哇"即"感冒"。本病属于中医学"咳嗽"范畴，是由小儿体内塔都档细（四塔）功能低下，调护不当，外感寒、热、温、凉之邪，损伤上盘肺所致的病变，临床以咳嗽为主要表现，是儿科常见的肺系疾病之一，尤其是婴幼儿时期发病较多、较重，体弱儿可反复发病。本病全年均可发生，冷季或气候骤变时多见，以3岁以内小儿多发。急性支气管炎多继发于感冒之后，又是流感、百日咳、麻疹、猩红热、伤寒和其他急性传染病的常见临床表现。本病一般预后良好，若伴上述病证者则较重。

本病临床分为鲁旺唉哇皇（外感热咳型小儿急性支气管炎）、鲁旺唉哇嘎（外感冷咳型小儿急性支气管炎）两型论治。应根据病证的轻重及寒热辨证，以先解后治为原则，分别治以除风清热，止咳化痰；除风通气，化痰止咳。

二、辨解帕雅（病因病机）

本病的发生多与外邪有关，病位在上盘肺。由于小儿年幼，塔都档细（四塔）、夯塔档哈（五蕴）未充，或体弱多病，抗病力低下，加之调护不当，外感寒、热、温、凉之邪，损伤上盘肺，导致风气逆行，发为本病。

三、诊查要点

（一）诊断

1.起病急，以咳嗽为主证，初起咳声紧闷，痰少，1～2天后咳嗽加重，咳痰、咳嗽一般延及7～10天。

2.可伴有发热，病情轻者不发热，重者发热38℃以上，症状较重者，可伴有呕吐、腹泻等消化道症状。

（二）相关检查

1.体征 部分患儿肺部听诊呼吸音粗糙，有时可闻及不固定的干湿啰音或哮鸣音等。

2.理化检查 血常规白细胞总数正常或偏低，由细菌引起或合并细菌感染时可出现血白细胞计数升高，中性粒细胞增多，C反应蛋白增高；胸部X线检查正常或有肺纹理增多、增粗表现。

（三）辨证要点

本病病位在上盘肺，根据外邪性质主要辨寒热。由于小儿年幼，塔都档细（四塔）、夯塔档哈（五蕴）未充，应注意辨病情轻重。热咳以咳声频频，咳吐黄痰，咽喉肿痛，舌红，苔黄腻或干燥少水为主。冷咳以咳声清脆，痰白清稀，咽喉不红，舌淡苔白为主。

四、辨解帕雅列多雅（病证分类辨治）

（一）鲁旺唉哇皇（外感热咳型小儿急性支气管炎）

1. 夯帕雅（主症） 咳嗽频作，咳声不畅，咳吐黄稠痰，不易咳出，甚至痰带血丝，鼻塞，鼻涕黄稠，或发热有汗，头痛，咽喉肿痛，唇干口燥，舌红，苔黄腻或干燥少水，脉行浅快。

2. 辨解帕雅（病因病机） 本证多因调护失宜，帕雅拢皇（热风毒邪）从体表而入，伤于上盘肺，风气上逆则咳嗽频作，咳声不畅，鼻塞；火塔炽盛则咳吐黄稠痰，不易咳出，鼻涕黄稠，或发热有汗，头痛，咽喉肿痛，舌红，脉行浅快；热风毒邪损伤水血，肺脏出血则痰带血丝；水少不润则唇干口燥，舌苔黄腻或干燥少水。

3. 平然（治则） 除风清热，止咳化痰。

4. 多雅（治法）

（1）内治法

①雅解沙把（百解胶囊），口服，每次2～4粒（可以除去胶囊），每日3次（根据年龄或体重调节用量）。

②麻电止咳汤：哈麻电（圆锥南蛇藤根）5g，哈麻喝（洗碗叶根）5g，哈埋丁别（灯台树根）5g，水煎服。

③咳嗽日夜不休，取哈皇曼（马蓝根）5g，哈皇旧（墨旱莲根）5g，哈皇丈（火焰花根）5g，哈扎恍5g，海贝1粒，麻（槟榔）1片，装入竹筒内烧熟内服，或水煎服。

④咽喉肿痛、咳嗽，予咪火哇（箭根薯）5g，芽害补（野甘草）5g，水煎服。

（2）外治法

烘雅（熏蒸疗法）：按病情所需，配备相应的傣药（熏蒸药），将之置入熏蒸器的锅内，待煮沸产生热气后让患者位于特制的熏蒸器（熏蒸木桶、锅、蒸箱）内，接收器内药物蒸气进行全身或局部熏蒸。

方药组成：嘿罕盖（通血香）、沙海（香茅草）、摆管底（蔓荆叶）、摆娜龙（艾纳香叶）、摆习列（黑心树叶）、摆拢良（腊肠树叶）、芽沙板（除风草）、摆娜妞（臭灵丹叶）各适量。

（二）鲁旺唉哇嘎（外感冷咳型小儿急性支气管炎）

1. 夯帕雅（主症） 咳嗽突发频作，咳声清脆，痰多，痰白清稀，易咳出，恶寒面白，声重鼻塞，流清涕，不发热，或头身疼痛，咽痒，咽喉不红不肿，舌淡苔白，脉行慢。

2. 辨解帕雅（病因病机） 本证因调护失宜，外在的帕雅拢嘎（冷风寒邪）从体表而入，伤于上盘肺，肺脏风气上逆则咳嗽突发频作，咳声清脆，声重鼻塞，咽痒；火塔受伤，火不足不能温暖人体则恶寒面白，流清涕，不发热，舌淡苔白，脉行慢；火少不能制水，寒水过盛，内积化痰，积于上盘肺则痰多，痰白清稀，易咳出；冷风寒邪阻滞，风（气）、水（血）不通则头身疼痛。

3. 平然（治则） 除风通气，化痰止咳。

4. 多雅（治法）

（1）内治法

①雅解沙把（百解胶囊），口服，每次 4 ～ 8 粒（可以除去胶囊），每日 3 次（根据年龄或体重调节用量）。

②兵哇唉嘎（麻威冷咳汤）：哈麻威（佛手根）5g，哈莫哈郎（大驳骨丹根）5g，哈莫哈蒿（鸭嘴花根）5g，煎汤，加匹囡（胡椒）0.2g，辛蒋（小姜）3g 为引，内服。

怕冷、头身痛、鼻流清涕、声重者，加葱白 5g，鲜姜 1 片，水煎服。

咳嗽痰多色白，加摆埋丁别（灯台叶）5g，嘿罕盖（通血香）5g，水煎服。

冷风感冒、咳嗽、头痛，加哈沙海滕（山鸡椒根）5g，嘿宋拢（大叶酸藤子）5g，芽桑西哈（白龙须）5g，水煎服。

③景郎（黑种草子）3g，哈沙海（香茅草根）5g，沙英（甘草）3g，共研细粉内服 0.3 ～ 0.5g，每日 3 次。

（2）外治法

烘雅（熏蒸疗法）：按病情所需，配备相应的傣药（熏蒸药），将之置入熏蒸器的锅内，待煮沸产生热气后让患者位于特制的熏蒸器（熏蒸木桶、锅、蒸箱）内，接收器内药物蒸气进行全身或局部熏蒸。

方药组成：嘿罕盖（通血香）、叫哈荒（生藤）、沙海（香茅草）、摆管底（蔓荆叶）、摆拢良（腊肠树叶）、芽沙板（除风草）、辛（生姜）各适量。

五、预防调护

1. 热性咳嗽宜多饮水，食多汁、凉润食物，忌食香燥、麻辣、性热之品。寒性咳嗽不宜食酸冷性寒之品。

2. 婴儿应经常变换体位，以利痰液排出。

3. 注意保暖，防止受寒。

六、现代研究进展

急性支气管炎是支气管黏膜的急性炎症，因常累及气管，故又称急性支气管炎，是儿科门诊最常见的疾病之一。本病病因复杂，多继发于各类病原微生物引发的上呼吸道感染之后，营养不良、佝偻病、免疫功能失调及特异性体质等均是引起本病的因素。

目前治咳常用的傣药：①灯台叶傣名"摆埋丁别"，系夹竹桃科鸡骨常山属糖胶树的干燥叶，淡、微涩，平，入土、风、水、火塔，具有除风通血、消肿止痛、解毒安胎、止咳化痰的功效，主治咳嗽气喘、百日咳、胃痛、泄泻、疟疾、跌打损伤、溃疡出血等疾病，是傣医临床极为常用的治咳傣药材。如治疗唉哇皇（急性热性咳嗽）时，可选择组方：嘿吻牧（苦藤）5g，摆埋丁别（灯台叶）5g，雅解先打（傣百解）5g，更习列（黑心树心）5g，更拢良（腊肠树心）5g，水服煎。治疗唉贺嘎（慢性寒性支气管炎）时，可选择组方：麻黄5g，杏仁5g，内扎阿亮（紫苏子）5g，摆埋丁别（灯台叶）5g，哈麻电（圆锥南蛇藤根）5g，生黄芪10g，防风5g，白术5g，半夏5g，沙英（甘草）3g，水煎服。②傣药娜妞（臭灵丹）又名归经草、鹿耳林、大黑药等，始载于《滇南本草》，具有清火解毒、消肿排脓、通气止痛的功效，广泛被用于治疗支气管炎、感冒、咽喉炎等。现代药理研究发现其有祛痰、抗肿瘤、镇痛、抑菌、保肝等药理活性，在治疗急性支气管炎时能促进气道炎症痊愈，减少产生的痰液。③云南省西双版纳自治州傣医医院院内制剂棉榔青止咳糖浆是治疗咳嗽的有效的内服药物。该组方中楠牛（木棉树皮）具有清火利水、凉血止血、润肺止咳、通肺平喘之效；槟榔青树皮具有清火解毒、止咳化痰、消肿止痛之效，全方合用达清火解毒、通肺平喘、止咳化痰之功。报道称该药结合中医药治疗各型咳嗽取得确切疗效，可在临床推广应用。

七、档哈帕雅（傣医医案选读）

玉某，女，7岁，感冒5天，伴咳嗽，干咳少痰。患儿2天前出现发热、咽痛，热峰38.9℃，经静脉滴注"青霉素"等药后热退，但仍咳嗽频作，气促，喉中痰鸣，早晚尤甚，鼻流浊涕，大便两日未行，小便黄。查体：咽充血（+），双侧扁桃体Ⅱ度肿大，颌下淋巴结肿大、压痛，舌红苔薄黄，脉快。听诊双肺呼吸音粗糙，可闻及少许不固定干湿啰音，胸片提示肺纹理增多、紊乱。傣医诊断为鲁旺唉哇皇（外感热咳型小儿急性支气管炎），治疗按先解后治原则，予雅解沙把（百解胶囊），口服，每次3粒，每日3次；哈埋丁别（灯台树根）8g，哈麻喝（洗碗叶根）5g，咪火哇（箭根薯）5g，哈麻电（圆锥南蛇藤根）8g，芽害补（野甘草）5g，每日1剂，水煎，分早、中、晚3次温服，连服5剂而获效。

【复习思考题】

1. 简述鲁旺唉哇（小儿急性支气管炎）的诊断依据。
2. 如何辨治外感热咳型和外感冷咳型小儿急性支气管炎？

第四节　鲁旺拨免（小儿支气管肺炎）

一、概述

鲁旺拨免（小儿支气管肺炎）是小儿最常见的疾病，为感受外在病邪，加之患儿体质较弱，抗病力差，导致体内塔都档细（四塔）功能失调，塔拢（风、气）流通不畅，塔菲（火）被外感寒邪困阻，塔喃（水）受阻，停积成痰；或塔喃（水）受阻，塔菲（火）偏盛，火热煎熬水液成痰，痰火互结壅阻而致病。多由细菌、病毒、支原体、真菌等病原体感染所致。

临床表现以发热、咳嗽、痰涎壅盛、呼吸急促、鼻翼扇动为主要特征，可见呼吸困难、"三凹征"、点头呼吸、呻吟及发绀，肺部听诊有中细湿啰音。

本病四季皆可发生，傣医根据感受外在的寒热之病邪将鲁旺拨免分为鲁旺拨免嘎（风寒闭肺型小儿支气管肺炎）、鲁旺拨免菲想（热邪壅肺型小儿支气管肺炎）两型论治。

西医学的小儿支气管肺炎、喘息性支气管炎表现为本病特征者，可参照本节辨治。

二、辨解帕雅（病因病机）

1. 感受外邪 感受外在热风毒邪、冷风寒邪等，加之患儿体质较弱，抗病力差，易受外邪侵袭，内外相合，侵犯上盘，导致体内塔都档细（四塔）功能失调，壅阻塔拢（风、气）运行，困阻塔菲（火）及塔喃（水），致使机体风气流通不畅，失于温煦、水血受阻而发为本病。

2. 体内塔拢、塔菲功能失调 素体风火偏盛，加之感受外在的寒热之病邪，内外相合，上犯上盘，蕴积肺中，塔拢（风、气）通行不畅，塔喃（水）运行受阻，塔菲（火）煎熬水液成痰，痰火互结壅阻而发病。

三、诊查要点

（一）诊断

1. 病史 多有感冒病史。患儿发病前常有感冒、咳嗽，或麻疹、水痘等病史。

2. 临床表现

（1）起病较急，以发热、咳嗽、气急、鼻扇、痰鸣等症为特征。

（2）病情严重时，可见高热不退，烦躁不安或精神萎靡，有严重喘憋、呼吸困难、"三凹征"，口唇、鼻唇沟及趾（指）端发绀，甚至昏迷、抽搐等症。

（3）新生儿常以不乳、精神萎靡、口吐白沫等症状为主，而无上述典型表现。

（4）肺部听诊可闻及较固定的中细湿啰音，常伴干啰音，如病灶融合，可闻及管状呼吸音。

（二）相关检查

1. 影像学检查 X线检查见小片状、斑片状阴影，也可出现不均匀的大片状阴影，或表现为肺纹理增多、紊乱，肺部透亮度增强或降低。

2. 实验室检查

（1）血常规：细菌性肺炎，白细胞总数可升高，中性粒细胞增多；病毒性肺炎，白细胞总数正常或偏低。

（2）病原学检查：细菌培养、病毒学检查、肺炎支原体及衣原体抗体检测等，可获得相应的病原学诊断，病原特异性抗原、抗体检测常有早期诊断价值。

（三）辨证要点

本病邪在于肺，应根据症状区别所感受的外邪（寒、热）。鲁旺拨免嘎（风寒闭肺型小儿支气管肺炎）恶寒发热，无汗不渴，咳嗽气急，痰稀色白，四肢及额头摸之不温。鲁旺拨免菲想（热邪壅肺型小儿支气管肺炎）壮热烦躁，频咳而喘，喉间痰鸣，痰稠色黄，气息急促，呼吸困难，鼻翼扇动，面赤口渴，咽部红赤，小便短赤，大便干结等。

四、辨解帕雅列多雅（病证分类辨治）

（一）鲁旺拨免嘎（风寒闭肺型小儿支气管肺炎）

1. 夯帕雅（主症）　恶寒发热，无汗不渴，咳嗽气急，痰稀色白，舌淡红苔薄白，四肢及额头摸之不温，脉行浅而慢。

2. 辨解帕雅（病因病机）　本证为感受外在的帕雅拢嘎（冷风寒邪），加之患儿体质较弱，抗病力差，导致体内塔都档细（四塔）功能失调，壅阻塔拢（风、气）运行、困阻塔菲（火）及塔喃（水），致使机体风气流通不畅，体失温煦，水血受阻而发为本病。风寒侵袭上盘，风气流通不畅，故见恶寒发热、无汗等症；上犯上盘，闭阻肺中，塔拢（风、气）流通不畅，塔喃（水）运行受阻，塔喃（水）过盛停积成为痰邪，积于肺内，故见咳嗽气急、痰稀色白等症；塔菲（火）受外感寒邪困阻，温煦失职则见舌淡苔白、四肢及额头摸之不温、脉行缓慢之象。

3. 平然（治则）　疏风散寒，化痰止咳。

4. 多雅（治法）

（1）内治法

①雅解沙把（百解胶囊），口服，每次 2～4 粒（可以去除胶囊），每日 3 次（根据年龄或体重调节用量）。

②哈荒化痰止咳汤：叫哈荒（生藤）5g，娜罕（羊耳菊）5g，哈麻喝（洗碗叶根）5g，哈娜龙（艾纳香根）5g，水煎服。

③兵哇唉嘎（麻威冷咳汤）：哈麻威（佛手根）5g，匹囡（胡椒）0.2g，辛蒋（小姜）2g，哈莫哈郎（大驳骨丹根）5g，哈莫哈蒿（鸭嘴花根）5g。加摆埋丁别（灯台叶）5g，嘿罕盖（通血香）5g；或加沙海滕（山鸡椒）1g，嘿宋拢（大叶酸藤子）5g，水煎服。

（2）外治法

①咱雅（拖擦药物疗法）：取嘿罕盖（通血香）、叫哈荒（生藤）、沙海（香茅草）、摆管底（蔓荆叶）、摆拢良（腊肠树叶）、芽沙板（除风草）、辛（生姜）各等量，碾成

细粉，置于布袋内，扎紧袋口，蒸热，拖擦背部。

②闭诺（推拿按摩疗法）：取叫哈荒（生藤）、娜罕（羊耳菊）、哈麻喝（洗碗叶根）、哈娜龙（艾纳香根）各10g，制成药包，蘸水酒，加热后揉按背部、前胸、上肢。

（二）鲁旺拨兔菲想（热邪壅肺型小儿支气管肺炎）

1. 夯帕雅（主症） 壮热烦躁，频咳而喘，喉间痰鸣，痰稠色黄，气息急促，呼吸困难，鼻翼扇动，伴见口唇青紫，面赤口渴，咽部红赤，小便短赤，大便干结，舌质红，苔黄白相间，脉行浅而快。

2. 辨解帕雅（病因病机） 本证为体内风火偏盛，加之感受外在的寒热之病邪，内外相合，上犯上盘，蕴积肺中，塔拢（风、气）通行不畅，塔喃（水）运行受阻，塔菲（火）煎熬水液成痰，痰火互结壅阻而致。

3. 平然（治则） 清火解毒，疏通风气，化痰止咳。

4. 多雅（治法）

（1）内治法

①雅解沙把（百解胶囊），口服，每次2～4粒（可以去除胶囊），每日3次（根据年龄或体重调节用量）。

②雅拢响唉想（除风止咳汤）加味：更拢良（腊肠树心）5g，摆埋丁别（灯台叶）5g，嘿吻牧（苦藤）5g，哈哈（白茅根）5g，更习列（黑心树心）5g，水煎服。

③楠过（嘎哩啰树皮）5g，哈帕利（旋花茄根）5g，哈莫哈郎（大驳骨丹根）5g，哈广锅（毛罗勒根）5g，哈楞嘎（千张纸树根）5g，水煎服。

④哈罕满囡（小拔毒散根）5g，哈芽拉勐囡（草决明根）5g，哈芽夯燕（马鞭草根）5g，哈宾亮（红花臭牡丹根）5g，哈宾蒿（白花臭牡丹根）5g，水煎服。

⑤麻电止咳汤：哈麻电（圆锥南蛇藤根）5g，哈麻喝（洗碗叶根）5g，哈埋丁别（灯台树根）5g，水煎服。

（2）外治法

①果雅（包药疗法）：取摆埋丁别（灯台叶）、摆吻牧（苦藤叶）、解烘罕（大黄藤）、摆楞嘎（千张纸树叶）各等量，共碾细粉，用鲜喃皇旧（墨旱莲汁）拌匀，外敷肺俞、定喘穴。

②咱雅（拖擦药物疗法）：取鲜皇旧（墨旱莲）、摆楞嘎（千张纸树叶）、宋香嘎（酢浆草）、摆皇曼（马蓝叶）、摆吻牧（苦藤叶）各等量共捣烂，加水盐适量，将药物置入布袋内，扎紧袋口，从上到下、从前到后、从左到右，顺着人体的经筋循行路线拖擦周身或局部。

③阿雅（洗药疗法）：嘿罕盖（通血香）、沙海（香茅草）、摆管底（蔓荆叶）、摆娜龙（艾纳香叶）、摆习列（黑心树叶）、摆拢良（腊肠树叶）、芽沙板（除风草）、摆娜妞（臭灵丹叶）各适量，将上述诸药水煎，按病情所需取药水，药液温度适宜，让患儿浸泡局部或全身进行治疗。

注意：皮肤破损、多过敏性体质要慎用果雅（包药疗法）、阿雅（洗药疗法）。若出现皮疹则停止治疗，严重者予抗过敏治疗。另外，注意根据个体对药液的耐热程度调节到适宜温度再进行咱雅（拖擦药物疗法）治疗，在治疗过程中如有身体不适、皮肤过敏等现象，应立即停止治疗，并采取相应措施对症处理。

五、预防调护

1.冬春季节带儿童外出时防止着凉。气候冷暖骤变时，及时增减衣服，防止感受外邪。

2.反复呼吸道感染患儿给予调治，感冒、咳嗽、麻疹等患儿及时治疗。

3.病室空气新鲜，保持安静。

4.呼吸急促时，应保持气道通畅，随时吸痰。

5.对于重症肺炎患儿要加强巡视，密切观察病情变化，及早发现变证。

六、现代研究进展

支气管肺炎是儿科最常见、多发的一种疾病，在全球是儿童死亡的第一原因。傣药摆埋丁别（灯台叶）在治疗肺炎方面有其独特疗效。灯台叶系夹竹桃科鸡骨常山属糖胶树的干燥叶，具有除风通血、清火解毒、消肿止痛、止咳化痰的功效，是傣医临床极为常用的药材。现代研究表明，灯台叶中主要含有生物碱、三萜、黄酮三大类成分，同时具有抗炎，镇痛，止咳平喘，调节血压、血脂、血糖，改善免疫，抗肿瘤等一系列生物活性。目前以灯台叶单味药材为原料的国药准字产品有灯台叶颗粒、灯台叶片、灯台叶止咳合剂等，均可用于肺炎的治疗。

七、档哈帕雅（傣医医案选读）

李某，男，3岁，2002年5月14日初诊。家长代诉，发热、咳嗽、气喘2天。患儿发热持续不退，咳嗽而喘，呼吸困难，气息短促，鼻翼扇动，伴面赤唇红，喉中痰鸣，烦躁不安，咽干口渴，咳吐黄稠痰，尿黄便干。曾自服"清热解毒口服液"未解，今至医院就诊。查体：体温39.8℃，精神不振，呼吸急促，舌质红，苔黄腻，两肺底部可闻及细小湿啰音，胸透显示双肺小斑片状阴影。血常规：白细胞12.6×10^9/L，中性粒细胞78%，淋巴细胞22%。诊断为鲁旺拨免菲想（热邪壅肺型小儿支气管肺炎），治以清火解毒，疏通风气，化痰止咳。以先解后治的原则，给予雅解沙把（百解胶囊），口服1粒（去除胶囊），每口3次。取哈罕满因（小拔毒散根）5g，哈芽拉勐图（草决明根）5g，哈芽夯燕（马鞭草根）5g，哈宾亮（红花臭牡丹根）5g，哈宾蒿（白花臭牡丹根）5g，摆埋丁别（灯台叶）5g，每日1剂水煎60mL，分早、中、晚3次温服。咱雅（拖擦药物疗法）：取鲜皇旧（墨旱莲）、摆楞嘎（千张纸树叶）、宋香嘎（酢浆草）、摆皇曼（马蓝叶）、摆吻牧（苦藤叶）各等量共捣烂，加水盐适量，将药物置入布袋内，扎紧袋口，从上到下、从前到后、从左到右，顺着人体的经筋循行路线拖擦周身或局部。治疗3天获效。

【复习思考题】

1. 如何鉴别鲁旺唉哇（小儿急性支气管炎）和鲁旺拨免（小儿支气管肺炎）？
2. 如何辨治风寒闭肺型和热邪壅肺型小儿支气管肺炎？

第五节　鲁旺拢唉习火（小儿支气管哮喘）

一、概述

鲁旺拢唉习火（小儿支气管哮喘，简称"哮喘"），主要因小儿体内塔都档细（四塔）、夯塔档哈（五蕴）功能不足或失调，加之复感外邪（接触病原、异物或异味等），内外因素相合而致肺气不利、痰气搏结气道出现的临床病症。本病是以慢性气道炎症和气道高反应性为特征的异质性疾病，以反复发作的喘息、咳嗽、气促、胸闷为主要临床表现，常在夜间和（或）凌晨发作或加剧，重者可出现张口抬肩、喉中哮鸣、口唇发绀、喘息不得卧等症状。本病相当于中医"哮证""哮喘"。

儿童哮喘可发生在任何年龄，但多起始于 3 岁以前，一年四季均可发病，并且以春季、秋冬季多见。二十余年来，我国儿童哮喘的患病率呈明显上升趋势，2010 年全国 14 岁以下儿童哮喘累积患病率为 3.02%，诊断及控制情况均尚不理想。

对于本病的治疗，傣医将其分为鲁旺拢唉习火皇（热性小儿支气管哮喘，简称"热哮"）和鲁旺拢唉习火嘎（寒性小儿支气管哮喘，简称"寒哮"）两类来论治。

二、辨解帕雅（病因病机）

本病病位在上盘，其发生因素既有外因又有内因。内因责之于素体塔都档细（四塔）、夯塔档哈（五蕴）功能不足或失调，痰饮留伏，成为哮喘发作之夙根；外因责之于感触外邪，导致肺气不利，痰随气升，气因痰阻，相互搏结，阻塞气道而出现喘息、咳嗽、喉中哮鸣。由于患儿体质差异及感邪性质不同，在急性发作期，病性有寒热之分。如患儿平素喜好香燥油腻味厚之品，积热于内，痰湿内生，加之感受外在的帕雅拢皇（热风毒邪），导致痰热互结，风火夹痰上犯上盘，阻碍肺气运行，则发为热哮；或因平素患儿体内四塔、五蕴功能低下，加之复感外在的帕雅拢嘎（冷风寒邪），痰湿不化，上犯上盘肺中，阻塞肺气而发为寒哮。

三、诊查要点

（一）诊断

1. 哮喘的诊断

（1）反复喘息、咳嗽、气促、胸闷，多与接触变应原、冷空气、物理、化学性刺激、呼吸道感染、运动及过度通气（如大笑和哭闹）等有关，常在夜间和（或）凌晨发作或加剧。

（2）发作时双肺可闻及散在或弥漫性，以呼气相为主的哮鸣音，呼气相延长。

（3）上述症状和体征经抗哮喘治疗有效，或自行缓解。

（4）除外其他疾病所引起的喘息、咳嗽、气促和胸闷。

（5）临床表现不典型者（如无明显喘息或哮鸣音），应至少具备以下 1 项：①证实存在可逆性气流受限。②支气管激发试验阳性。③最大呼气峰流量（PEF）日间变异率（连续监测 2 周）≥ 13%。

符合第（1）～（4）条或第（4）、第（5）条者，可诊断为哮喘。

2. 咳嗽变异性哮喘的诊断

（1）咳嗽持续 > 4 周，常在运动、夜间和（或）凌晨发作或加重，以干咳为主，不伴有喘息。

（2）临床上无感染征象，或经较长时间抗生素治疗无效。

（3）抗哮喘药物诊断性治疗有效。

（4）排除其他原因引起的慢性咳嗽。

（5）支气管激发试验阳性和（或）PEF 日间变异率（连续监测 2 周）≥ 13%。

（6）个人或一二级亲属过敏性疾病史，或变应原检测阳性。

以上第（1）～（4）项为诊断基本条件。

（二）相关检查

1. 理化检查　发病时血液中嗜酸性粒细胞增多，或白细胞数增多，或血清 IgE 增多（可较正常升高 2 倍以上）。重症哮喘患儿须行血气分析，检测 PaO_2、$PaCO_2$、血 pH 等。

2. X 线检查　发作时两肺透亮度增加，横膈降低。反复发作者肺纹理增粗并出现肺气肿征。

3. 肺功能检查　肺通气功能检测是诊断哮喘的重要手段；也是评估哮喘病情严重程度和控制水平的重要依据。

（三）辨证要点

本病急性发作期，以邪实为主，辨证应首先分清寒热。如热邪内盛，可见咳嗽、痰多、色黄，口干渴喜冷饮，咽喉肿痛，舌苔黄厚腻，脉行快等表现；如病性属寒，可见形寒怕冷、痰多色白或呈泡沫样痰、口唇青紫、遇寒加剧、腰膝冷痛、舌质淡、脉行慢而无力等症状。

四、辨解帕雅列多雅（病证分类辨治）

（一）鲁旺拢唉习火皇（小儿热哮）

1. 夯帕雅（主症）　咳嗽痰多色黄，喘息不得卧，张口抬肩，口干渴喜冷饮，咽喉肿痛，饮食不佳，舌苔黄厚腻，脉行快。

2. 辨解帕雅（病因病机）　本病的发生多为患儿平素喜好香燥油腻味厚之品，积热于内，痰湿内生，加之感受外在的帕雅拢皇（热风毒邪），内外相合，痰热互结，导致体内塔都档细（四塔）、夯塔档哈（五蕴）功能失调，风火偏盛，风火夹痰上犯上盘，阻碍肺气运行，肺气不得下降，上逆则喘息不得卧。热邪内盛，故见咳嗽痰多色黄，口干渴喜冷饮，咽喉肿痛，舌苔黄厚腻，脉行快等。

3. 平然（治则）　除风止喘，清火解毒。

4. 多雅（治法）

（1）内治法

①雅拢响唉想（除风止咳汤）加味：嘿吻牧（苦藤）5g，更习列（黑心树心）5g，更拢良（腊肠树心）5g，摆埋丁别（灯台叶）5g，哈哈（白茅根）5g，水煎服。

②哈芽拉勐囡（草决明根）5g，哈罕满（拔毒散根）5g，哈芽夯燕（马鞭草根）5g，哈宾亮（红花臭牡丹根）5g，哈宾蒿（白花臭牡丹根）5g，芽帕怀（蟋蟀草）5g，共切细，一半水煎服，一半泡水服。

③肺热咳喘痰鸣者，取法西里布（公的菩提树寄生）5g，法娜龙（艾纳香寄生）5g，法麻尚（五亚果寄生）5g，法勒办（对叶榕寄生）5g，法管底（蔓荆树寄生）5g，磨汁服或水煎服。

④麻黄3g，杏仁5g，内扎阿亮（紫苏子）5g，白芥子5g，景豪白（莱菔子）5g，半夏5g，黄芩5g，摆埋丁别（灯台叶）5g，开水煎服。

⑤雅罕唉喃（灯台叶止咳合剂），口服，每次10～15mL，每日3次（根据年龄或体重调节用量）。

（2）外治法

咱雅嘎（冷拖擦药物疗法）：取嘿罕盖（通血香）、叫哈荒（生藤）、沙海（香茅草）、摆管底（蔓荆叶）、摆习列（黑心树叶）、摆拢良（腊肠树叶）、芽沙板（除风草）、辛（生姜）各适量，将药物碾成细粉装入布袋内，扎紧袋口，蘸水从上到下、从前到后、从左到右，顺着人体的经筋循行路线拖擦周身或局部。

（二）鲁旺拢唉习火嘎（小儿寒哮）

1. 夯帕雅（主症）　形寒怕冷，咳喘痰多，色白或呈泡沫样痰，张口抬肩，口唇青紫，遇寒加剧，胸闷气短，腰膝冷痛，舌质淡，苔白厚腻或青紫，脉行慢而无力。

2. 辨解帕雅（病因病机）　本病的发生主要是平素患儿体内塔都档细（四塔）、夯塔档哈（五蕴）功能低下，加之感受外在的帕雅拢嘎（冷风寒邪），导致四塔、五蕴之功能更虚，塔菲（火）、塔拢（风）不足，不能温煦塔喃（水）、塔拎（土），使水湿无法运化，停积于内，化为痰液，上犯上盘肺中，阻塞肺气，肺气不得下降，上逆咽喉而发为喘咳。病性属寒，故见形寒怕冷、痰多色白或呈泡沫样痰、口唇青紫、遇寒加剧、腰膝冷痛、舌质淡、脉行慢而无力等。

3. 平然（治则）　祛风除痰，平喘止咳。

4. 多雅（治法）

（1）内治法

①雅解习火嘎（冷喘解药方）：哈麻喝（洗碗叶根）5g，毫烘龙（大通关藤）5g，磨汁服，然后再服下列诸方。

②麻黄 3g，杏仁 5g，内扎阿亮（紫苏子）5g，白芥子 5g，景豪白（莱菔子）5g，半夏 5g，陈皮 5g，摆埋丁别（灯台叶）5g，开水煎服。

③各种咳喘病可取毫命（姜黄）5g，邓嘿罕（定心藤）5g，泡酒服。

④罕好帕（石菖蒲）、罕好喃（水菖蒲）各 5g，沙干（辣藤）5g，嘿摆（芦子藤）5g，芽几作龙（大篱兰网）5g，辛蒋（小姜）3g，哥腊（岩盐）为引，水煎服。

⑤若咳喘、咯血，取嘿吻牧（苦藤）5g，哈习列（黑心树根）5g，更拢良（腊肠树心）5g，水煎服。

⑥咳喘病剧咳，取更习列（黑心树心）5g，更埋沙（柚木树心）5g，更拢良（腊肠树心）5g，大椿树心 5g，更蜜爹（波罗蜜树心）5g，水煎服。

⑦雅唉喃火烘（棉榔青止咳液），口服，每次 10～15mL，每日 3 次（根据年龄或体重调节用量）。

（2）外治法：取景郎（黑种草子）1 枚，贴于背部（肺俞穴），每天换药 1 次，连贴 7 天。

五、预防调护

1. 注意气候变化，随时增减衣物，冬季外出防止受寒，预防外感诱发哮喘。

2. 避免接触过敏原，如花粉、尘螨等物质。

3. 饮食起居要有节制，应忌酸冷，忌食香燥热辣之品，不宜过饱。

4. 注意休息，加强哮喘防治的教育与管理。

5. 发作时应保持安静，尽量减轻患儿的紧张情绪，室内空气要新鲜，饮食宜清淡。缓解期应注意营养，多见阳光，适当活动，增强体质，并坚持规范化哮喘治疗。

六、现代研究进展

支气管哮喘（bronchial asthma，BA）简称哮喘，是儿科常见病和多发病，具有反复发作、难以根治的特点，对儿童健康构成严重威胁。全球哮喘防治创议（GINA）委员会称，全球约有 3 亿哮喘患儿，发病率呈持续上升趋势，以发展中国家和年幼儿童尤为明显。我国城市儿童近 20 年的患病率表现为每 10 年 50% 的上升幅度，明显高于发达国家同期水平。此外，由于患儿家长对本病认识不足、临床医师的规范化管理水平参差不齐，空气污染日趋严重等因素影响，导致我国儿童哮喘的总体控制水平尚不理想。由于哮喘可对儿童身心健康造成严重影响，并能给家庭和社会带来沉重的精神和经济负担，故其已成为世界性的公共卫生问题。

目前西医学仍推荐以"吸入性糖皮质激素（ICS）为首的抗炎药物联合 β_2 受体激动剂（SABA 或 LABA）为主的症状缓解药物"作为一线治疗方案。但长期使用激素带来的诸多不良反应及其可能对患儿身高等造成的负面影响仍备受关注。

傣医认为呼吸属风所管，有"以风辨病，以病辨风，风病辨治"的理论，风塔、火塔偏盛突出，是拢唉习火（支气管哮喘）发病的主要原因，治疗哮喘时有用药独特、药食同源、喜用鲜品、内外同治的特点。例如：①傣名"摆埋丁别"的灯台叶，淡、微涩、平，入风、土、水、火塔，具有除风通血、消肿止痛、解毒安胎、止咳化痰的功效，常以内服（干品）和外用（鲜品）2 种方式入药，常用于治疗咳喘类呼吸系统疾病。若成人咳嗽，喘息不定，可取贺罗呆哼（姜花根）20g，摆埋丁别（灯台叶）20g，煎汤服。②傣药娜妞（臭灵丹）味苦，气臭，性寒，入水塔，现代研究表明其在抗菌消炎应用上具有广阔的发展前景，治疗咳嗽、哮喘时，可取摆娜妞（臭灵丹叶）20g，开水泡后频服。③鸭嘴花，傣药名为"莫哈蒿"，味微苦，气腥，性平，入水、风、火塔，具有清火解毒、利水消肿、通经活血、除风止痛、续筋接骨之功，临床上亦最常用于治疗咳喘等呼吸系统疾病。全国名老傣医康朗腊常用五宝久咳汤、墨旱莲凉血止嗽汤治疗哮喘，组方均以鸭嘴花根入药，主治哮喘、久咳喘息，收效明显。以上药物用于小儿均须适当减量。此外，傣医也使用食疗的方法治疗哮喘，如取滇橄榄 20 个，先煮猪心、肺，去浮沫再加橄榄煮熟连汤吃，也是常用方法。

综上，傣医药学拥有完备的理论体系，悠久的应用历史，独特的治疗方法和显著的疗效，是重要的医药资源，在哮喘的治疗中有值得进一步深入研究的意义。

七、档哈帕雅（傣医医案选读）

刀某，男，6 岁。近两年来，每到冷季反复发生喘息胸闷，张口抬肩，咳嗽痰多，喉中有哮鸣声。今年 9 月，患兵哇嘎（冷季感冒）后，咳喘痰多，色白，为泡沫状痰，喘促气短，张口抬肩，夜间喘息不得平卧，口唇青紫，遇寒加剧，形寒怕冷，胸闷气短，舌质淡，苔白厚腻，脉行慢而无力。傣医诊断为鲁旺拢唉习火嘎（小儿寒哮），以祛风除痰，平喘止咳为治。先给予哈麻喝（洗碗叶根）5g，毫烘龙（大通关藤）5g，磨汁服，然后又取麻黄 3g，杏仁 5g，内扎阿亮（紫苏子）5g，白芥子 5g，景豪白（莱菔子）5g，半夏 3g，陈皮 5g，摆埋丁别（灯台叶）5g，每日 1 剂，水煎 100mL，分早、中、晚 3 次温服，3 剂而见效。

【复习思考题】

1. 如何鉴别鲁旺拢唉习火（小儿支气管哮喘）和鲁旺拨免（小儿支气管肺炎）？
2. 论述鲁旺拢唉习火（小儿支气管哮喘）的证治分类。

第六节　鲁旺朗洪郎滇（儿童变应性鼻炎）

一、概述

变应性鼻炎（allergic rhinitis，AR），也称过敏性鼻炎，是机体暴露于变应原后发生的，主要由免疫球蛋白E（IgE）介导的鼻黏膜非感染性炎性疾病，是儿童常见的过敏性疾病之一。儿童变应性鼻炎的四大典型症状为喷嚏、清水样涕、鼻痒和鼻塞。婴幼儿以鼻塞为主，可伴随张口呼吸、打鼾、喘息、喂养困难、揉鼻揉眼。学龄前期儿童以鼻塞为主，可伴有眼部症状和咳嗽。学龄期儿童以清水样鼻涕为主，可伴有眼部症状和鼻出血。

儿童变应性鼻炎已经成为儿童主要呼吸道炎性疾病之一，发病率逐年增高。变应性鼻炎儿童的过敏症状直接影响患儿生活质量，对其睡眠、日常生活、学习、身心健康等产生影响。

二、辨解帕雅（病因病机）

本病为因患儿感受外在的帕雅拢皇（热风毒邪）、帕雅拢嘎（冷风寒邪），侵犯上盘，导致体内塔都档细（四塔）、夯塔档哈（五蕴）功能失调，塔拢（风）、塔菲（火）阻滞内停，运转不利而发的病证。本病的发生内因包括先天禀赋不足、遗传因素，外因包括外感因素、食伤因素、情志因素、其他因素等。

三、诊查要点

（一）诊断

1.具有过敏性疾病家族史。父母患有过敏性疾病，孩子发生变应性鼻炎的风险增加。

2.患儿具有过敏史（如对动物毛发、螨虫等过敏），发生变应性鼻炎的风险也会增加。

3.具有喷嚏、清水样涕、鼻痒和鼻塞四大典型症状。婴幼儿以鼻塞为主，可伴随张口呼吸、打鼾、喘息、喂养困难、揉鼻揉眼。学龄前期儿童以鼻塞为主，可伴有眼部症状和咳嗽。学龄期儿童以清水样涕为主，可伴有眼部症状和鼻出血。

4.发作时可能出现的典型体征有双侧鼻黏膜苍白、水肿，鼻腔有水样分泌物。可伴有眼部过敏体征，如眼痒、结膜充血、水肿。婴幼儿常伴有湿疹，可伴有哮喘。

5.过敏原检测如皮肤点刺试验阳性；血清特异性IgE检测阳性（≥0.35 kU/L）；鼻分泌物检测高倍显微镜下嗜酸性粒细胞占比阳性（比例＞5%）。

（二）辨证要点

1.辨证型 根据病程长短、舌苔及伴随症状分为鲁旺朗洪郎滇嘎（寒性儿童变应性鼻炎）和鲁旺朗洪郎滇皇（热性儿童变应性鼻炎）。

2.辨轻重 轻度：症状较轻，对学习、文体活动、睡眠无明显影响。中重度：症状明显，对学习、文体活动、睡眠造成影响。

四、辨解帕雅列多雅（病证分类辨治）

（一）鲁旺朗洪郎滇皇（热性儿童变应性鼻炎）

1. 夯帕雅（主症） 患者遇热气或食燥热食物时鼻塞肿胀，酸痒不适，喷嚏频作，鼻流清涕。鼻黏膜色稍红或紫暗，或可见咳嗽，或口干烦热，舌质红苔薄黄或少苔，小便黄、大便干，脉弦或弦滑。

2. 辨解帕雅（病因病机） 本病为因患儿感受外在的帕雅拢皇（热风毒邪）、侵犯上盘，火塔（塔菲）过剩，导致体内水塔不足，塔菲（火）阻滞内停，运转不利而发的病症。故其表现为酸痒不适，喷嚏频作，鼻流清涕，鼻黏膜色稍红或紫暗，或可见咳嗽，舌质红苔薄黄，脉弦或弦滑。

3. 平然（治则） 清火解毒，祛风补水。

4. 多雅（治法）

（1）内治法

①雅解沙把（百解胶囊），口服，每次 2～4 粒，每日 3 次（可去除胶囊，根据年龄或体重调节用量）。

②雅朗烘郎滇皇（荒嫩祛风清火方）：荒嫩（水薄荷）6g，哈娜罕（羊耳菊根）5g，雅解先打（傣百解）5g，嘿麻电（圆锥南蛇藤）5g 等，水煎 100mL 分 3 次温服。咽喉痛，加咪火哇（箭根薯）5g，文尚海（百样解）3g，皇曼（马蓝）6g。水煎服。

③哈娜罕（羊耳菊根）5g，嫩晚（三丫苦）5g，雅解先打（傣百解）5g，水煎服。

（2）外治法：芽敏（艾叶）、广哥（荆芥）、楠些（桂枝）、摆扎阿亮（紫苏叶）各 20～30g，水煎 2000mL 泡脚，每日 1 次。

（二）鲁旺朗洪郎滇嘎（寒性儿童变应性鼻炎）

1. 夯帕雅（主症） 表现为鼻部奇痒、喷嚏连连、流清涕、鼻塞，嗅觉减退，患者平素怕风畏寒，每吹冷风则易发作，反复不愈，同时可伴有全身症状，如倦怠懒言，气短音低，或有自汗，喜热饮，舌质淡红苔薄白，脉虚。

2. 辨解帕雅（病因病机） 本病为因患儿感受外在的帕雅拢嘎（冷风寒邪），侵犯上盘，导致体内塔都档细（四塔）、夯塔档哈（五蕴）功能失调，风（塔拢）阻滞内停，运转不利而发的病证。故其表现为鼻痒、打喷嚏、流清涕、鼻塞的同时可伴有全身症状，如倦怠懒言，气短音低，舌质淡红苔薄白，脉虚弱。

3. 平然（治则） 疏风散寒，行气补火。

4. 多雅（治法）

（1）内治法

①雅叫哈顿（五宝胶囊），口服，每次 2～4 粒，每日 3 次（可去除胶囊，根据年龄或体重调节用量）。

②郎滇嘎（拢良疏风补土方）：更拢良（腊肠树心）10g，罗爽（栀子）3g，菲莱

（桑叶）5g，沙英（甘草）5g，哈哈（白茅根）5g。水煎服。咽喉痛加咪火哇（箭根薯）5g，文尚海（百样解）3g，板蓝根（皇曼）6g。

③娜罕（羊耳菊）5g，叫哈荒（生藤）5g，哈麻喝（洗碗叶根）5g，水煎服。

（2）外治法：芽敏（艾叶）、娜罕（羊耳菊）、嫩晚（三丫苦）、广哥（荆芥）、楠些（桂枝）、摆扎阿亮（紫苏叶）各 20 ～ 30g，水煎 2000mL 泡脚。

五、预防调护

1. 预防

（1）避免接触过敏原。对室外环境过敏者，可选择外出佩戴口罩，外出回家后及时冲洗鼻腔；对于经常暴露于高浓度室内过敏原的患儿，注意开窗通风，并采用多方面措施避免接触室内过敏原；对花粉过敏的患儿，避开致敏花粉接触；对于食物过敏的患儿，要避免摄入过敏食物；对动物皮毛过敏者，避免饲养动物；对螨虫过敏者，勤洗、勤晾晒被褥等。

（2）注意居室卫生，保持室内空气流通。

（3）加强体育锻炼，增强免疫力。

2. 调护

（1）指导患儿采用正确的擤鼻方法。

（2）加强健康教育。让患儿或监护人了解过敏知识，了解该病发生发展的因素及潜在危害，了解治疗方法及治疗相关不良反应，指导患儿用药。

（3）关爱患儿，帮助患儿保持心情舒畅，避免焦虑、抑郁等不良情绪的产生。

六、现代研究进展

儿童变应性鼻炎的治疗须要防治结合，防治原则包括环境控制、药物治疗、免疫治疗、手术治疗和健康教育。常用的治疗药物有抗组胺药物（口服和鼻用）、鼻用糖皮质激素、白三烯受体拮抗剂、肥大细胞膜稳定剂、减鼻充血剂（伪麻黄碱等）、鼻腔冲洗（生理盐水、高渗盐水或海水）、中药。免疫治疗主要有皮下免疫治疗和舌下免疫治疗。皮下免疫治疗因不同种类的过敏原疫苗的剂量尚未统一，其疗效和安全性有差别，故 5 岁以下儿童不推荐使用皮下免疫治疗。国内目前可供临床使用的舌下免疫标准化过敏原疫苗仅有粉尘螨滴剂一种，故对其他种类过敏原致敏的患儿尚不能进行有针对性的舌下免疫治疗。对于大龄儿童变应性鼻炎经药物保守治疗无效的，特别是鼻塞症状严重者可进行外科手术治疗。

七、档哈帕雅（傣医医案选读）

李某，男，4 岁，2020 年 5 月 2 日初诊。（代诉）反复鼻塞、流涕、鼻痒 1 年，加重 4 天。现病史：患儿 1 年前无明显诱因晨起出现打喷嚏，呈阵发性、连续性，流清涕、鼻塞，服用感冒药，具体不详，但效果不佳。之后曾在院外就诊治疗，完善相关检查，患儿过敏原为狗毛皮屑，其余各项辅助检查结果未见明显异常，诊断为"过敏性鼻炎"，具体治疗不详。近 4 天来感上述症状加重，遂来就诊。症见喷嚏连连、流清涕、鼻塞，舌质淡红、苔薄白，脉弱。视其病症，傣医诊断为鲁旺朗洪郎滇嘎（寒性儿童变应性鼻炎），治则为疏风散寒，行气补火。治以①雅解沙把（百解胶囊），口服，每次 2 粒，每日 3 次（可去除胶囊，根据年龄或体重调节用量）。②雅叫哈顿（五宝胶囊），口服，每次 2 粒，每日 3 次，连服 3 天。③用更拢良（腊肠树心）5g，罗爽（栀子）3g，菲莱（桑叶）5g，沙英（甘草）3g，哈哈（白茅根）5g 等，每日 1 剂，水煎 80mL，分早、中、晚 3 次温服。外治法：芽敏（艾叶）、广哥（荆芥）、楠些（桂枝）、摆扎阿亮（紫苏叶）各 20g，水煎 1000mL 泡脚。连服及外用 3 天获效。

【复习思考题】

1. 简述鲁旺朗洪郎滇（儿童变应性鼻炎）的诊断依据。
2. 如何鉴别鲁旺朗洪郎滇（儿童变应性鼻炎）和鲁旺兵哇（小儿感冒）？

第七节　鲁旺乎暖（小儿化脓性中耳炎）

一、概述

鲁旺乎暖（小儿化脓性中耳炎）是指中耳黏膜的化脓性炎症，属于傣医"热风毒邪"病范畴。临床主要表现为耳痛、耳漏和听力减退，全身症状轻重不一，婴幼儿不能陈述病情，常表现为发热、哭闹不安、抓耳摇头，甚至出现呕吐、腹泻等胃肠道症状。

本病冬春季节多见，常继发于上呼吸道感染。傣医将本病分为鲁旺乎暖兵迈菲拢喃想（风火水毒俱盛型小儿急性化脓性中耳炎）和鲁旺乎暖亨塔拢塔菲软（风火塔不足、水毒过盛型小儿慢性化脓性中耳炎）两型论治。

西医学的急慢性化脓性中耳炎表现为本病特征者，可参照本节辨治。

二、辨解帕雅（病因病机）

本病多由于调护不当，如污水、眼泪等流入耳中，或外界帕雅拢皇（热风毒邪）侵袭上盘头面、咽喉后，治疗不当或不彻底，邪毒入耳或风火毒水俱盛，热毒蕴蒸，血肉腐败成脓，或风火不足，水毒过盛，蕴积成脓，气血不通，发为本病。

三、诊查要点

（一）诊断

1. 有受凉史、上呼吸道感染史。
2. 耳痛、听力减退及耳鸣、流脓为主要表现。
3. 全身症状轻重不一，可有畏寒、发热、倦怠、食欲减退。小儿全身症状较重，常伴呕吐、腹泻等类似消化道中毒症状。一旦鼓膜穿孔，体温很快恢复正常，全身症状明显减轻。

4. 耳部触诊：乳突部可有轻微压痛，鼓窦区较明显。

（二）相关检查

1. 耳镜检查　起病早期，鼓膜松弛部充血，锤骨柄及紧张部周边可见放射状扩张的血管。继之鼓膜弥漫性充血、肿胀、向外膨出，正常标志消失，局部可见小黄点。

2. 听力检查　多为传导性聋，少数患儿可因耳蜗受累而出现混合性聋或感音神经性聋。

3. 血常规　细菌感染时白细胞总数增多，中性粒细胞增加，鼓膜穿孔后血常规渐趋正常。

（三）辨证要点

鲁旺乎暖兵迈菲拢喃想（风火水毒俱盛型小儿急性化脓性中耳炎）的特点为耳痛、耳道流脓，伴有高热，舌质红，苔薄黄或黄厚腻，脉行快。鲁旺乎暖亨塔拢塔菲软（风火塔不足、水毒过盛型小儿慢性化脓性中耳炎）的特点为久病不愈，耳中反复流出清稀脓液，舌质淡，苔白或厚腻，脉不快。

四、辨解帕雅列多雅（病证分类辨治）

（一）鲁旺乎暖兵迈菲拢喃想（风火水毒俱盛型小儿急性化脓性中耳炎）

1. 夯帕雅（主症）　起病急，多有上呼吸道感染史。初起自觉耳堵塞感，轻度听力减退和耳痛。继而耳内深部疼痛，呈搏动性跳痛或刺痛，可向同侧头部或牙齿放射，耳后红肿，摸之痛剧，压痛，头胀痛，听力显著减退。继而耳道流出脓液，甚或脓液夹杂血丝，耳内疼痛稍缓解，听力减退或丧失。其他症状可见高热，幼儿哭闹不安，心烦易怒，拒食，摇头打头，或口干咽痛，或精神不振，或呕吐、腹泻，甚至高热抽搐，舌质红，苔薄黄或黄厚腻，脉行快。

2. 辨解帕雅（病因病机）　平素嗜食辛辣、肥甘、香燥之品，导致体内塔拢（风、气）过盛，塔菲（火）过盛，加之调护不当，外界风热火毒邪气上犯上盘，蕴积耳中，气血运行不畅，不通则痛，故自觉耳堵塞感，轻度听力减退和耳痛，耳后红肿、压痛、头胀痛；热毒过盛，血肉腐败成脓则见耳道流脓，或脓液夹杂血丝；风火亢盛则高热，或口干咽痛，甚至抽搐，舌质红，苔薄黄或黄厚腻，脉行快；五蕴失调则哭闹不安，心烦易怒，或精神不振，摇头打头；病及土塔则拒食、腹泻；中盘风气逆乱上行则呕吐。

3. 平然（治则）　清火解毒，排脓止痛。

4. 多雅（治法）

（1）内治法

①雅解沙把（百解胶囊），口服，每次 2～4 粒（可以去除胶囊），每日 3 次，米汤送服（根据年龄或体重调节用量）。

②文尚海（百样解）5g，雅解先打（傣百解）5g，哈芽拉勐囡（草决明根）5g，哈罕满囡（小拔毒散根）5g，哈莫哈郎（大驳骨丹根）5g，哈莫哈蒿（鸭嘴花根）5g，水煎服。

③哈帕利（旋花茄根）、文尚海（百样解）、雅解先打（傣百解）、哈帕湾（甜菜根）5g，水煎服。

（2）外治法

①恩倒（闭鞘姜）鲜品适量，捣烂压取汁，滴耳，每日2～3次。

②雅波罕（二叶清耳汤）：摆帕嘎（苦菜叶）、摆帕贡（树头菜叶）各5g，共捣烂，取汁滴耳，每日2～3次。

（二）鲁旺乎暖亨塔拢塔菲软（风火塔不足、水毒过盛型小儿慢性化脓性中耳炎）

1.夯帕雅（主症）　久病不愈，病程长。耳中反复流出清稀脓液，时多时少，气味臭秽，听力减退。小便清长，舌质淡，苔白或厚腻，脉不快。

2.辨解帕雅（病因病机）　由于急性化脓性中耳炎失治、误治或治疗不当，使体内四塔进一步失调，风气火塔不足，水毒内盛，水湿毒邪蕴结耳内，气血不通则患病日久不愈，耳中反复流脓、时多时少、气味臭秽，听力减退，小便清长，舌质淡，苔白或厚腻，脉不快。

3.平然（治则）　补气敛疮，利湿排脓。

4.多雅（治法）

（1）内治法

①雅解沙把（百解胶囊），口服（可以去除胶囊），每次2～4粒，每日3次，米汤送服（根据年龄或体重调节用量）。

②喃活排脓汤：哈嘿喃活（两面针根）5g，哈管底（蔓荆根）5g，楠楞嘎（千张纸树皮）5g，货芽楠光（傣百部）5g，水煎服。

③哈嘿喃活（两面针根）5g，哈管底（蔓荆根）5g，波波罕（山乌龟）2g，嘿柯罗（青牛胆）2g，哈宾在（圣诞树根）5g，埋嘎（绒毛番龙眼）5g，哈办（芝麻根）5g，哈宝龙（光叶巴豆根）5g，火楠喃（罗锅底）5g，晚菲（落地生根）5g，水煎服。

（2）外治法：楠楞嘎（千张纸树皮）、楠西里（菩提树皮）各5g干品，碾粉，吹于耳内。

五、预防调护

1.积极防治上呼吸道感染和呼吸道传染病。

2.有鼓膜穿孔或鼓室置管者避免参加游泳等可能导致耳内进水的活动。

3.忌食香燥性热之品，多食清淡营养之品，注意休息。

六、现代研究进展

西医学研究认为急性化脓性中耳炎主要致病菌为肺炎球菌、流感嗜血杆菌、溶血性链球菌、葡萄球菌等，感染途径以咽鼓管途径和外耳道鼓膜途径为主，血行感染极少见。治疗原则是控制感染，通畅引流，祛除病因。

七、档哈帕雅（傣医医案选读）

吕某，12 岁，左耳痛伴发热 2 天。患儿游泳后左耳进水，采取措施后，排出部分水液，耳朵出现堵塞感，听力减退，耳内跳痛、压痛，发热，面红目赤，口渴喜冷饮，小便黄。体温 39.1℃，耳道内有脓液，舌质红，苔薄黄，脉行快，傣医诊断为鲁旺乎暖兵迈菲拢喃想（风火水毒俱盛型小儿急性化脓性中耳炎）。治则：清火解毒，排脓止痛。取雅解沙把（百解胶囊），口服，每次 3 粒，每日 3 次，米汤送服文尚海（百样解）5g，雅解先打（傣百解）5g，哈芽拉勐囡（草决明根）5g，哈罕满囡（小拔毒散根）10g，哈莫哈郎（大驳骨丹根）10g，哈莫哈蒿（鸭嘴花根）10g，每日 1 剂，水煎 150mL，分早、中、晚 3 次温服。外治法：摆帕嘎（苦菜叶）5g，摆帕贡（树头菜叶）5g，共捣烂，取汁滴耳，每日 2 ～ 3 次，治疗 7 天而愈。

【复习思考题】

1. 试述鲁旺乎暖（小儿化脓性中耳炎）的诊断要点。
2. 试述小儿慢性化脓性中耳炎的傣医病因病机。

第七章　脾胃病证 ▷▷▷▷

【目的要求】

了解小儿脾胃病的发病特点，掌握小儿便秘、小儿呕吐、婴幼儿腹泻、小儿厌食症、小儿腹痛、小儿鹅口疮、小儿口疮的概念、病因病机、诊断、病证分类辨治及调护。

第一节　鲁旺拢胖腊里（小儿便秘）

一、概述

鲁旺拢胖腊里（小儿便秘）是一种症状，幼儿和儿童相对多见，大多因饮食、生活不规律，或局部器质性病变等因素导致体内塔都档细（四塔）、夯塔档哈（五蕴）功能失调，大肠传导失职而致。

临床表现为大便超过3天以上不能自主排出，粪便干燥坚硬，排便艰涩不畅或时间延长，或大便秘结不通，常伴有疲劳、倦怠、头昏、失眠、恶心、食欲不振、全身不适等。

本病一年四季均可发生，傣医根据寒热虚实将鲁旺拢胖腊里（小儿便秘）分别称为鲁旺拢胖腊里皇（小儿热秘）、鲁旺拢胖腊里嘎（小儿寒秘）、鲁旺拢胖腊里拢软（气不足型小儿便秘）、鲁旺拢胖腊里勒软（水血不足型小儿便秘）、鲁旺拢胖腊里拢巴（气滞型小儿便秘）五型来论治。

西医学小儿功能性便秘、其他类型的便秘，应明确病因、诊断，并在采取相应治疗的基础上，参考本节内容进行辨证论治。

二、辨解帕雅（病因病机）

1.感受外邪　感受外在热风毒邪、冷风寒邪、热毒之邪等，引起体内塔都档细（四塔）、夯塔档哈（五蕴）功能失调，大肠传导失职而致。

2.饮食积滞　小儿乳食不知自节，或喂养不当，或摄食过少，或平素喜食辛辣、香燥、味厚之品等因素，使体内塔都档细（四塔）、夯塔档哈（五蕴）功能失调，大肠传导失职而致。

3.气机郁滞　小儿因生活环境、习惯改变，所欲不遂，情志不舒；或小儿久坐少动，因排便困难，使之对排便形成恐惧心理，有便意而不愿排便，引起体内塔都档细（四塔）、夯塔档哈（五蕴）功能失调，塔拢（风、气）运行不畅，通降失调，塔拎（土）不通，大肠传导失职而发为本病。

4."四塔"功能不足　素体虚弱或久病致使机体抗御病邪的能力下降，易受外邪侵袭，内外相合，更加损伤塔都档细（四塔）、夯塔档哈（五蕴），致功能失调，大肠传导失职而发病。

三、诊查要点

（一）诊断

1.病史　患儿可有喂养不当、挑食、偏食、外感时邪、情志不畅、脏腑虚损等病史。

2.临床表现

（1）不同程度的大便干燥，轻者仅大便前部干硬，重者大便坚硬，状如羊屎。

（2）排便次数减少，间隔时间延长，常2～3日排便1次，甚者可达6～7日1次。或虽排便间隔时间如常，但排便艰涩或时间延长，或便意频频，难以排出或排净。

（3）伴有腹胀、腹痛、食欲不振、排便哭闹等症。可因便秘而发生肛裂、便血、痔疮。部分患儿左下腹部可触及粪块。

（4）对于少数习惯性两三日一行、无痛苦者，不属于本病范畴。

（二）辨证要点

本病辨证，从寒热虚实辨证。

1.辨别实证、虚证　实证多由感受的外邪、乳食积滞所致，一般病程短，粪质多干燥坚硬，腹部疼痛，胀满不适。若为气机郁滞者，常胸胁痞满，腹胀嗳气。虚证多因塔拢（风、气）、塔喃（水）不足，肠失濡润，传导无力而致，一般病程较长，脘腹饱胀，硬满疼痛，大便数日不解或努挣难下。因气虚所致者，形瘦体弱，乏力气短；由血虚引起者，形瘦体弱，少气懒言，面色苍白。

2.辨别寒热　热证多面红身热，口臭咽干，心烦易怒，小便短赤。寒证多形寒怕冷，胃脘冷痛，喜温喜按，得温则减，遇寒加剧，口吐清水。

四、辨解帕雅列多雅（病证分类辨治）

（一）鲁旺拢胖腊里皇（小儿热秘）

1.夯帕雅（主症）　大便干燥数日不行，面红身热，腹部疼痛，胀满不适，口臭咽干，心烦易怒，小便短赤，舌红，苔黄厚干燥，脉快。

2.辨解帕雅（病因病机）　本病是由于平素喜食香燥性热之品，积热于内，使塔菲（火）过盛，塔喃（水）不足，水不制火，加之感受外在的帕雅拢皇（热风毒邪），内外相合而更伤水塔；或患各种热病，久病后余热积于内，肠道燥热，运化传导失常，糟粕停积，日久而发为便秘。

3. 平然（治则）　清火解毒，通便泻下。

4. 多雅（治法）

（1）内治法

①雅习更（通便方）：嘿柯罗（青牛胆）5g，哈麻烘些亮（红蔥麻根）5g，辛蒋（小姜）3g，水煎服。

②雅鲁短（便通汤）：嘿柯罗（青牛胆）5g，哈麻烘些亮（红蔥麻根）5g，内帕板（芫荽子）5g，辛蒋（小姜）3g，水煎服。

③雅沙龙习更（热结便秘方）：摆些拎（金刚纂叶）5g，哈麻烘些亮（红蔥麻根）5g，毫命（姜黄）5g，补累（紫色姜）5g，贺贵的罕（粉芭蕉根）5g，水煎服。

④雅解沙把（百解胶囊），口服，每次 2～4 粒（可以去除胶囊），每日 3 次（根据年龄或者体重调节用量）。

⑤麻夯（酸角）5g，咪火哇（箭根薯）3g，水煎服。

（2）外治法

①闭诺（推拿按摩疗法）：雅朋勒（健胃止痛）药粉 5g，调温热水，边涂搽边按摩腹部。

②刮痧疗法：用更方（苏木）刮片，或松木刮片、沉香刮片，或边木线光滑的汤匙、铜钱或硬币，在患儿身体的施治部位上顺序刮动。

③果雅（包药疗法）：取雅拢胖腊里皇（热秘方），成分为咪火哇（箭根薯）、麻夯（酸角）各 10～20g，捣烂，包敷于腹部，进行治疗。

（二）鲁旺拢胖腊里嘎（小儿寒秘）

1. 夯帕雅（主症）　形寒怕冷，胃脘冷痛，喜温喜按，得温则减，遇寒加剧，口吐清水，饮食不佳，脘腹胀痛，大便硬结难下或如羊屎状，嗳气频频，舌淡苔白厚腻而干，脉行慢。

2. 辨解帕雅（病因病机）　本病是因体内四塔、五蕴功能失调，塔拢（风）、塔菲（火）不足，寒湿内生，无力温化水湿，排泄糟粕，运化传导失职，形成燥屎，阻于肠道而致。

3. 平然（治则）　温补四塔，泻下通便。

4. 多雅（治法）

（1）内治法

①雅拢胖腊里嘎（寒秘方）：哈麻喝布（刺黄茄根）5g，灶心灰 3g，雅叫哈顿（五宝药散）5g，水煎服。

②雅叫帕中补（亚洲宝丸），口服，每次 0.5～1g，每日 3 次（可去除胶囊，根据年龄或者体重调节用量）。

③大便硬结难下如羊屎状，取哈麻喝布（刺黄茄根）10g，煎汤，加灶心灰、雅叫哈顿（五宝药散）为引内服。

（2）外治法

①闭诺（推拿按摩疗法）：雅朋勒（健胃止痛）药粉5g，调温热水，边涂搽边按摩腹部。

②刮痧疗法：用更方（苏木）刮片，或松木刮片、沉香刮片，或边木线光滑的汤匙、铜钱或硬币，在患儿身体的施治部位上顺序刮动。

③果雅（包药疗法）：取哈麻喝布（刺黄茄根）、灶心灰、雅叫哈顿（五宝药散）各适量，捣烂，包敷于腹部，进行治疗。或取贺波亮（小红蒜）5g，反帕嘎（苦菜子）3g，捣细，外包脐部。

（三）鲁旺拢胖腊里拢软（气不足型小儿便秘）

1.夯帕雅（主症）　形瘦体弱，乏力气短，饮食不佳，脘腹饱胀，嗳气多，大便数日不解，下腹硬满疼痛，舌淡苔白，脉行不畅而弱。

2.辨解帕雅（病因病机）　本病是因体内四塔、五蕴功能失调，塔拢（风、气）不足，无力运化水谷，排泄糟粕，大肠传导失职，燥屎内结而致。

3.平然（治则）　调补风气，行气通便。

4.多雅（治法）

（1）内治法

①雅解沙把（百解胶囊），口服，每次2～4粒（可以去除胶囊），每日3次（根据年龄或者体重调节用量）。

②芽楠嫩（荷包山桂花）5g，内尖（豆蔻）2g，哈芽拉勐囡（草决明根）5g，水煎，加蜂蜜水同服。

③雅叫帕中补（亚洲宝丸），每次0.5～1g，每日3次，蜂蜜水送服。

（2）外治法

①闭诺（推拿按摩疗法）：雅朋勒（健胃止痛）药粉5g，调温热水，边涂搽边按摩腹部。

②刮痧疗法：用更方（苏木）刮片，或松木刮片、沉香刮片，或边木线光滑的汤匙、铜钱或硬币，在患儿身体的施治部位上顺序刮动。

③果雅（包药疗法）：取芽楠嫩（荷包山桂花）、内尖（豆蔻）、芽拉勐囡（草决明）各适量，捣烂，加热外包于脐部。

（四）鲁旺拢胖腊里勒软（水血不足型小儿便秘）

1.夯帕雅（主症）　形瘦体弱，少气懒言，面色苍白，饮食不佳，脘腹饱胀，硬满疼痛，大便如羊屎状，努挣难下，舌淡苔薄白，脉行弱而无力。

2.辨解帕雅（病因病机）　本病是因体内四塔、五蕴功能失调，塔喃（水、血）不足，不能滋润肠道而致肠燥便秘。

3.平然（治则）　调补水血，润肠通便。

4. 多雅（治法）

（1）内治法

①雅拢胖腊里勤软（补血润肠汤）：嘿涛勒（鸡血藤）5g，内扎阿亮（紫苏子）5g，阿郎（黑芝麻）5g，景豪白（莱菔子）5g，生何首乌5g，加蜂蜜水调服。

②雅叫哈顿（五宝药散）1.5～1g，加蜂蜜水调服。

③麻夯（酸角）适量，泡蜂蜜水服。

④哈麻烘些亮（红蓖麻根）5g，嘿柯罗（青牛胆）5g，加蜂蜜水服。

（2）外治法

①闭诺（推拿按摩疗法）：雅朋勒（健胃止痛）药粉5g，调温热水，边涂搽边按摩腹部。

②刮痧疗法：用更方（苏木）刮片，或松木刮片、沉香刮片，或边木线光滑的汤匙、铜钱或硬币，在患儿身体的施治部位上顺序刮动。

③果雅（包药疗法）：取哈麻烘些亮（红蓖麻根）、嘿柯罗（青牛胆）各10～20g，捣烂，加热外包于腹部。

（五）鲁旺拢胖腊里拢巴（气滞型小儿便秘）

1. 夯帕雅（主症） 大便干燥数日不行，面红身热，腹部疼痛，胀满不适，口臭咽干，心烦易怒，小便短赤，胸胁痞满，腹胀嗳气，食欲不振，欲便不得，得矢气稍舒，舌红，苔黄厚干燥，脉快而涩。

2. 辨解帕雅（病因病机） 本病是因情志不舒或久坐少动，导致体内塔都档细（四塔）、夯塔档哈（五蕴）功能失调，塔拢（风、气）运行不畅，通降失调，塔拎（土）不通，大肠传导失职，使得糟粕停积而致。

3. 平然（治则） 顺气行滞，通便泻下。

4. 多雅（治法）

（1）内治法

①雅拢胖腊里巴（行气通便汤）：芽依秀母（香附）5g，嘿罕盖（通血香）5g，嘿多吗（鸡矢藤）5g，大黄3g（后下），水煎服。

②芽依秀母（香附）5g，加蜂蜜水煎服。

③雅解沙把（百解胶囊），口服，每次2～4粒（可以去除胶囊），每日3次（根据年龄或体重调节用量）。

④雅叫帕中补（亚洲宝丸），口服，每次1.5～3g，每日3次，用蜂蜜水送服。

（2）外治法

①闭诺（推拿按摩疗法）：雅朋勒（健胃止痛）药粉5g，调温热水，边涂搽边按摩腹部。

②刮痧疗法：用更方（苏木）刮片，或松木刮片、沉香刮片，或边木线光滑的汤匙、铜钱或硬币，在患儿身体的施治部位上顺序刮动。

③果雅（包药疗法）：芽依秀母（香附）、嘿罕盖（通血香）、嘿多吗（鸡矢藤）各

20～30g，碾成细粉，加热，外包于腹部。

五、预防调护

1. 要养成良好的饮食习惯，饮食要多样化，食量不能过少，食物不能过于精细，应富含纤维素。

2. 养成定时排便的习惯，避免忽视便意或克制排便，避免久坐少动。

3. 要养成良好的生活习惯，避免精神紧张，保持心情舒畅，尤其是学龄儿童，学习紧张，睡眠不足均可引起便秘。

六、现代研究进展

本病的发病原因和机制复杂，目前尚无明确结论。西医在治疗上多以基础治疗为主，配合微生态调节剂、促胃动力药物或泻剂等药物治疗，但治疗远期效果并不理想，并且长期药物使用会造成机体对药物的依赖性，使肠道蠕动性变差，加重便秘，也易导致电解质紊乱及影响肠道对维生素、微量元素的吸收，严重者可能会引起菌血症。文献报道，长期便秘的危害不仅表现在对儿童胃肠道功能的影响，而且对儿童记忆力、智力及体格发育也会造成影响，重者还可导致遗尿、便失禁、肛裂、脱肛等。

傣医常用鸡矢藤治疗小儿便秘，鸡矢藤又名鸡屎藤、斑鸠饭、青风藤、臭藤等，其根、茎、叶和果实均可入药。研究发现鸡矢藤水提液能明显促进肠推进性运动和胃排空，对离体肠胃运动也具明显促进作用。鸡矢藤在胃肠道疾病方面应用广泛，可单用或合用于治疗小儿疳积、嗳气和便秘，均可取得良好治疗效果。

七、档哈帕雅（傣医医案选读）

张某，男，6岁。因咽痛后出现大便干结，排便间隔延长就诊。症见大便干结，3～5日排便一次，便后肛门撕裂样剧痛，大便带鲜红色血，伴腹胀，时作疼痛，口干口臭，不思饮食，小便短赤，自觉烦热，口温喜冷饮，舌红苔黄燥，脉行快。诊断为鲁旺拢胖腊里皇（小儿热秘），治以清火解毒，通便泻下。内治法予雅解沙把（百解胶囊），口服，每次2粒（可以去除胶囊），每日3次。雅习更（通便方）：嘿柯罗（青牛胆）5g，哈麻烘些亮（红蓖麻根）5g，辛蒋（小姜）3g，每日1剂，水煎100mL，分早、中、晚3次饭后温服。外治法予①闭诺（推拿按摩疗法）：雅朋勒（健胃止痛）药粉5g，调温热水，边涂搽边按摩腹部。②果雅（包药疗法）：取雅拢胖腊里皇（热秘方），成分为咪火哇（箭根薯）、麻夯（酸角）各10～20g，捣烂，包敷于腹部，进行治疗。连用2天获效。

【复习思考题】

1. 简述鲁旺拢胖腊里（小儿便秘）的病因病机与分型。
2. 论述鲁旺拢胖腊里（小儿便秘）的证治分类。

第二节　鲁旺短混哈（小儿呕吐）

一、概述

鲁旺短混哈（小儿呕吐）是因胃失和降，气逆于上，致乳食由胃中上逆经口而出的一种常见病证。

本病多见于婴幼儿，多在夏季发病。傣医将之分为鲁旺短混哈菲短软（小儿伤食呕吐）、鲁旺短混哈菲短想（小儿热性呕吐）及鲁旺短混哈嘎（小儿寒性呕吐）三型论治。

本病及时治疗，预后尚好。经常或长期呕吐可影响脾胃之消化功能，进而导致水血化生不足，营养物质亏乏。

引起呕吐的原因很多，可见于西医的多种疾病，如胃炎、胃溃疡、十二指肠溃疡、胆囊炎、胰腺炎、肝炎、肠梗阻、肾衰竭、中暑、食物中毒等。如小儿哺乳后，有少量奶汁由口角溢出，称"溢乳""漾奶"，傣医称为"斤农哈"；多因小儿胃容量小，贲门松弛，或哺乳过多、过急所致，一般不属于病态。

二、辨解帕雅（病因病机）

小儿呕吐原因很多，但主要因外感病邪和内伤乳食所致，小儿塔都档细（四塔）失调，尤其是土、火两塔不足，后天喂养不当，饮食不节（洁），加之外感寒、热、风邪，内外相合，致塔拎（土）、塔菲（火）之功能失调，损伤中盘之功能，水食积滞不化，腹内上下循行之气逆乱，土气上逆而致本病。

1.乳食伤胃　小儿若乳食不节，暴饮暴食，过食肥甘生冷，或食入酸馊腐败不洁之物等，造成脾胃受伤，导致消化食物、排泄糟粕功能障碍，壅塞不通，胃气上逆而吐。

2.感受外邪　小儿起居调护不当，不避风冷，感受外邪，塔都档细（四塔）功能不足，土塔壅塞不通，腹内上下循行之气逆乱，土气上逆而致本病。

3.胃中蕴热　胃为阳土，性喜清凉，如胃有积热或乳食积滞，郁而化热，热极化火，火性上炎，胃火上冲，而见呕吐。

4.脾胃火不足　小儿素体虚弱，或久病久泄，或饮食不节，过食酸冷性寒之品，寒凉克伐太过，损伤塔菲（火）和塔拎（土）导致办（脾）崩（胃）消化功能减退而致本病。

三、诊查要点

（一）诊断

1.有乳食不节（洁）、腹部受凉（感受时邪）、情志不畅等病因。

2.乳食、水液等从胃中上涌，经口而出。

3.伴有嗳腐食臭，恶心胃胀，不欲食，腹痛、腹泻等症。

4. 重症呕吐者，可见脱水、酸碱平衡失调及电解质紊乱征象。如饮食难进，形体消瘦，神疲烦渴，皮肤干瘪，囟门及眼眶凹陷，啼哭无泪，口唇干红，呼吸深长，甚至少尿或无尿，神昏抽搐，脉微细欲绝等。

5. 仔细进行体格检查，特别应注意腹部切诊。

（二）相关检查

可进行大小便常规、血常规、血清电解质、腹部超声、腹部 X 线、X 线钡餐、脑脊液等检查，辅助进行鉴别诊断，详见相关疾病的有关检查。

（三）辨证要点

1. 审呕吐之病因　伤食呕吐，则有呕吐酸馊，嗳气腹胀，吐后反觉舒适，口气秽臭，矢气恶臭，大便酸臭或如败卵。外感呕吐多兼有机体塔拢（风、气）转动不利，体失温煦，塔喃（水、血）受阻而致的发热恶寒、鼻塞流涕等表现。

2. 辨呕吐之寒热　小儿呕吐有寒热之分，寒吐常发生于素体小儿塔都档细（四塔）功能（尤其是土、火两塔）不足，或过食生冷，母体素寒则乳汁寒薄；或小儿过食瓜果生冷，加之外感帕雅拢嘎（冷风寒邪），致塔拎（土）大伤，塔菲（火）不足，无力运化水食，阻滞中盘，水食不化，土塔壅塞，胃寒气逆而呕吐，呕吐物不酸不臭，肢冷面白，尿清便稀，或泻下未化之食物，或伴有周身困乏无力，畏寒怕冷，舌苔白腻，脉行慢而无力。热吐常见于母体偏热，乳汁性热，或过食香燥性热之品，或食积蕴热，或感受帕雅拢皇（热风毒邪），内外相合，致塔拎（土）之功能失调，胃热气逆致食返而出，热吐则食入即吐，随食随吐，呕吐物酸败腐臭，气热喷人，遇热加剧。热邪致夯塔档哈（五蕴）功能失调，而出现烦躁少寐；热邪易耗伤塔喃（水），故可见口渴喜饮，唇红，便干尿黄，舌红苔黄，脉行快。

3. 辨识轻重　呕吐有轻重之分。轻者减少乳食量，不治亦可自愈。重者频繁呕吐或呕吐且长期不能进食，乃因邪气太盛，或胃气已败，暴吐伤土，久吐伤火，发生厥逆虚脱，变证丛生。

四、辨解帕雅列多雅（病证分类辨治）

（一）鲁旺短混哈菲短软（小儿伤食呕吐）

1. 夯帕雅（主症）　不思乳食，恶心呕吐，呕吐酸腐，嗳气腹胀，吐后反觉舒适，口气秽臭，矢气恶臭，大便酸臭或如败卵，舌苔厚腻。

2. 辨解帕雅（病因病机）　喂养不当，哺乳过饱，暴饮暴食不易消化之食物，积滞于胃，损伤塔拎（土）、塔菲（火）、塔拢（风、气），尤其胃火不足，不能化食，胃气上逆而致。

3. 平然（治则）　健胃消食，降逆止呕。

4. 多雅（治法）

（1）内治法

①雅菲端冒想（补火消胀方）：贺波丢勐（茴香豆蔻根）5g，麻娘（砂仁）3g，麻禾冷（野黄茄）5g，煎汤服。

②雅冒害亚毫（开胃健胃汤）：么滚（人字树）5g，贺波丢勐（茴香豆蔻根）5g，哈风沙门（海南狗牙花根）5g，罕好喃（水菖蒲）5g，煎汤服。

③雅习哈双龙（双尖消食方）：尖亮（降香黄檀）5g，尖蒿（檀香）5g，磨汁送服焦饭粉。

④雅哈尚（补中止呕方）：哈糯（鸡嗦子榕树根）5g，嘿景（油瓜藤）5g，楠埋闪（五桠果树皮）5g，楠埋过沙（梨树皮）5g，贺贵的罕（粉芭蕉根）5g，开水泡服（每次1～3g）或煎汤服，若吐泻重者还可加米汤为引服之。

（2）外治法

闭诺（推拿按摩疗法）：雅朋勒（健胃止痛）药粉5g，调温热水，边涂搽边按摩腹部。

（二）鲁旺短混哈菲短想（小儿热性呕吐）

1. 夯帕雅（主症） 食入即吐，吐物酸臭，或伴身热，口渴喜饮，烦躁少寐，唇红，便干尿黄，舌红苔黄，脉行快。

2. 辨解帕雅（病因病机） 母体偏热，乳汁性热，或过食香燥性热之品，或食积蕴热，或感受帕雅拢皇（热风毒邪），内外相合，致塔拎（土）之功能失调，胃热气逆致食返而出；热邪致五蕴功能失调，而出现烦躁少寐；热邪易耗伤塔喃（水），故可见口渴喜饮，唇红，便干尿黄，舌红苔黄，脉行快。

3. 平然（治则） 清热和胃，降逆止呕。

4. 多雅（治法）

（1）内治法

①雅罕哈（苦藤止呕方）：嘿吻牧（苦藤）5g，竹扎令（宽筋藤）3g，匹囡（胡椒）0.2g，辛蒋（小姜）2g。此方加先勒（十大功劳）5g，雅解先打（傣百解）5g，沙英（甘草）3g，煎汤服。

②雅斤毫哈（决明止吐方）：哟芽拉勐囡（草决明嫩叶）、哟罕满（拔毒散嫩叶）、哟管底（蔓荆嫩叶）各1枝。加先勒（十大功劳）5g，雅解先打（傣百解）5g，煎汤服。

（2）外治法

闭诺（推拿按摩疗法）：雅朋勒（健胃止痛）药粉5g，调温热水，边涂搽边按摩腹部。

（三）鲁旺短混哈嘎（小儿寒性呕吐）

1. 夯帕雅（主症） 饮食入胃间隔一段时间而吐，乳食不化，呕吐物不酸不臭，肢冷面白，尿清便稀，或泻下未化之食物，或伴有周身困乏无力，畏寒怕冷，舌苔白腻，脉行慢而无力。

2. 辨解帕雅（病因病机） 小儿塔都档细（四塔）功能（尤其是土、火两塔）不足，或过食生冷，母体素寒则乳汁寒薄；或小儿过食瓜果生冷，加之外感帕雅拢嘎（冷风寒邪），致塔拎（土）大伤，塔菲（火）不足，无力运化水食，阻滞中盘，水食不化，土塔壅塞，胃寒气逆而呕吐。

3. 平然（治则） 补土温胃，降逆止呕。

4. 多雅（治法）

（1）内治法

①雅哈尚（补中止呕方）：哈糯（鸡嗦子榕树根）5g，嘿景（油瓜藤）5g，楠埋闪（五桠果树皮）5g，楠埋过沙（梨树皮）5g，贺贵的罕（粉芭蕉根）5g，开水泡服或煎汤服。若吐泻重者还可加米汤为引服之。服药期间，忌食酸、辣、腥臭、鱼虾之品。

②雅沙呃嘎（温中降气散）：芽依秀母（香附）5g，比比亮（红花丹）1g，每次0.5～1g，每日3次，开水泡服。

③雅崩接旧嘎（补土温胃汤）：央别（松脂）3g，内帕板（芫荽子）5g，哈麻王（刺天茄根）5g，哈麻克夯麻（茄子根）5g，煎汤服，每日3次。

④雅秀母罕哈（秀母补土止呕汤）：芽依秀母（香附）5g，嘿罕盖（通血香）5g，哈哈（白茅根）5g，罕好喃（水菖蒲）5g，哈芽拉勐因（草决明根）10g，哈罕满（拔毒散根）5g，叫哈荒（生藤）5g，辛（生姜）5g，匹囡（胡椒）0.2g，煎汤服。

（2）外治法

闭诺（推拿按摩疗法）：雅朋勒（健胃止痛）药粉5g，调温热水，边涂搽边按摩腹部。

五、预防调护

1. 哺乳小儿时要"小儿乳贵有时，食贵有节"，食物宜清淡而富有营养，增添辅食要注意适合小儿消化能力。

2. 哺乳时不宜过急，以防空气吞入，将小儿竖抱，轻拍背部至打嗝，使吸入的空气排出，然后再让其平躺，可防止溢乳。

3. 饮食清洁卫生，不吃腐败变质食品，预防食物及药物中毒。

4. 呕吐小儿应专人护理，安静休息，消除恐惧心理。

5. 呕吐较轻者，可进少量易消化的流质或半流质食物；呕吐较重者应暂禁食，宜先用少许生姜汁滴入口中，再用少量米汁内服，必要时静脉补液。

6. 服用药物时宜少量多次频服，以不引起呕吐为度。药液冷热适中，一般热呕者，药液宜冷服，寒呕者，药液宜热服，以免病邪与药物格拒加重呕吐。

六、现代研究进展

玉罕等通过查阅文献资料，对傣药嘿吻牧（苦藤）的来源、植物形态、产地、分布、生态环境、临床应用等进行文献综述。从傣医传统理论和现代临床应用研究方面来讲，它具有清火解毒、消肿止痛、除风止呕的功效，主要治疗感冒咳嗽、气管炎、心前区疼痛、胃脘痛、风湿痹痛、偏瘫、睾丸炎、痢疾、便血、妊娠呕吐等。嘿吻牧（苦藤）在西双版纳傣医临床用药中已有 600 余年的历史，临床效果确切，但目前暂无有关嘿吻牧（苦藤）药材化学成分和药理作用分析的专利和文献可查阅。嘿吻牧（苦藤）的藤茎含有多种南山藤属苷 H、Dp1、Da1、Gp1、Ga1、Ap1、Ao1、Aa1、A11、C11、Kp1、Kal[2,5,6]。成分预试验显示苦藤药材含有皂苷类、生物碱、萜类、还原糖、多糖类、黄酮类、酚类、内酯类、香豆素、有机酸等成分。

水菖蒲是天南星科植物菖蒲的干燥根茎，是一种芳香药用植物，以其药用价值而闻名。它是一种传统中药，具有悠久的药用历史，主产于湖北、湖南、辽宁、四川等地，主要功效是化痰开窍、除湿健胃、杀虫止痒等，主要化学成分为 β- 细辛醚、顺甲基异丁香酚、甲基丁香酚、菖蒲烯二醇、菖蒲螺烯酮、水菖蒲酮、菖蒲螺酮、菖蒲大牻牛儿酮、菖蒲酮等。现代药理研究发现其具有多种药理活性，如抗炎、免疫调节、抗氧化、抗痉挛、降血糖、降血脂、抗肿瘤、保护心血管等作用。

七、档哈帕雅（傣医医案选读）

患儿，女，5 岁。患儿平素饮食不节，过饥或过饱，近期因过食黏腻甜食而出现呕吐酸腐，嗳气食臭，吐后反觉舒适，腹胀，不思乳食，口气秽臭，矢气恶臭，大便酸臭或如败卵，舌苔厚腻。傣医诊断为鲁旺短混哈菲短软（小儿伤食呕吐），治以补土健胃，消食止呕。以雅习哈双龙（双尖消食方）：尖亮（降香黄檀）5g，尖蒿（檀香）5g，磨汁送服焦饭粉两日。继以雅冒害亚毫（开胃健胃汤）：么滚（人字树）5g，贺波丢勐（茴香豆蔻根）5g，哈风沙门（海南狗牙花根）5g，罕好喃（水菖蒲）5g，每日 1 剂，水煎 100mL，分早、中、晚 3 次温服。外治法用闭诺（推拿按摩疗法）：雅朋勒（健胃止痛）药粉 5g，调温热水，边涂搽边按摩腹部，治疗 2 天获效。

【复习思考题】

1. 鲁旺短混哈菲短软（小儿伤食呕吐）的诊断要点是什么？

2. 试述鲁旺短混哈菲短想（小儿热性呕吐）和鲁旺短混哈嘎（小儿寒性呕吐）的鉴别要点。

第三节 鲁旺鲁短（婴幼儿腹泻）

一、概述

鲁旺鲁短（婴幼儿腹泻）系儿科常见病，临床以大便次数增多、粪质稀薄或如水样为特征。本病一年四季均可发生，以夏秋季腊鲁芬（雨季）发病率较高。发病年龄以婴幼儿为主，其中 6 个月～2 岁的小儿多见。如迁延日久不愈，常导致婴幼儿营养不良、生长发育迟缓、鲁旺样拥（小儿贫血）等慢性疾病。傣医将之分为鲁旺鲁短兵外嘎（婴幼儿急性寒性腹泻）、鲁旺鲁短兵外皇（婴幼儿急性热性腹泻）、鲁旺鲁短兵哼嘎（婴幼儿慢性寒性腹泻）、鲁旺鲁短兵哼皇（婴幼儿慢性热性腹泻）等四型来论治。

西医学的急慢性胃肠炎表现为本病特征者，可参照本节辨治。

二、辨解帕雅（病因病机）

鲁旺鲁短（婴幼儿腹泻）的发生主要因饮食不节或不洁，哺乳不当或暴饮暴食，过食酸冷，或喜食香辣、油腻性热之品；加之外感帕雅拢嘎（冷风寒邪）、帕雅拢皇更喃（风、水、热毒之邪），损伤塔拎（土）之功能，饮食物消化失常而致。其主要病变在塔拎（土），塔拎（土）具有消化饮食物，化生气血，滋养躯体，排泄糟粕的功能；若塔拎（土）受病，则饮食入胃之后，水谷不化，精微不布，清浊不分，合污而下，致成鲁旺鲁短（婴幼儿腹泻）。由于时令气候不同，夏秋季腊鲁芬（雨季）是水塔、土塔偏盛的季节，此季雨量多、湿盛，人易感湿而发病。故鲁旺鲁短（婴幼儿腹泻）以夏秋季腊鲁芬（雨季）发病率较高。

傣医学认为，塔拎（土）为"四塔之本"。土可使万物生，风可使万物长，火可使万物熟，水可使万物润。鲁旺鲁短（婴幼儿腹泻）如迁延日久不愈，塔拎（土）大伤，则可影响塔拢（风、气）、塔菲（火）、塔喃（水、血）的生成及功能，而导致婴幼儿出现营养不良、生长发育迟缓、鲁旺样拥（小儿贫血）等慢性疾病。

三、诊查要点

本病的诊断主要根据大便次数增多、粪便稀薄或如水样的临床特点并可结合实验室检查进行正确的诊断。

（一）诊断

1. 有乳食不节、饮食不洁或外感时邪的病史。

2. 大便次数增多，多达 10 次以上。大便呈淡黄色或清水样，或夹奶块、不消化物，如蛋花汤样，或黄绿稀溏，或色褐而臭，可有少量黏液。常伴有恶心、呕吐、腹痛、发热、口渴、尿少等症。

3. 病程在两周内者为急性腹泻；病程两周至两个月者为迁延性腹泻；大于两个月者为慢性腹泻。

4. 重症腹泻较严重者，可见脱水、酸碱平衡失调及电解质紊乱征象。

5. 迁延性或慢性腹泻可见腹泻反复发作、形瘦体弱、神疲乏力等症。

（二）相关检查

1. 大便常规检查 直接涂片镜检可见脂肪球、白细胞、红细胞或脓细胞。

2. 大便病原学检查 可有轮状病毒或诺如病毒等病毒检测阳性，阳性率达 40%～80%。

3. 大便细菌培养 可找到致病菌（常见沙门杆菌、致病性大肠杆菌等）。

4. 腹泻病原菌聚合酶链反应（PCR）检测　此方法对已用过抗生素的患儿仍可获阳性结果，可直接鉴定病原菌和对分离的菌株鉴定致病性，并可进行细菌分型、流行病学调查和发现新的腹泻病原菌。

（三）辨证要点

1. 辨嘎（寒）皇（热）

（1）嘎（寒）证：胃脘冷痛，泻下夹有未化之食物，或夹有泡沫，臭气不甚，或大便稀薄，次数和量增多，时带少量黏液或脓血，舌苔白腻，脉行慢。

（2）皇（热）证：腹痛即泻，便下色黄褐，酸腐恶臭，或见少许黏液，肛门灼热，心烦口渴，小便短赤，苔黄厚腻，脉行快。

2. 辨兵外（急性）兵哼（慢性）

（1）兵外（急性）：突然发生，来势甚急，暴注下泻，或腹痛即泻。

（2）兵哼（慢性）：腹痛泄泻反复发作或持续两个月以上，形瘦体弱，面色不荣，精神欠佳，脉行无力。

四、辨解帕雅列多雅（病证分类辨治）

（一）鲁旺鲁短兵外嘎（婴幼儿急性寒性腹泻）

1. 夯帕雅（主症）　突然发生胃脘冷痛，恶心呕吐，肠鸣腹痛，来势甚急，暴注下泻，夹有未化之食物，或夹有泡沫，臭气不甚，或伴有周身不适，恶寒发热，头痛昏蒙，舌苔白厚腻，脉行慢。

2. 辨解帕雅（病因病机）　本病是因饮食不节，哺乳不当或暴饮暴食，过食酸冷之物加之感受外在的帕雅拢嘎（冷风寒邪），损伤塔拎（土）、塔菲（火）之温养、温行功能，使之无力消化饮食物而致。

3. 平然（治则）　除寒补火，补土止泻。

4. 多雅（治法）

（1）内治法

①雅解沙把（百解胶囊），口服，每次 1～2 粒（也可除去胶囊），每日 3 次（根据年龄或体重调节用量）。

②雅罕鲁短嘎（寒泻汤）：哈麻娘布（茴香砂仁根）5g，沙腊比罕（台乌）2g，藿香 5g，辛（生姜）2g，抱勒（金花果）2g，先勒（十大功劳）5g，水煎服。

③芬雅（磨药疗法）：哈麻娘布（茴香砂仁根）、沙腊比罕（台乌）、几补（老虎楝）、哈帕湾（甜菜根）、哈法便（假烟叶根）、哈麻点（滇刺枣根）、哈吐崩（四棱豆根）、辛（生姜），各取适量磨于米汤内服。

（2）外治法

①闭诺（推拿按摩疗法）：按照傣医经筋循行路线按摩腹部。

②果雅（包药疗法）：取哈麻娘布（茴香砂仁根）15g，沙腊比罕（台乌）10g，藿

香 10g，辛（生姜）10g，抱勒（金花果）5g，先勒（十大功劳）15g，制成药包敷于患处。

③迪筛么（脐贴疗法）：毫命（姜黄）1g，嘿多吗（鸡矢藤）1g，抱勒（金花果）1g，碾细粉，温水调后贴脐部，每日 1 次。

（二）鲁旺鲁短兵外皇（婴幼儿急性热性腹泻）

1. 夯帕雅（主症） 泄泻腹痛，痛则即泻，便下色黄褐，酸腐恶臭，或见少许黏液，肛门灼热，心烦口渴，小便短赤，舌苔黄厚腻，脉行快。

2. 辨解帕雅（病因病机） 平素哺乳不当或喜食香辣、油腻、性热之品，体内塔菲（火）偏盛，加之误食不洁之物，或夏秋水湿之季受水湿之邪，内外相和，水火互结，损伤塔拎（土）之功能，脾胃运化失调而致。

3. 平然（治则） 清火解毒，止痛止泻。

4. 多雅（治法）

（1）内治法

①雅解沙把（百解胶囊），口服，每次 1～2 粒，每日 3 次（可去除胶囊，根据年龄或体重调节用量）。

②雅罕鲁短皇（热泻汤）：先勒（十大功劳）5g，白头翁 5g，芽英热（车前草）5g，抱勒（金花果）2g，水煎服。

③先勒（十大功劳）5g，故季马（大莲座蕨）5g，芽英热（车前草）5g，抱勒（金花果）2g，水煎服。

④腹痛明显，大便夹黏液者，可用哟摆麻贯香拉（番石榴嫩叶尖）5～10g，煎汤服。

（2）外治法

①闭诺（推拿按摩疗法）：按照傣医经筋循行路线按摩腹部。

②果雅（包药疗法）：雅罕鲁短皇（热泻汤）。先勒（十大功劳）30g，白头翁 15g，芽英热（车前草）15g，抱勒（金花果）5g，制成热药包，包于腹部。

③迪筛么（脐贴疗法）：补累（紫色姜）1g，罕好喃（水菖蒲）1g，抱勒（金花果）1g，碾细粉，温水调后贴脐部，每日 1 次。

（三）鲁旺鲁短兵哼嘎（婴幼儿慢性寒性腹泻）

1. 夯帕雅（主症） 形瘦体弱，面色不荣，精神欠佳，腹痛泄泻反复发作或持续两个月以上，大便稀薄，次数和量增多，时带少量黏液或脓血，舌苔白腻，脉行慢而无力。

2. 辨解帕雅（病因病机） 本病的发生主要是因为平素饮食不节，哺乳不当，或暴饮暴食，或过食酸冷之品，损伤体内塔拎（土）、塔菲（火）功能，中盘无力化食、气血不足而致。

3. 平然（治则） 补土健胃止泻。

4. 多雅（治法）

（1）内治法

①雅解沙把（百解胶囊），口服，每次 1 ～ 2 粒（也可除去胶囊），每日 3 次（根据年龄或者体重调节用量）。

②豆蔻健胃止泻汤：贺姑（九翅豆蔻根）5g，么滚（人字树）5g，罕好喃（水菖蒲）2g，马蹄香 5g，麻娘（砂仁）2g，抱勒（金花果）2g，先勒（十大功劳）5g，辛（生姜）2g，水煎服。

③腹痛，大便日行多次，无红白黏液，取摆贵香拉（缅石榴嫩尖）适量，捣碎，以红糖为引内服，每日服 3 次。

④雅罕鲁短（泻痢灵胶囊），口服，每次 1 ～ 2 粒（也可除去胶囊），每日 3 次（根据年龄或体重调节用量）。

（2）外治法

①闭诺（推拿按摩疗法）：按照傣医经筋循行路线按摩腹部。

②果雅（包药疗法）：贺姑（九翅豆蔻根）20g，罕好喃（水菖蒲）20g，马蹄香 20g，麻娘（砂仁）10g，捣烂加热，包敷于患处。

③迪筛么（脐贴疗法）：毫命（姜黄）1g，嘿多吗（鸡矢藤）1g，抱勒（金花果）1g，碾细粉，温水调后贴脐部，每日 1 次。

（四）鲁旺鲁短兵哼皇（婴幼儿慢性热性腹泻）

1. 夯帕雅（主症） 形瘦体弱，面色不荣，精神欠佳，唇干舌燥少水，烦躁不安，口气臭，腹痛、泄泻反复发作，或持续两个月以上，腹痛即泻，大便次数和量增多，夹带少量黏液或脓血，舌边尖红，苔黄腻，小便短少色黄。脉行深快，细而无力。

2. 辨解帕雅（病因病机） 本病的发生主要是因为平素饮食不节，哺乳不当，或暴饮暴食，或过食性热之品，损伤体内塔拎（土）之功能，脾胃消化无力，热、食蕴积中下二盘，灼伤脏腑，加之用药不当或失治误治，久治不愈，土塔大伤，气血化生不足而致。

3. 平然（治则） 补土健胃止泻。

4. 多雅（治法）

（1）内治法

①雅解沙把（百解胶囊），口服，每次 1 ～ 2 粒（也可除去胶囊），每日 3 次（根据年龄或体重调节用量）。

②先勒（十大功劳）5g，芽英热（车前草）5g，么滚（人字树）5g，马蹄香 5g，抱勒（金花果）2g，水煎服。

③雅罕鲁短（泻痢灵胶囊），口服，每次 1 ～ 2 粒（也可除去胶囊），每日 3 次（根据年龄或体重调节用量）。

（2）外治法

①闭诺（推拿按摩疗法）：按照傣医经筋循行路线按摩腹部。

②果雅（包药疗法）：取罕好喃（水菖蒲）20g，捣烂，加淘米水、猪油炒热外包。

③迪筛么（脐贴疗法）：补累（紫色姜）1g，罕好喃（水菖蒲）1g，抱勒（金花果）1g，碾细粉，温水调后贴脐部，每日1次。

五、预防调护

1. 预防

（1）注意饮食卫生，食品应新鲜、清洁，不吃变质食品，不要暴饮暴食。饭前、便后要洗手，餐具要卫生。

（2）提倡母乳喂养，不宜在夏季及小儿有病时断奶，遵守添加辅食的原则，注意科学喂养。

（3）加强户外活动，注意气候变化，防止感受外邪，避免腹部受凉。

2. 调护

（1）适当控制饮食，减轻塔拎（土）、脾胃负担。对吐泻严重及伤食泄泻患儿暂时禁食，以后随着病情好转，逐渐增加饮食量。

（2）保持皮肤清洁干燥，勤换尿布。每次大便后，要用温水清洗臀部，并扑上爽身粉，防止发生红臀。

（3）密切观察病情变化，及早发现腹泻变证。

六、现代研究进展

在现代临床医学及中医药对鲁旺鲁短（婴幼儿腹泻）治疗新进展的研究中提出：鲁旺鲁短（婴幼儿腹泻）为多种病原、多因素引起的一类疾病。若患儿长期处于腹泻状态，可导致锌营养状态恶化，引起锌缺乏及不足，而肠道黏膜再生所需的重要微量元素为锌，故而会形成恶性循环，延误肠道炎症恢复。中西医结合治疗过程中遵循饮食调整并合理补液，积极预防脱水、慎重应用药物。中药口服、针灸、脐贴等对患儿损伤程度小，恢复效果显著。

傣百解作为傣族的传统用药，又名大百解，傣语称为"雅解先打"，意为解百毒的药，是雅解沙把（百解胶囊）主要组方药材，目前研究发现傣百解具有抗肿瘤、护肝、抗氧化等药理作用，并且分离得到多种化合物。雅解沙把（百解胶囊）主要是用于调节体内塔都档细（四塔）、夯塔档哈（五蕴），解除人体毒素，保护脏腑功能的解毒良方，具有明显的保肝降酶、调节血脂、解酒解毒、抗过敏等功效。在临床上的适应证比较广泛，特别是对消化系统疾病、呼吸系统疾病和皮肤病等具有确切的疗效。

摆麻贵香拉（番石榴叶）也是傣族治疗腹泻的常用药。名老傣医康朗香常单用番石榴嫩叶治疗接短鲁短（腹痛腹泻）。番石榴叶据现代药理研究证明含有 β- 谷甾醇、三萜类，又含槲皮素、番石榴苷等，性平，无毒，味甘涩，功能收敛止泻、消炎止血，用于治疗泄泻、久痢、湿疹、创伤出血患者疗效颇佳。有报道用番石榴之嫩叶与糊米茶配合用滚开水冲后温服治疗小儿泄泻，其疗效确切且药源广泛，经济实用，尤其对于缺医少药的边远贫困山区，实为治疗泄泻简、廉、便、验的好办法。

七、档哈帕雅（傣医医案选读）

李某，男，5岁。"腹泻1天"来诊，症见肠鸣腹痛，暴注下泻，便稀，带有未化之食物，恶心呕吐，伴有周身不适，恶寒发热，头痛昏蒙，舌苔白腻。傣医诊断为鲁旺鲁短兵外嘎（婴幼儿急性寒性腹泻），治以雅罕鲁短嘎（寒泻汤）：哈麻娘布（茴香砂仁根）5g，沙腊比罕（台乌）5g，藿香5g，辛（生姜）2g，抱勒（金花果）2g，先勒（十大功劳）5g，每日1剂，水煎100mL，分早、中、晚3次温服。雅叫哈顿（五宝胶囊），每次2粒，每日3次。迪筛么（脐贴疗法）：毫命（姜黄）1g，嘿多吗（鸡矢藤）1g，抱勒（金花果）1g，碾细粉，温水调后贴脐部，每日1次。治疗两日获效。

【复习思考题】

1. 试述鲁旺鲁短（婴幼儿腹泻）中热性腹泻和寒性腹泻的鉴别要点。
2. 调护鲁旺鲁短（婴幼儿腹泻）时，饮食上应该如何注意？

第四节　鲁旺冒亚毫（小儿厌食症）

一、概述

鲁旺冒亚毫（小儿厌食症）以较长时间的食欲减退，食量减少，甚则厌恶进食为主要临床表现的病证。

小儿厌食是儿科的常见病之一，城市儿童发病率较高，各年龄儿童皆可发病，以1～6岁儿童多见，发病无明显季节差异，全年皆可发病，热季或雨季症状容易加重，一般预后良好。但长期不愈者，可继发营养不良及多种维生素与微量元素缺乏，影响小儿生长发育。

本病傣医分为塔拎塔菲软（土火不足）和塔拎塔喃软（土水不足）两型论治。西医消化功能紊乱中的厌食症状可参考本节治疗。

二、辨解帕雅（病因病机）

本病发生的病因有多病久病、喂养不当（如饮食不洁、饮食偏嗜、饥饱无度等）、药物、气候影响、情绪刺激等。上述病因导致体内塔都档细（四塔）、夯塔档哈（五蕴）功能失调，损伤中盘塔拢（风）、塔菲（火）、塔拎（土），而致温哈给（受纳腐熟之火）不足，土塔壅阻不通，水食运化失常而引起。

三、诊查要点

（一）诊断

1. 有先天不足或后天喂养不当，病后失调或情志失调等病史。诊查过程中应详细询问患儿平时食欲情况，每日进食量（婴幼儿应询问喂养方式、喂养情况），有无伴随腹痛腹胀，大便情况，体重增长情况，以及有无精神刺激和不良饮食习惯等。

2. 较长时间食欲不振，甚至厌恶进食，每日食量较正常同年龄儿童减少 1/2 以上。

3. 病程两周以上。

4. 排除其他疾病引起的厌食。

（二）相关检查

1. 进行详细的体格检查。

2. 进行血常规、微量元素等检查。长期厌食可导致营养不良性贫血；某些微量元素（如锌、铜、铁）缺乏或摄入过多（如铅）可出现厌食表现。

3. 厌食患儿可出现血清免疫球蛋白减少，D-木糖吸收排泄率降低，尿淀粉酶降低等，可行相关检查助诊。

（三）辨证要点

辨塔拎塔菲软（土火不足）和塔拎塔喃软（土水不足） 两型均可见不思饮食或厌恶进食，食量偏少，形瘦体弱。但土火不足者多有精神不振，面色少华，大便日行数次，粪质稀溏或粗糙，夹杂不消化食物，舌淡苔白，脉慢无力。部分患儿体弱易感、多汗。土水不足者食少饮多，面色萎黄，皮肤干燥，小便短黄，手足心热，舌红而干，脉细无力。

四、辨解帕雅列多雅（病证分类辨治）

（一）鲁旺冒亚毫塔拎塔菲软（土火不足型小儿厌食症）

1. 夯帕雅（主症） 不思饮食或厌恶进食，食量偏少，形体偏瘦，面色少华，精神不振，大便稀溏，或大便夹杂不消化食物，舌淡苔白，脉慢无力。部分患儿易感冒，多汗。

2. 辨解帕雅（病因病机） 由于喂养不当，过食生冷，饥饱无度，或久病多病，损伤中盘温哈给（受纳腐熟之火），菲短冒想（胃火不足）则失去促进、激发等作用，塔菲（火）不足则土冷，壅塞不通，而见不思饮食或厌恶进食，食量偏少；水谷不能温化则大便稀溏，或大便夹杂不消化食物；土不生物、化物，各种营养物质不能有效地摄入、生成、吸收、充养机体，则形体偏瘦，面色少华，精神不振，舌淡苔白，脉慢无力；风气不足，机体功能减退，外不能御邪，内不能固摄则部分患儿易感冒、多汗。

3. 平然（治则） 健胃补火，开胃增食。

4. 多雅（治法）

（1）内治法

①雅补菲短（健胃补火方）：比比亮（红花丹）2g，景郎（黑种草子）1g，楠拢良（腊肠树皮）5g，哈帕楠（滑板菜根）5g，鸡肉或猪肉适量。上药碾粉撒于鸡肉或猪肉

上蒸熟食之。

②土气不足为主者，可予雅冒害亚毫（开胃健胃汤）：么滚（人字树）5g，贺波丢勐（茴香豆蔻根）5g，哈风沙门（海南狗牙花根）5g，罕好喃（水菖蒲）5g，水煎服。

③面色蜡黄，形疲体弱，乏力，不思饮食者，取哈麻烘亮（佛肚树根）5g，哈埋罗木（白檀根）5g，麻威（佛手）5g，芽楠嫩（荷包山桂花）5g，水煎服。

若风气不足，多汗者，加哈罕满龙（黄花稔根）5g，水煎服。

若面色少华，精神不振者，同时送服雅叫帕中补（亚洲宝丸）0.5～1g，每日3次，增强补气健胃之功。

（2）外治法

①果雅（包药疗法）：么滚（人字树）10g，贺波丢勐（茴香豆蔻根）15g，哈风沙门（海南狗牙花根）10g，罕好喃（水菖蒲）10g。捣烂，加热外包于腹部。

②闭诺（推拿按摩疗法）：采取傣中医结合的手法于上、中、下脘，以及足三里、背部等处进行推拿按摩。

③迪筛么（脐贴疗法）：么滚（人字树）2g，贺波丢勐（茴香豆蔻根）2g，辛（姜）1g，共碾细粉，温水调后贴脐部，每日1次。

（二）鲁旺冒亚毫塔拎塔喃软（土水不足型小儿厌食症）

1. 夯帕雅（主症）　不思饮食或厌恶进食，食少饮多，面色萎黄无华，皮肤干燥，小便短黄，手足心热，舌红而干，脉细无力。

2. 辨解帕雅（病因病机）　平素喜食香辣煎炸食物，损伤塔拎（土），中盘脾胃蕴热；或感受外界帕雅拢皇（热风毒邪），患热性病日久，致体内塔菲（火）过盛，损耗塔喃（水）则塔喃软（水塔不足），不能濡润，中盘脾胃的受纳、腐熟功能失调而不思饮食，或厌恶进食，食少饮多，皮肤干燥，小便短黄；机体缺乏营养濡养则面色萎黄无华；水不足以制火，火相对更甚则手足心热，舌红而干，脉细无力。

3. 平然（治则）　调补水血，补土健胃。

4. 多雅（治法）

（1）内治法

①雅勒拢软短嘎（补血消食散）：嘿涛勒（鸡血藤）5g，结呆盖板（白鸡内金）5g（烤黄研粉），辛（生姜）2g，匹囡（胡椒）0.2g，盐少许为引，水煎服。

食欲极差者，加么滚（人字树）5g，内尖（豆蔻）5g，水煎服。

口渴饮多者，加芽把路（麦冬）5g，内罕盖（五味子）5g，哈哈（白茅根）10g，喃该（石斛）5g，水煎服。

②不思饮食，体质消瘦，乏力者，取巴闷（冬瓜）、故拉（铁树）各适量，碾粉混匀，用喃歪亮（红糖水）送服。

（2）外治法

①果雅（包药疗法）：取巴闷（冬瓜）、故拉（铁树）各适量，碾粉混匀加热药包敷于胃脘部和腹部。

②闭诺（推拿按摩疗法）：采取傣中医结合的手法于上、中、下脘，以及足三里、背部等处进行推拿按摩。

③迪筛么（脐贴疗法）：景郎（黑种草子）1g，麻罕（野八角）1g，麻娘（砂仁）1g，共碾细粉，温水调后贴脐部，每日1次。

五、预防调护

1. 预防

（1）正确喂养小儿，培养良好的饮食习惯，饭前不吃零食，热季不贪凉饮冷，不过食肥甘厚味，不妄加滋补之品。

（2）正确教育，保持小儿轻松愉快的进食情绪。

（3）因他病致食欲不振者，要及时查明原因，积极对因治疗。

2. 调护

（1）对病后食欲不振者，要逐渐增加饮食，切勿暴饮暴食。

（2）注意精神调护，让患儿保持良好的情绪，既不随其所欲，也不随意打骂，强迫进食。

（3）注意生活起居及饮食环境，营造良好的进食环境，变换生活环境要逐步适应。

六、现代研究进展

儿童厌食症的发病机制尚不完全明确，目前普遍认为与消化道疾病、药物影响、微量元素缺乏、喂养不当等有关。研究证实，"脑肠肽—摄食中枢"紊乱是儿童厌食症发生发展的重要环节，多种神经肽通过刺激或抑制下丘脑弓状核NPY（神经肽Y）和AgRP（刺鼠相关肽）的表达和释放，影响食物摄入。胃运动功能障碍也是小儿厌食症的重要发病机制之一。幽门螺杆菌感染与小儿厌食症的发生发展密切相关。陆韦等研究还发现，非器质性厌食症儿童肠道细菌与健康儿童有差异，拟杆菌属含量的增加和双歧杆菌属的减少参与了厌食症的发病。

傣药么滚（人字树）在傣医药中的应用已有一千多年的历史记载，现代药理研究发现，傣药么滚（人字树）含有黄酮类、生物碱、还原糖、多糖类、皂苷类、植物甾醇或萜类、香豆素、有机酸等成分，主治纳食减少、呕吐腹泻、产后体虚、头昏目眩等。

七、档哈帕雅（傣医医案选读）

张某，女，4岁2月。因"食欲下降，食量减少1年余"来诊。患儿家长代诉患儿平素特别喜食"冰淇淋及酸奶"，食之无度，逐渐出现食欲下降，食量减少，进食极慢，每餐进食时间需要1.5小时左右，形体消瘦，面色黄白，肌肉松软，身高、体重在班级中最矮，经常感冒，自汗多，不欲饮水，食寒凉之品则腹泻不止，大便不成形，时有食则即泻，泻下不化之物，日行大便4～6次，舌淡苔白，脉弱。傣医诊断为鲁旺冒亚毫塔拎塔菲软（土火不足型小儿厌食症），治以健胃补火，开胃增食，取雅补菲短（健胃补火方）：比比亮（红花丹）2g，景郎（黑种草子）1g，楠拢良（腊肠树皮）5g，哈帕楠（滑板菜根）5g，鸡肉或猪肉适量。上药碾粉撒于鸡肉或猪肉上蒸熟食之。同时服雅叫帕中补（亚洲宝丸）0.5g，每日3次。外治法取：①果雅（包药疗法），么滚（人字树）10g，贺波丢勐（茴香豆蔻根）15g，哈风沙门（海南狗牙花根）10g，罕好喃（水菖蒲）10g，捣烂，蒸热外包于腹部。②闭诺（推拿按摩疗法），采取傣中医结合的手法于上、中、下脘，以及足三里、背部等处进行推拿按摩。③迪筛么（脐贴疗法），么滚（人字树）2g，贺波丢勐（茴香豆蔻根）2g，辛（姜）1g，共碾细粉，温水调后贴脐部，每日1次。嘱禁生冷饮食，调治月余，胃口渐开。

【复习思考题】

1. 试述鲁旺冒亚毫（小儿厌食症）的诊断要点。
2. 鲁旺冒亚毫（小儿厌食症）的饮食应当如何安排？

第五节　鲁旺接端（小儿腹痛）

一、概述

接端（或者"接短"，即腹痛），为小儿时期常见的一种病证，临床以胃脘以下、脐周及耻骨以上部位发生疼痛为特征，可见腹部胀满、恶心呕吐、厌食等伴随症状。婴幼儿不能言语，腹痛常表现为啼哭。本病发病无季节性，任何年龄都可发生。腹痛一般分为寒、热、虚、实四大类来论治。

腹痛为一临床症状，可在多种内外科疾病中出现。本章所讨论的腹痛不包括全身性疾病及腹部以外器官疾病、腹部器官的器质性疾病引起的腹痛。西医学中的功能性腹痛，可参照本节辨治。

二、辨解帕雅（病因病机）

傣医学认为鲁旺接端（小儿腹痛）发生主要因饮食不节或不洁，哺乳不当或暴饮暴食，过食酸冷，或喜食香辣、油腻性热之品；加之外感帕雅拢嘎（冷风寒邪）、帕雅拢皇更喃（风、水、热毒之邪），损伤塔拎（土）。腹部受寒或过食生冷，塔都档细（四塔）功能失调，体内塔菲（火）受损，中盘火弱生寒，不得温煦，则腹部疼痛，遇冷加剧，寒得温则散，故得温痛减。塔菲（火）受损，儿拿腊给（先天之火）不足，机体失温，则恶寒身蜷，手足不温。塔菲（火）不足，寒水内盛，下行下盘，则小便清长。或过食辛辣肥甘厚味，热积体内，塔菲（火）盛，内郁中、下盘，肠胃功能受阻，壅塞不通，则见腹部胀痛，痞满拒按。塔菲想（火塔过盛），耗伤水塔，塔喃软（水塔不足），则小便短赤，肠道失润，则大便秘结。

三、诊查要点

（一）诊断

1.发病常与饮食不节、情志不畅、感受寒邪等有关。

2.腹痛常突然发作，持续时间一般不长，常常能自行缓解。

3.腹痛以脐周为主，疼痛可轻可重，但腹部无明显体征。

4.有反复发作的特点，每次发作时症状相似。

5.除外全身性疾病及腹部以外器官疾病、腹部器官器质性病变引起的腹痛。

（二）相关检查

根据病情可做血常规、腹部 X 线、B 超、大便常规等检查。

（三）辨证要点

辨病性　嘎（寒）证为腹痛阵发，得温则减；皇（热）证遇热痛甚；端薄（虚）证久痛喜按，得食痛减；端感（实）证暴痛拒按，食后痛剧；乳食积滞为胀满疼痛，按之痛甚；血瘀证痛如针刺，固定不移；气滞证痛时走窜。

四、辨解帕雅列多雅（病证分类辨治）

（一）接端嘎塔菲软（寒性腹痛火塔不足型）

1.夯帕雅（主症）　腹痛阵作，疼痛较剧，得温痛减，遇寒尤甚，恶寒身蜷，手足不温，口淡不渴，小便清长，大便如常，舌苔薄白，脉行深而有力。

2.辨解帕雅（病因病机）　腹部受寒或过食生冷，四塔功能失调，体内塔菲（火）受损，中盘火弱生寒，不得温煦，则腹部疼痛，遇冷加剧，寒得温则散，故得温痛减。塔菲（火）受损，几拿腊给（先天之火）不足，机体失温，则恶寒身蜷，手足不温。塔菲（火）不足，寒水内盛，下行下盘，则小便清长。

3.平然（治则）　补火除寒，行气止痛。

4.多雅（治法）

（1）内治法

①雅朋勒（健胃止痛胶囊），口服 1～4 粒，每日 3 次（可去除胶囊，根据年龄或体重调节用量）。

②毫命（姜黄）5g，补累（紫色姜）5g，贺故（九翅豆蔻）5g，贺哈（红豆蔻）5g，波波罕（山乌龟）5g，嘿多吗（鸡矢藤）5g，贺麻亚毫（掌叶榕）10g，么滚（人字树）5g，波丢勐（茴香豆蔻根）5g，每日 1 剂，水煎服。

（2）外治法

①闭诺（推拿按摩疗法）：运用傣中医结合的推拿手法，按揉腹部。

②果雅（包药疗法）：取宋拜（蛇藤）、重楼、摆埋丁别（灯台叶）、毫命（姜黄）、晚害闹（莪术）、瓜蒌、借蒿（芒硝）各适量，捣烂，加热，包敷于患处。

③迪筛么（脐贴疗法）：毫命（姜黄）1g，补累（紫色姜）1g，嘿多吗（鸡矢藤）1g，辛（姜）1g，共碾细粉，温水调后贴脐部，每日1次。

（二）接端皇塔菲想（热性腹痛火塔偏盛型）

1. 夯帕雅（主症） 腹部胀痛，痞满拒按，得热痛增，烦躁不安，手足心热，渴喜冷饮，小便短赤，大便秘结，舌苔黄燥或黄腻，脉行浅而快。

2. 辨解帕雅（病因病机） 素体热盛，或过食辛辣肥甘厚味，热积体内，塔菲（火）盛，内郁中、下盘，肠胃功能受阻，壅塞不通，则见腹部胀痛，痞满拒按。火热耗水，塔喃软（水塔不足），则小便短赤，肠道失润，则大便秘结。

3. 平然（治则） 补水清火，行气止痛。

4. 多雅（治法）

（1）内治法

①雅解沙巴（百解胶囊），口服1~4粒，每日3次（可去除胶囊，根据年龄或体重调节用量）。

②毫命（姜黄）5g，补累（紫色姜）5g，波波罕（山乌龟）5g，嘿多吗（鸡矢藤）5g，咪火哇（箭根薯）5g，解烘罕（大黄藤）5g，贺麻亚毫（掌叶榕）10g，嘿涛湾（藤甘草）5g，哈新哈布（藤苦参）5g，每日1剂，水煎服。

（2）外治法

①闭诺（推拿按摩疗法）：运用傣中医结合的推拿手法，按揉腹部。

②果雅（包药疗法）：取罕好喃（水菖蒲）30g，捣烂，加淘米水、猪油炒热外包。

③迪筛么（脐贴疗法）：哈新哈布（藤苦参）1g，补累（紫色姜）1g，罕好喃（水菖蒲）1g，碾细粉，温水调后贴脐部，每日1次。

（三）接端勒拢巴（腹痛瘀血阻滞型）

1. 夯帕雅（主症） 腹痛如锥如刺，痛势较剧，腹内或有结块，痛处固定而拒按，经久不愈，舌质紫暗或有瘀斑，脉行不畅。

2. 辨解帕雅（病因病机） 本证常有腹部外伤或手术史。四塔功能失调，塔拢（风、气）不行，阻滞内停，塔喃（水、血）运行不畅，则腹痛如锥如刺，痛势较剧。塔喃（水、血）运行不通，久积成块，则腹内或有结块，痛处固定拒按。

3. 平然（治则） 活血化瘀，通气止痛。

4. 多雅（治法）

（1）内治法

①雅朋勒（健胃止痛胶囊），口服1~4粒，每日3次（可去除胶囊，根据年龄或体重调节用量）。

②嘿罕盖（通血香）5g，毫命（姜黄）5g，补累（紫色姜）5g，波波罕（山乌龟）

5g，嘿多吗（鸡矢藤）10g，贺麻亚毫（掌叶榕）10g，么滚（人字树）5g，贺波丢勐（茴香豆蔻根）5g，每日 1 剂，水煎服。

（2）外治法

①闭诺（推拿按摩疗法）：按病情选择雅劳（药酒）如劳雅拢梅兰申（外用追风镇痛药酒）或温热水边涂搽边按摩。

②果雅（包药疗法）：文尚海（百样解）10g，尖亮（降香黄檀）10g，嘿罕盖（通血香）20g，捣烂，包敷于腹部进行治疗。

③迪筛么（脐贴疗法）：尖亮（降香黄檀）1g，毫命（姜黄）1g，补累（紫色姜）1g，碾细粉，温水调后贴脐部，每日 1 次。

五、预防调护

1. 预防

（1）注意饮食卫生，勿多食生冷。

（2）注意气候变化，防止感受外邪，避免腹部受凉。

（3）餐后稍事休息，勿剧烈运动。

2. 调护

（1）剧烈或持续腹痛者应卧床休息，随时查腹部体征，并做必要的其他辅助检查，以便做好鉴别诊断和及时处理。

（2）根据病因，给予相应的饮食调护。消除患儿的恐惧心理。

（3）寒性腹痛者应温服或热服药液，热性腹痛者应冷服药液，伴呕吐者，药液要少量多次分服。

六、现代研究进展

西医学对儿童功能性腹痛的相关因素研究发现，本病的发生与患儿不良的饮食习惯和排便习惯、心理因素，以及季节、天气的变化有关。对于儿童功能性腹痛可采用药物干预，如予安慰剂、解痉剂、抗抑郁药、抗组胺药、H_2 受体阻断药、褪黑素；饮食干预，如予膳食纤维、糖类、益生菌；心理疗法干预等手段。

七、档哈帕雅（傣医医案选读）

西某，女，4 岁，患儿母代诉，患儿阵发性腹痛 1 天。患儿平素喜欢吃冰激凌等食品，近日因气候炎热，休息时亦开空调，昨日患儿诉腹痛不适，起初未在意，随后疼痛加重伴精神欠佳，遂来就诊。刻下症见患儿腹痛，得温痛减，恶寒身蜷，手足不温，口淡不渴，小便清长，大便如常，舌苔薄白，脉行深而有力。考虑为接短嘎塔菲软（寒性腹痛火塔不足型）。治以补火除寒，行气止痛。内治法：①雅朋勒（健胃止痛胶囊），口服 1 粒（可去除胶囊），每日 3 次。②毫命（姜黄）3g，补累（紫色姜）3g，贺故（九翅豆蔻）3g，贺哈（红豆蔻）3g，波波罕（山乌龟）3g，嘿多吗（鸡矢藤）3g，贺麻亚毫（掌叶榕）5g，么滚（人字树）3g，贺波丢勐（茴香豆蔻根）3g，每日 1 剂，水煎

60mL，分早、中、晚 3 次温服。外治法予：①闭诺（推拿按摩疗法），运用傣中医结合的推拿手法，按揉腹部。②果雅（包药疗法），取毫命（姜黄）、晚害闹（莪术）、芽敏（艾草）各适量，捣烂，加热，包敷于患处。③迪筛么（脐贴疗法），取毫命（姜黄）、补累（紫色姜）、嘿多吗（鸡矢藤）、辛（生姜）各 1g，共碾细粉，温水调后贴脐部，每日 1 次，治疗当日见效。

【复习思考题】

1. 如何判断鲁旺接端（小儿腹痛）的寒热虚实？
2. 论述鲁旺接端（小儿腹痛）的病因病机和证治分类。

第六节　鲁旺说哦冒（小儿鹅口疮）

一、概述

鲁旺说哦冒（小儿鹅口疮）是新生儿时期最常见的疾病。本病由于胎中受热或素体不足，邪毒侵入口舌而致；或因吐泻致塔拎（土）衰弱，塔菲（火）浮游上盘，夹外感邪毒上蒸口舌而发。

临床表现初起以口腔黏膜、舌上布满点状或片状白屑，状如鹅口为特征，继之可蔓延至齿龈、口唇及腭部，其状如乳凝块，或重叠如雪花，易擦易生，不易消除，患处不痛，不流涎，不影响进食，一般无全身症状。偶可累及食管、肠道、鼻、喉、气管、肺等，出现呕吐、呛乳、吞咽困难，声音嘶哑，喉间痰鸣或呼吸困难。

傣医将本病分为鲁旺说哦冒塔拢塔菲想（风火偏盛型小儿鹅口疮）、鲁旺说哦冒塔拎塔喃软（土水不足型小儿鹅口疮）两型进行辨治。

本病在西医学也称为鹅口疮，属于口腔念珠菌病。

二、辨解帕雅（病因病机）

1. 感受外邪　由于先天不足，或久病久泄之后，虚弱或久病致使机体抗御病邪的能力下降，塔都档细（四塔）功能不足，特别是塔拎（土）、塔喃（水）相对不足，易受外邪侵袭，内外相合，上犯上盘，或口腔不洁，口腔黏膜破损以后邪毒乘虚而入，蕴积口中而发为本病。

2. 饮食因素　小儿乳食不知自节，乳食不洁则邪毒随之入口，乳食失节，或过食肥甘辛辣之品，致使患儿塔菲（火）过盛，上犯上盘，蕴积口中而发为本病。

3. 先天因素　由于胎儿在母腹内，孕妇过食辛辣香燥动火食物，火热遗于胎儿，致使患儿素体塔菲（火）过盛，塔拎（土）、塔喃（水）相对不足，生后伏邪上攻而发病。

4. 正虚因素　患儿素体塔菲（火）过盛，或久病久泄大伤塔都档细（四塔），而使塔拎（土）、塔喃（水）不足，不能制火，塔菲（火）相对过盛发为本病。

三、诊查要点

（一）诊断

1. 病史　新生儿、早产儿、慢性腹泻的患儿，体质虚弱之幼儿，或长期使用抗生素、激素的患儿。

2. 临床表现　初起主要表现为口腔黏膜、舌上见点状或片状乳白色膜状物质，形似奶瓣，较易拭去，去后易生，揩拭后可见潮红、粗糙的浅表糜烂面。继之可蔓延到齿龈、口唇及腭部，其状如乳凝块，或重叠如雪花，易擦易生，不易消除，患处不痛，不流涎，不影响进食，一般无全身症状。偶可累及食管、肠道、鼻、喉、气管、肺等，出现呕吐、呛乳、吞咽困难，声音嘶哑，喉间痰鸣或呼吸困难。

（二）相关检查

1. 局部检查　口腔黏膜或舌上有乳白色斑块，略高出黏膜表面，形似奶瓣，易被棉签擦去，揩拭后可见潮红、粗糙的浅表糜烂面。重者病变弥漫，口腔黏膜充血明显。

2. 真菌检查　取白膜涂片或培养，镜检可发现白色念珠菌菌丝和孢子，可确诊。

（三）辨证要点

由于患儿身体素质有差异，诱因不同，因而在病证的发生发展过程中，其病机属性可分为实证和虚证两类。

实证者，常由先天胎热内留，乳食失节，或口腔不洁，感染邪毒而见面赤唇红，烦躁啼哭，口干口臭，小便短黄，大便干结，舌红苔黄，脉行快等塔菲（火）过盛、火塔温热功能亢进的表现。

虚证者，常由于先天不足，或久病久泄之后，虚弱或久病致使机体抗御病邪的能力下降，临床常见鹅口白屑稀疏，形体消瘦，面色淡红，或两颧红赤，手足心发热，精神倦怠，口干不渴，食欲不振，大便稀溏，舌质嫩红，脉行快等塔拎（土）、塔喃（水）不足，消化食物、化生气血、滋养身体、排泄糟粕功能低下的表现。

四、辨解帕雅列多雅（病证分类辨治）

（一）鲁旺说哦冒塔拢塔菲想（风火偏盛型小儿鹅口疮）

1. 夯帕雅（主症）　口腔、两颊黏膜及舌上布满白屑，周围发红，蔓延迅速，可波及唇、龈、腭等多个部位，面赤唇红，烦躁啼哭，口干口臭，小便短黄，大便干结，舌红苔黄，脉行快。

2. 辨解帕雅（病因病机）　由于胎儿在母腹内，孕妇过食辛辣、香燥、动火食物，火热遗于胎儿，致使患儿素体塔菲（火）过盛，塔拢（风、气）偏盛，风火相扇，加之复感外界邪毒，内外相合，上犯上盘，蕴积口中而见白屑；邪毒上犯口舌则见口腔、两颊黏膜及舌上布满白屑；内外火毒之邪损伤塔喃（水），塔喃（水）之滋润功能不足则见口干口臭、小便短黄、大便干结等症；塔喃（水）不能收摄过盛之塔菲（火），塔菲（火）浮于上则见白屑周围发红、面赤唇红、舌红、脉行快等症状。

3. 平然（治则） 清火解毒，除风补土。

4. 多雅（治法）

（1）内治法

①雅解沙把（百解胶囊），口服，每次 2～4 粒（可去除胶囊），每日 3 次，米汤送服（根据年龄或体重调节用量）。

②二百解毒汤：文尚海（百样解）5g，雅解先打（傣百解）5g，哈芽拉勐囡（草决明根）5g，哈罕满囡（小拔毒散根）5g，哈莫哈郎（大驳骨丹根）5g，哈莫哈蒿（鸭嘴花根）5g，水煎服。

③哈帕利（旋花茄根）5g，水煎服。

（2）外治法

①哈帕利（旋花茄根）、文尚海（百样解）、雅解先打（傣百解）、哈帕湾（甜菜根）各等量，磨于洗米水中含漱。

②雅沙龙说兰（口腔溃疡）：哈当该（三叶五加根）5g，哈罗埋亮龙（朱槿树根）5g，楠解罕干（黄球花树皮）2g，煎汤漱口。

③达雅（搽药疗法）、芬雅（磨药疗法）：锅夯（酸角树）鲜品 5g，取其树皮肉质部分，磨取水汁，用棉签蘸取药汁搽患处，每日 2～3 次。

（二）鲁旺说哦冒塔拎塔喃软（土水不足型小儿鹅口疮）

1. 夯帕雅（主症） 口腔、两颊黏膜及舌上白屑稀散，周围淡红，形体消瘦，面色淡红，或两颧红赤，手足心发热，精神倦怠，口干不渴，食欲不振，大便稀溏，舌质嫩红，脉行快。

2. 辨解帕雅（病因病机） 患儿素体塔拎（土）不足，水食消化无力，塔喃（水）不足，无力制火，火塔偏盛，加之复感外在的毒邪，内外相合，上犯上盘，蕴积口中而发为本病。邪毒上犯口舌则见白屑稀散；水食消化吸收无力，营养不足，则见精神倦怠、形体消瘦、食欲不振、大便稀溏等症；塔喃（水）不足，不能收摄塔菲（火），塔菲（火）相对偏盛，浮起于外，则见两颧红赤，手足心发热，舌质嫩红，脉行快等征象。

3. 平然（治则） 补水清火，补土健胃。

4. 多雅（治法）

（1）内治法

①雅解沙把（百解胶囊），口服，每次 2～4（可去除胶囊），每日 3 次，米汤送服（根据年龄或体重调节用量）。

②雅补塔喃火中（补水滋润汤）：楠楞嘎（千张纸树皮）5g，哈帕利（旋花茄根）5g，哈帕湾（甜菜根）5g，哈麻烘些亮（红蓖麻根）2g，水煎服。

③雅鲁短滩（宋拜久泻方）：哟宋拜（蛇藤嫩尖）5g，鸡胸肉 50g（去皮）。将鸡肉煮熟后加哟宋拜（蛇藤嫩尖），喝汤吃肉，隔日 1 次。

④雅勒拢软短嘎（补血消食散）：嘿涛勒（鸡血藤）5g，结呆盖板（白鸡内金）5g，辛（生姜）2g，匹囡（胡椒）2 粒，水煎服。

（2）外治法

①哈帕利（旋花茄根）、文尚海（百样解）、雅解先打（傣百解）、哈帕湾（甜菜根）各等量，磨于洗米水中含漱。

②雅沙龙说兰（口腔溃疡）：哈当该（三叶五加根）5g，哈罗埋亮龙（朱槿树根）5g，楠解罕干（黄球花树皮）2g，煎汤漱口。

③达雅（搽药疗法）、芬雅（磨药疗法）：楠夯板（余甘子树皮）鲜品 5g，取其肉质部分，磨取水汁，用棉签蘸取药汁搽患处，每日 2 ～ 3 次。

五、预防调护

1. 注意口腔清洁，婴儿奶具要注意消毒。

2. 避免过烫、过硬或刺激性食物，防止损伤口腔黏膜。

3. 注意患儿营养，积极治疗原发病。如长期使用抗生素或肾上腺皮质激素者，应注意病情变化。

4. 注意观察口腔黏膜白屑变化，如发现患儿吞咽或呼吸困难，应立即处理。

六、现代研究进展

鹅口疮为白色念珠菌感染，病损发生于颊、舌、软腭及唇黏膜。健康人口腔可检出白念珠菌，但并不发病，当宿主防御功能降低后，这种非致病性念珠菌转变为致病性念珠菌而发病。白念珠菌感染以新生儿多见，若治疗延缓可蔓延到深部，造成深部真菌感染，并可能危及生命。

大蒜素是大蒜的提取物，研究证实有广谱抗菌作用，已经应用于临床上真菌感染的防治。维生素 AD 滴剂内含维生素 A，能维持上皮细胞的正常结构，提高机体免疫力。维生素 AD 滴剂为油剂，涂抹在患处可在黏膜表面形成一层保护膜，大蒜素在水溶液中很不稳定，而在调和油中稳定性较好。此外，大蒜素与维生素 AD 滴剂混合后良好的相溶性及稳定性，使得在鹅口疮的治疗中取得较好的临床效果。

七、档哈帕雅（傣医医案选读）

刀某，女，2 月龄，2001 年 6 月 9 日初诊。家长代诉，患儿口腔、舌上白屑 5 天，伴发热 1 天。5 天前患儿口腔两侧、舌面起白屑多处，逐渐蔓延至齿龈、软腭等处，不思乳食，啼哭不安，小便短赤，大便干结，两日一次。检查口腔、齿龈、两颊黏膜满布白色乳凝块样物，融合成片，不易拭去且蔓延扩散至咽部，舌质红，苔黄腻。傣医诊断为鲁旺说哦冒塔拢塔菲想（风火偏盛型小儿鹅口疮），治以清火解毒，除风补土。内治法：①以先解后治的原则，给予雅解沙把（百解胶囊），1 粒（去胶囊），兑米汤喝，每日 3 次。②取文尚海（百样解）2g，雅解先打（傣百解）2g，哈芽拉勐囡（草决明根）2g，哈罕满囡（小拔毒散根）2g，哈莫哈郎（大驳骨丹根）2g，哈莫哈蒿（鸭嘴花根）2g，每日 1 剂，水煎 20mL，分早、中、晚 3 次温服。外治法：①取哈帕利（旋花茄根）、文尚海（百样解）、雅解先打（傣百解）、哈帕湾（甜菜根）各等量，磨于洗米水中含漱。②达雅（搽药疗法）、芬雅（磨药疗法），锅夯（酸角树）鲜品 5g，取其树皮肉质部分，磨取水汁，用棉签蘸取药汁搽患处，每日 2～3 次，连用 3 天获效。

【复习思考题】

1. 试述鲁旺说哦冒塔拢塔菲想（风火偏盛型小儿鹅口疮）的辨解帕雅（病因病机）。
2. 试述鲁旺说哦冒（小儿鹅口疮）的辨解帕雅（病因病机）。

第七节　鲁旺说宋烂（小儿口疮）

一、概述

小儿口疮，也称"口炎""口疮""口破"，傣语"宋烂"属于溃疡范畴，是一种婴幼儿常见的口腔疾患，以齿龈、舌体、两颊、上腭等处出现点状或数量不等的浅黄色或灰白色溃疡性损害，并见周围灼热疼痛为特征，多数伴有发热、流涎、哭闹、烦躁不安，进食时尤甚。口疮以婴幼儿多见，发病无明显季节性。一般预后良好，少数体质虚弱者，口疮可反复发生，迁延难愈。

本病属西医学口炎范畴，包括疱疹性口炎、溃疡性口炎、复发性口疮等，多由细菌、病毒等感染所致，食具消毒不严、口腔不洁等为常见诱发因素，发病率现逐年递增。临床既可单独发生，亦可伴发于全身疾病如急性感染、腹泻、久病体弱和维生素B族、维生素C等缺乏时。本病轻者影响日常生活质量，严重者可迁延引起他病。

二、辨解帕雅（病因病机）

傣医学认为鲁旺说宋烂（小儿口疮）是因患儿素体塔菲（火）过盛，塔拢（风、气）偏盛，风火相扇，或调护不当，秽毒内侵，加之复感外界帕雅拢皇（热风毒邪），内外相合，上犯上盘，蕴积口中而见口颊、上腭、齿龈、口角溃疡为主，甚则满口糜烂，周围焮红疼痛拒食，烦躁不安；内外火毒之邪损伤塔喃（水），塔喃（水）之滋润功能不足则见口干、口臭、涎多，小便短黄，大便秘结，或伴发热、咽红、舌红苔薄黄，行浅而快。

另外患儿素体塔拎（土）不足，水食消化无力，塔喃（水）不足，无力制火，火塔偏盛，加之复感外在的帕雅拢皇（热风毒邪），内外相合，上犯上盘，蕴积口中而发为本病。邪毒上犯口舌则见口舌溃疡或糜烂，稀散色淡，不甚疼痛；塔喃（水）不足，不能收摄塔菲（火），塔菲（火）相对偏盛，反复发作或迁延难愈，神疲颧红，口干不渴，舌红，苔少或花剥，脉行快。

三、诊查要点

（一）诊断

1. 有喂养不当、过食炙煿厚味或外感发热病史。
2. 齿龈、舌体、两颊、上腭等黏膜处出现黄白色或灰白色溃疡，周围黏膜红赤，大小不等，甚则满口糜腐，疼痛流涎，可伴发热或常有颌下淋巴结肿大、疼痛。
3. 血常规检查可见白细胞总数及中性粒细胞偏高或正常。

（二）鉴别诊断

1. 鹅口疮 多发生于新生儿及久病体弱的婴幼儿，以口腔黏膜及舌上、齿龈等处布满白屑为特点，无明显疼痛感。

2. 手足口病 手足口病主要是感染柯萨奇病毒引起的急性传染病，多见于 4 岁以内小儿，夏秋季节流行，以发热，口腔黏膜疱疹、溃疡，伴手、足、臀部皮肤出现斑丘疹、疱疹为特征。

（三）辨证要点

辨虚实 鲁旺说宋烂塔拢塔菲想（风火偏盛型小儿口疮）多病程较短，疼痛剧烈，创面周围红晕明显，伴烦躁口干、便秘等；鲁旺说宋烂塔拎塔喃软（土水不足型小儿口疮）多病程较长，疼痛不剧，创面周围红晕不明显，甚至颜色淡白，伴精神倦怠，大便不调，形瘦体弱等。

四、辨解帕雅列多雅（病证分类辨治）

（一）鲁旺说宋烂塔拢塔菲想（风火偏盛型小儿口疮）

1. 夯帕雅（主症） 以口颊、上腭、齿龈、口角溃疡为主，甚则满口糜烂，或为疱疹转为溃疡，周围焮红疼痛拒食，烦躁不安，口干，口臭，涎多，小便短黄，大便秘结，或伴发热、咽红，舌红苔薄黄，行快而浅。

2. 辨解帕雅（病因病机） 由于患儿素体塔菲（火）过盛，塔拢（风、气）偏盛，风火相扇，或调护不当，秽毒内侵，心脾积热加之复感外界邪毒，内外相合，上犯上盘，蕴积口中而见口颊、上腭、齿龈、口角溃疡为主，甚则满口糜烂，或为疱疹转为溃疡，周围焮红疼痛拒食，烦躁不安；内外火毒之邪损伤塔喃（水），塔喃（水）之滋润功能不足则见口干、口臭、涎多，小便短黄，大便秘结，或伴发热、咽红，舌红苔薄黄，行浅而快。

3. 平然（治则） 清火解毒，除风止痛。

4. 多雅（治法）

（1）内治法：雅解沙把（百解胶囊），口服，每次 2 ～ 4 粒（可去除胶囊），每日 3

次，米汤送服（根据年龄或体重调节用量）。

（2）外治法：

①二百解毒汤：文尚海（百样解）10g，雅解先打（傣百解）10g，哈芽拉勐囡（草决明根）10g，哈罕满囡（小拔毒散根）10g，哈莫哈郎（大驳骨丹根）10g，哈莫哈蒿（鸭嘴花根）10g，煎汤漱口。

②哈帕利（旋花茄根）、文尚海（百样解）、雅解先打（傣百解）、哈帕湾（甜菜根）各2g，磨于洗米水中含漱。

③雅沙龙说兰（口腔溃疡）：哈当该（三叶五加根）10g，哈罗埋亮龙（朱槿树根）10g，楠解罕干（黄球花树皮）5g，煎汤漱口。

④达雅（搽药疗法）、芬雅（磨药疗法）：锅夯（酸角树）鲜品5g，取其树皮肉质部分，磨取水汁，用棉签蘸取药汁搽患处，每日2～3次。

（二）鲁旺说宋烂塔拎塔喃软（土水不足型小儿口疮）

1.夯帕雅（主症） 口舌溃疡或糜烂，稀散色淡，不甚疼痛，反复发作或迁延难愈，神疲颧红，口干不渴，舌红，苔少或花剥，脉行快。

2.辨解帕雅（病因病机） 患儿素体塔拎（土）不足，水食消化无力，塔喃（水）不足，无力制火，火塔偏盛，加之复感外在的毒邪，内外相合，上犯上盘，蕴积口中而发为本病。邪毒上犯口舌则见口舌溃疡或糜烂，稀散色淡，不甚疼痛；塔喃（水）不足，不能收摄塔菲（火），塔菲（火）相对偏盛，反复发作或迁延难愈，神疲颧红，口干不渴，舌红，苔少或花剥，脉行快。

3.平然（治则） 补水清火，补土健胃。

4.多雅（治法）

（1）内治法：雅解沙把（百解胶囊），口服，每次2～4粒（可去除胶囊），每日3次，米汤送服（根据年龄或体重调节用量）。

（2）外治法

①达雅（搽药疗法）：取哈帕利（旋花茄根）、文尚海（百样解）、雅解先打（傣百解）、哈帕湾（甜菜根）各等量，磨于洗米内，取汁涂搽患处。

②达雅（搽药疗法）、芬雅（磨药疗法）：楠夯板（余甘子树皮）鲜品5g，取其肉质部分，磨取水汁，用棉签蘸取药汁搽患处，每日2～3次。

五、预防调护

1.预防

（1）保持口腔清洁，注意饮食卫生，奶瓶、奶嘴、餐具等要经常清洁消毒。

（2）注意饮食调节，食物宜新鲜、清洁，多食新鲜蔬菜和水果，饮食有节，忌暴饮暴食及过食肥甘辛辣之品。

（3）避免乳食及饮料过烫，避免不必要的口腔擦拭，切勿损伤口腔黏膜。

（4）加强身体锻炼，增强体质，避免各种感染。

2. 调护

（1）选用金银花、野菊花、连翘、生甘草煎汤，频频漱口。

（2）禁食肥甘厚味、海鲜，以及辛辣刺激、粗硬等的食物，应以微温或凉的流质食物为宜，如牛奶、稀粥、烂面条。

（3）注意休息，补充水分及维生素，多饮水及进食蔬菜水果，保持大便通畅。

六、现代研究进展

复发性口疮是临床上最常见的口腔黏膜溃疡性炎症之一，近年来通过对复发性口疮发病机制的研究，发现其与细胞免疫、基因遗传、环境影响、感染因素及氧自由基有关。婴幼儿时期唾液腺分泌少，口腔黏膜相对干燥、内环境薄弱，有利于各种微生物繁殖；婴幼儿口腔黏膜柔嫩、血管丰富，不适当地擦拭口腔、饮水过热或刷牙不规范等局部刺激都容易损伤口腔黏膜，引起局部感染，导致本病发生。另外，免疫力紊乱与本病发生密切相关，有研究表明溃疡前期及发作期均与 T 细胞免疫功能异常有关，导致免疫活性细胞之间的调控作用失衡。有研究发现营养因子失衡也是其重要原因，如体内锌缺乏可直接或间接影响口腔黏膜溃疡的修复及愈合；现代研究认为微生态的失衡是引起复发性口疮的重要诱因之一，全身性疾病如急性感染、营养不良、腹泻，以及单一或多种维生素缺乏时均易使各种微生物失去平衡，侵袭口腔发生口腔溃疡；随着现在社会—心理—生物的新型模式发展，有些学者认为情感障碍，如焦虑、抑郁等在复发性口疮研究中受到更多关注，因此，在传统治疗方法的基础上，还应加强心理疏导。

七、档哈帕雅（傣医医案选读）

依某，女，2 月龄，2001 年 6 月 9 日初诊。家长代诉，患儿口腔溃疡，伴发热 3 天。检查：患儿口颊、腭、齿龈、口角溃疡，伴发热、烦躁不安，口干、口臭、涎多，小便短黄，大便秘结，咽红，舌红苔薄黄，行快而浅。傣医考虑：鲁旺说宋烂塔拢塔菲想（风火偏盛型小儿口疮），治疗以清火解毒，除风止痛为主。以先解后治的原则，内治法给予雅解沙把（百解胶囊），1 粒（去除胶囊），每日 3 次，米汤送服。外治法：①芬雅（磨药疗法），取哈帕利（旋花茄根）、文尚海（百样解）、雅解先打（傣百解）、哈帕湾（甜菜根）各 2g，磨于洗米水中含漱。②达雅（搽药疗法）、芬雅（磨药疗法），锅夯（酸角树）鲜品 5g，取其树皮肉质部分，磨取水汁，用棉签蘸取药汁搽患处，每日 2 ～ 3 次，连用 3 天获效。

【复习思考题】

1. 如何鉴别鲁旺说宋烂（小儿口疮）和鲁旺说哦冒（小儿鹅口疮）？
2. 论述鲁旺说宋烂（小儿口疮）的证治分类。

第八章 心肝病证 ▷▷▷▷

【目的要求】

掌握小儿夜啼、小儿汗证、小儿惊风、儿童病毒性心肌炎的概念、病因病机、诊断、病证分类辨治及调护。

第一节 鲁旺害岗亨（小儿夜啼）

一、概述

傣语"鲁旺"指"婴幼儿和小孩"，"害岗亨"指"夜间啼哭"，"鲁旺害岗亨"（小儿夜啼）是婴儿入夜啼哭，白日如常，或每夜定时啼哭，甚则通宵达旦的一种病证。本病全年均可发生，多见于新生儿及婴儿。

啼哭是婴儿的表达方式，因饥饿、尿布潮湿、衣被过热或过冷引起啼哭，经安抚、喂食、更换尿布、增减衣被后啼哭即止，属正常表现，不是病态。而由发热、口疮或其他疾病导致的啼哭，亦不属于本病讨论范畴。

西医学无夜啼病名，但部分因婴儿肠绞痛所致夜啼可以参考本病进行治疗。

二、辨解帕雅（病因病机）

本病病因有先天、后天因素两方面。先天因素多因孕母塔菲（火）不足，或多食寒凉之品，使胎儿体质偏寒；或因孕母素体塔拢（风）、塔菲（火）偏盛，或多食辛辣、燥热之品，使胎儿体质偏热。小儿气血尚未充盈，塔都档细（四塔）、夯塔档哈（五蕴）不健全。外界因素损伤塔拎（土）；或因暴受惊吓，损伤维达纳夯塔（受蕴），均会出现夜啼。

三、诊查要点

（一）诊断

1.多见于新生儿或婴儿，入夜即啼哭，时哭时止，或每夜定时啼哭，甚至通宵达旦，白天正常。

2.全身一般情况良好，排除因饥饿、发热、口疮、中耳炎、肠套叠、外伤、湿疹等引起的啼哭。

3.夜啼可根据患儿伴见症状辨别虚实寒热。哭声低弱，时缓时急，四肢欠温，大便偏溏，面色白者多偏虚寒；哭声响亮，肚腹温暖，便干尿黄，见灯火则啼哭更甚者多偏实热；惊惕不安，面露惧色，喜偎人怀，大便色青偏稀，多为受惊所致。

（二）相关检查

必要时可行腹部 B 超、X 线等检查以排除肠套叠、外伤、中枢神经系统感染及颅内出血等疾病。

（三）鉴别诊断

1.生理性啼哭　无其他临床症状，多因喂养不当、奶水过少或护理失当所致，无病理状态。

2.病理性啼哭　由各种疾病所致，日夜均可出现啼哭不休。常伴有其他症状，如中枢神经系统感染及颅内出血，多伴有惊叫；急腹症时患儿可表现为阵发性哭闹，伴面色苍白、出汗等；湿疹所致哭闹查体可见皮疹等。

（四）辨证要点

辨别虚实寒热　哭声低弱，时缓时急，四肢欠温，大便偏溏，面色白者多偏虚寒；哭声响亮，肚腹温暖，便干尿黄，见灯火则啼哭更甚者多偏实热；惊惕不安，面露惧色，喜偎人怀，大便色青偏稀，多为受惊所致。

四、辨解帕雅列多雅（病证分类辨治）

（一）鲁旺害岗亨嘎（小儿寒性夜啼）

1.夯帕雅（主症）　入夜啼哭，时哭时止，哭声低弱，面色苍白，腹冷喜温，四肢欠温，纳少便溏，舌淡苔薄白，脉慢而无力。

2.辨解帕雅（病因病机）　小儿体禀寒凉，火、土塔不足，故肚腹冷痛不适，啼哭不止。土塔不足故纳少便溏，火塔不足故面色苍白，四肢欠温，舌淡苔薄白，脉慢而无力。

3.平然（治则）　补火温土，行气止痛。

4.多雅（治法）

（1）内治法

①雅叫哈顿（五宝胶囊），口服，每次 2～4 粒（可去除胶囊），每日 3 次，温水送服（根据年龄或体重调节用量）。

②雅崩嘎（温胃止痛胶囊），口服，每次 2～4 粒（可去除胶囊），每日 3 次，温水送服（根据年龄或体重调节用量）。

（2）外治法

①迪筛么（脐贴疗法）：毫命（姜黄）1g，补累（紫色姜）1g，芽敏（艾叶）1g，碾细粉，温水调后贴脐部，每日 1 次。

②毫命（姜黄）、补累（紫色姜）鲜品各等量，捣烂取汁，按照傣医经筋循行路线揉搓腹部。

（二）鲁旺害岗亨皇（小儿热性夜啼）

1. 夯帕雅（主症）　入夜啼哭，见灯火光亮尤甚，哭声响亮，面赤唇红，烦躁不宁，腹暖肢暖，便干尿黄，舌红苔黄，脉快而有力。

2. 辨解帕雅（病因病机）　小儿体禀较热，水塔不足，故不能制火，烦躁啼哭，见灯光更甚；火塔偏盛则面赤唇红，便干尿黄，舌红苔黄，脉快有力。

3. 平然（治则）　清热宁心，行气和胃。

4. 多雅（治法）

（1）内治法

①雅解沙把（百解胶囊），口服，每次2～4粒（可去除胶囊），每日3次，温水送服（根据年龄或体重调节用量）。

②雅朋勒（健胃止痛胶囊），口服，每次2～4粒（可去除胶囊），每日3次，温水送服（根据年龄或体重调节用量）。

（2）外治法

①迪筛么（脐贴疗法）：毫命（姜黄）1g，补累（紫色姜）1g，芽敏（艾叶）1g，碾细粉，温水调后贴脐部，每日1次。

②毫命（姜黄）、波波罕（山乌龟）鲜品各等量，捣烂取汁，按照傣医经筋循行路线揉搓腹部。

（三）鲁旺害岗亨郭（小儿惊恐夜啼）

1. 夯帕雅（主症）　入夜啼哭，哭声尖锐，表情恐惧，紧偎人怀，面色时青时白，哭声时缓时急，舌淡苔薄白。

2. 辨解帕雅（病因病机）　小儿塔都档细（四塔）、夯塔档哈（五蕴）不健全，若体质较弱，又暴受惊吓，则影响受蕴，夜间出现突然啼哭，表情恐惧，面色时青时白，哭声时缓时急。

3. 平然（治则）　镇惊安神，补气养心。

4. 多雅（治法）

（1）内治法

①雅解沙把（百解胶囊），口服，每次2～4粒（可去除胶囊），每日3次，温水送服（根据年龄或体重调节用量）。

②雅叫哈顿（五宝胶囊），口服，每次2～4粒（可去除胶囊），每日3次，温水送服（根据年龄或体重调节用量）。

（2）外治法

①迪筛么（脐贴疗法）：邓嘿罕（定心藤）1g，波波罕（山乌龟）1g，碾细粉，温水调后贴脐部，每日1次。

②邓嘿罕（定心藤）、波波罕（山乌龟）鲜品各等量，磨汁，取汁按照傣医经筋循行路线揉搓腹部。

五、预防调护

孕妇及乳母饮食宜清淡而富于营养，不宜过食寒凉及辛热食物。新生儿及婴儿注意保暖但不宜过热，尤其腹部注意保暖。婴儿食量以按需喂养为原则，不过饥过饱。

不要将婴儿抱于怀中睡眠，不要一啼便抱，不要通宵开灯；逐渐减少夜间哺乳次数，养成良好的习惯；婴儿啼哭不止时，注意详细检查。

六、现代研究进展

小儿夜啼多见于新生儿及 6 月龄以内的婴幼儿，入夜后啼哭不安，或每夜定时啼哭，甚至通宵达旦，但白天一切如常的一种疾病。它属于小儿睡眠障碍疾病中的夜惊一病，也是婴幼儿最常见疾病之一。本病病因尚不清楚，西医学认为可能与小儿中枢神经系统发育未完善、肠道功能不成熟或体质偏盛有关。婴幼儿时期是生长发育的关键时期，良好的睡眠对促进小儿生长发育、增强小儿自身抵抗力有着重要的意义，小儿睡眠障碍可影响小儿体格、免疫系统和神经系统等的发育，故在临床上应高度重视小儿睡眠问题。

七、档哈帕雅（傣医医案选读）

岩某，男，4 个月，2023 年 2 月 7 日初诊。家长代诉，患儿反复入夜啼哭 1 个月。查体：患儿哭声低弱，面色苍白，四肢欠温，纳少便溏，舌淡苔薄白，脉慢而无力。傣医考虑鲁旺害岗亨嘎（小儿寒性夜啼）。治以补火温土，行气止痛。内治法：①雅叫哈顿（五宝胶囊），口服，每次 1 粒（可去除胶囊），每日 3 次，温水送服。②雅崩嘎（温胃止痛胶囊），口服，每次 1 粒（可去除胶囊），每日 3 次，温水送服。外治法：①迪筛么（脐贴疗法），取毫命（姜黄）1g，补累（紫色姜）1g，芽敏（艾叶）1g，碾细粉，温水调后贴脐部，每日 1 次。②毫命（姜黄）、补累（紫色姜）鲜品各等量，捣烂取汁，按照傣医经筋循行路线揉搓腹部，当天获效。

【复习思考题】

1. 试述小儿夜啼的诊查要点。
2. 小儿寒性夜啼应当如何调护？

第二节　鲁旺贺莱（小儿汗证）

一、概述

傣语"贺"指"汗液"，"莱"指"多"。鲁旺贺莱（小儿汗证）是儿童时期常见的疾病，是指小儿在安静状态下及正常环境中，全身或局部出汗过多，甚则大汗淋漓，可排除因环境、活动等客观因素及疾病引起的出汗。

本病多见于 2～6 岁的儿童，其发病与体质、疾病、药物等因素有一定的关系。近年来在美国约有 2.8% 的儿童患有多汗症，在中国发病率上升至 4.6%。长期汗出会导致机体体液、电解质失衡，以及钙、铁、锌等矿物质的丢失，出现多动、睡卧不安等症状，并导致免疫力下降，抗病能力减弱，进而影响生长发育。

鲁旺贺莱（小儿汗证）有自汗、盗汗之分。睡中出汗，醒时汗止者，称盗汗；不分寤寐，无故汗出者，称自汗。盗汗多属阴虚，自汗多为阳虚。西医学的原发性多汗症和继发性多汗症表现为本病特征者，可参照本节辨治。

二、辨解帕雅（病因病机）

本病因患儿素体禀赋不足，加之体质娇嫩，塔都档细（四塔）功能不健全，塔拢软（风塔不足），风气不足则汗不固，出现汗出周身不止，或因过食肥甘厚腻性热之品，调护失宜，导致体内四塔功能失调，塔菲想（火塔过盛），出现内有积滞，塔拢（风塔）运行受阻，水食不化蕴积体内，出现贺哦莱（多汗）发为本病。

三、诊查要点

（一）诊断

1. 小儿在正常环境或安静状态下，以全身或局部多汗为主要表现。
2. 寐则汗出，醒时汗止者为盗汗；不分寤寐而汗出者为自汗。
3. 排除调理不当、气候变化等客观因素及其他疾病因素所引起的出汗。
4. 多汗常湿衣或湿枕。

（二）相关检查

1. 可行血常规、血沉、抗链球菌溶血素 "O"、血清钙磷测定、结核菌素试验等检查。
2. 必要时行胸部及腕部 X 线等辅助检查以排除其他疾病。

（三）辨证要点

本病重点在辨虚实，以风塔不足为主者常伴畏寒肢冷、乏力纳差；以火塔偏盛为主者常伴畏热饮冷、体健纳佳。

四、辨解帕雅列多雅（病证分类辨治）

（一）鲁旺贺莱塔拢软（风塔不足型小儿汗证）

1. 夯帕雅（主症）　自汗为主，或伴盗汗，汗出遍身，肢冷，畏寒，乏力，纳差，舌质淡，苔薄白，脉行慢。

2.辨解帕雅（病因病机） 本病因患儿素体禀赋不足，加之体质娇嫩，四塔功能不健全，塔拢软（风塔不足），风气不足则汗不固，出现贺哦档多冒占稍（汗出遍身不止）发为本病。

3.平然（治则） 调补风塔，收敛固汗。

4.多雅（治法）

（1）内治法

①雅叫哈顿（五宝胶囊），口服1～4粒，每日3次（可去除胶囊，根据年龄或体重调节用量）。

②哈娜罕（羊耳菊根）10g，叫哈荒（生藤）5g，么滚（人字树）10g，水煎服。

（2）外治法

阿雅（洗药疗法）：哈娜罕（羊耳菊根）30g，嫩晚（三丫苦）30g，摆娜龙（艾纳香叶）30g，叫哈荒（生藤）20g，水煎外洗（水温不宜过高），每日1次。

（二）鲁旺贺莱塔菲想（火塔过盛型小儿汗证）

1.夯帕雅（主症） 汗出较多，以额、心胸为甚，汗出肤热，汗渍色黄，口臭，口渴不欲饮，小便黄，舌质红，苔黄腻，脉行快。

2.辨解帕雅（病因病机） 本病因患儿素体禀赋不足，加之体质娇嫩，过食肥甘厚腻性热之品，调护失宜，导致体内四塔功能失调，塔菲想（火塔过盛），出现内有积滞，塔拢（风塔）运行受阻，水食不化蕴积体内，出现多汗不止发为本病。

3.平然（治则） 清火解毒，行气止汗。

4.多雅（治法）

（1）内治法

①雅解沙巴（百解胶囊），口服1～4粒，每日3次（可去除胶囊，根据年龄或体重调节用量）。

②哈娜罕（羊耳菊根）10g，哈新哈布（藤苦参）5g，嘿罕盖（通血香）10g，么滚（人字树）10g，水煎服。

（2）外治法

阿雅（洗药疗法）：哈娜罕（羊耳菊根）30g，嫩晚（三丫苦）30g，楠楞嘎（千张纸树皮）30，摆娜龙（艾纳香叶）30g，水煎外洗（水温不宜过高），每日1次。

五、预防调护

1.预防

（1）进行适当的户外活动和体育锻炼，增强小儿体质。

（2）积极治疗各种急慢性疾病，注意病后调理。

（3）注意饮食调节，合理喂养，避免辛辣、煎炒、炙烤食物。

（4）药物治疗时不宜辛散太过，而且应中病即止。

（5）做好预防接种工作。

2. 调护

（1）注意个人卫生，勤换衣被，勤擦身洗澡，保持皮肤清洁和干燥。

（2）减少剧烈活动。

（3）擦拭汗时不用湿冷毛巾，以免受凉感冒。

（4）室内温度、湿度要调节适宜。

（5）汗出过多应补充水分、进食易于消化、营养丰富的食物。

六、现代研究进展

多汗症分为原发性多汗症和继发性多汗症。多汗症发病机制主要是交感神经异常兴奋所引起，其发病与体质、疾病、药物、常染色体显性遗传、性别等因素有一定的关系。继发性多汗症多与某些疾病或应用特异性药物有关，如甲状腺功能亢进症、糖尿病、结核病、手足口病，以及应用抗呕吐、抗癫痫药物等。若长期汗出会导致机体体液、电解质失衡，以及钙、铁、锌等矿物质的丢失，出现多动、睡卧不安等症状，并导致免疫力下降，抗病能力减弱，进而影响生长发育。因此，积极防治本病对儿童的生长发育、健康成长意义深远。西医学多从抑制患儿汗腺分泌和调节自主神经功能等方面开展治疗，如选用抗胆碱能药物、谷维素等。谷维素是从米糠油中提出的以三萜（烯）醇为主体的一种阿魏酸酯混合物，有利于调节患儿机体自主神经功能，对于小儿多汗症有一定的改善效果，但该药物不良反应较大，可引发患儿出现胃部不适、恶心呕吐、疲乏、口干、脱发等一系列不良反应，从而在一定程度上限制了此类药物的使用。

七、档哈帕雅（傣医医案选读）

患儿，女，4岁，家属代诉，患儿因自幼汗多、容易感冒。症见素体偏弱，极易出汗，汗出较同龄者多，不分寤寐，头面颈背尤甚，头发、衣服常湿透，活动后尤甚，神倦乏力，面色少华，纳食欠佳，舌质淡，苔薄白，脉行慢。傣医考虑鲁旺贺莱塔拢软（风塔不足型小儿汗证），治以调补风塔，收敛固汗。治疗予：①雅叫哈顿（五宝胶囊），口服2粒（可去除胶囊），每日3次。②哈娜罕（羊耳菊根）10g，叫哈荒（生藤）5g，么滚（人字树）10g，水煎服。③阿雅（洗药疗法）：哈娜罕（羊耳菊根）30g，媚晚（三丫苦）30g，摆娜龙（艾纳香叶）30g，叫哈荒（生藤）10g，水煎外洗，每日1次。

【复习思考题】

1. 简述鲁旺贺莱（小儿汗证）的病因病机。
2. 论述鲁旺贺莱（小儿汗证）的证治分类。

第三节　鲁旺拢恒（小儿惊风）

一、概述

鲁旺拢恒（小儿惊风），俗称"抽风"，是感受帕雅拢皇（热风毒邪），或体弱、久病等所致体内塔都档细（四塔）失调、夯塔档哈（五蕴）失常的儿科急重症之一。临床主要表现为神志不清，全身或身体某一局部肌肉抽搐。

鲁旺拢恒（小儿惊风）可发生于许多疾病中，可是多种小儿危重病的早期表现，严重者威胁小儿生命。此病以 1 ～ 5 岁小儿发病率最高，全年均可发病。

傣医根据本病发病急缓、病程、临床表现特点分为鲁旺拢恒外（小儿急惊风）和鲁旺拢恒者（小儿慢惊风）两型论治。鲁旺拢恒外（小儿急惊风）发作时定惊止痉，惊止神清后应及时寻找病因，祛除病因，大多预后良好。鲁旺拢恒者（小儿慢惊风）多由久病或急惊风日久转变而来，如经久不愈，可导致塔都档细（四塔）衰败，危及生命。

本病西医学称为小儿惊厥，可发生于高热、中毒型细菌性疾病、乙型脑炎、脑膜炎等多种疾病中。

二、辨解帕雅（病因病机）

本病由于小儿年幼，塔都档细（四塔）、夯塔档哈（五蕴）发育不完善，功能未健全，不耐病邪侵扰，不慎感受各种帕雅拢皇（热风毒邪）后，体内四塔功能失调，塔拢（风）、塔菲（火）过盛，风火相扇，扰乱神志，五蕴异常所致；或多种原因导致患病日久，四塔严重失调，塔菲（火）、塔喃（水、血）、塔拎（土）大衰，塔拢（风）过盛，五蕴异常所致。

三、诊查要点

（一）诊断

1. 凡见神志不清，全身或身体某一局部肌肉突然抽动者均为惊风发作。

2. 鲁旺拢恒外（小儿急惊风）发病急，以突然四肢抽搐、颈项强直、角弓反张、神志不清为主要表现，多伴发热。多见于 3 岁以下婴幼儿，5 岁以上少见。多有感受帕雅拢皇（热风毒邪）病史。

3. 鲁旺拢恒者（小儿慢惊风）抽搐无力势缓，或在昏睡中时有痉挛，或局部抽动，时抽时止，神志不清。多见于患病日久，塔都档细（四塔）失调，夯塔档哈（五蕴）异常者。

（二）相关检查

1. 鲁旺拢恒外（小儿急惊风）有明确的原发疾病，如感冒、肺炎喘嗽、疫毒痢、流行性腮腺炎、流行性乙型脑炎等。中枢神经系统感染者，神经系统检查出现病理反射。必要时可做血常规、大便常规、大便细菌培养、血培养、血电解质、脑脊液等检查协助诊断。

2. 鲁旺拢恒者（小儿慢惊风）可根据患儿的临床表现，结合血液生化、脑电图、脑脊液、头颅 CT 或 MRI 等检查，明确诊断原发病。

（三）辨证要点

1. 辨别急慢　根据发病的急缓、病程的长短、是否伴有发热及神昏、抽搐的轻重，分为鲁旺拢恒外（小儿急惊风）和鲁旺拢恒者（小儿慢惊风）。发病暴急，突发全身性抽搐有力，意识不清，伴有发热症状，神昏、抽搐较重而病程较短者为鲁旺拢恒外（小儿急惊风）。发病徐缓，病程较长，抽搐无力势缓，或在昏睡中时有痉挛，或局部抽动，时抽时止，意识不清，多不伴发热症状，神昏、抽搐症状相对较轻，有时仅见手指蠕动者为鲁旺拢恒者（小儿慢惊风）。

2. 辨识轻重　抽搐发作次数较少，持续时间短，发作后无神志、感觉、运动等障碍者病势较轻。发作次数较多，或持续时间长，发作后神志不清，甚至有感觉、运动障碍者病势危重。

四、辨解帕雅列多雅（病证分类辨治）

（一）鲁旺拢恒外（小儿急惊风）

1. 夯帕雅（主症）　发热，体温可超过 39℃，可见周身发烫，前额灼手，面红目赤，气粗不均，神倦多寐，或烦躁不安，头痛，突然四肢拘急，手足强直抽动，双眼上翻，或直视不动，或斜视，意识丧失，舌质红苔薄黄，脉行快而有力。

2. 辨解帕雅（病因病机）　由于小儿年幼，塔都档细（四塔）、夯塔档哈（五蕴）发育不完善，功能未健全，塔拢（风）、塔菲（火）偏亢，复感外界帕雅拢皇（热风毒邪），内外邪气相合，火毒更盛则见高热灼手、面红目赤、气粗不均，舌质红苔薄黄，脉行快而有力；火热猖獗，逆传上盘入心，故见神倦多寐、烦躁不安、头痛；或塔拢（风）更盛，五蕴失调，故见突然四肢拘急抽搐、双眼上翻，或直视不动，或斜视，意识丧失等症。

3. 平然（治则）　急惊风发作时治以定惊止痉，可急掐人中穴；惊止神清后治以泻火除风止痉，化痰开窍。

4. 多雅（治法）

（1）内治法

①雅害令（景皇惊风丸）：皇旧（墨旱莲）20g，景郎（黑种草子）5g，哈新哈布（藤苦参）15g，雅叫哈顿（五宝药散）。前 3 药共碾细末，与五宝药散混合均匀，再取喃皇旧（墨旱莲汁）拌匀搓成小丸药，每丸重 1g，每次服 0.5 丸，每日 3 次（根据年龄或体重调节用量）。

②贺麻亚毫（掌叶榕）10g，贺贵的罕（粉芭蕉根）5g，哈哈（白茅根）5g，皇旧（墨旱莲）5g，水煎服。火热过盛，神志昏迷者，加内管底（蔓荆子）5g，先勒（十大功劳）10g，罕好帕（石菖蒲）5g，水煎服。

③高热惊厥，不省人事者，取哈麻西嘎（大叶木鳖子根）适量，磨水内服。

④高热不退，取芽对约（含羞草）5g，芽呼话（扇叶铁线蕨）5g，水煎服。

（2）外治法：达雅（搽药疗法）。

①高热不退，取锅麻飞（木奶果）鲜叶适量，用火烘烤后放入酒中浸泡，取药酒搽双上肢。

②高热惊厥，不省人事者，用哈沙梗（卵叶巴豆根）磨于水中，用药汁搽手足心。或用皇旧（墨旱莲）、皇曼（马蓝）鲜品捣烂取汁搽手足心，也可以包手足心。

（二）鲁旺拢恒者（小儿慢惊风）

1.夯帕雅（主症） 精神萎靡，面色萎黄，大便稀薄，四肢不温，手足徐徐抽动，反复发作，昏睡或神志不清，舌淡红苔薄白，脉行细弱而无力。

2.辨解帕雅（病因病机） 由于先天禀赋不足，素体虚弱，或久病久泻，或急惊风久治不愈，病情迁延，塔都档细（四塔）失调，塔菲（火）、塔喃（水、血）、塔拎（土）不足，塔拢（风、气）过盛。体温之火不足，机体失温则精神萎靡、四肢不温、舌质淡红，苔薄白，脉行细弱而无力；中盘受纳消化之火不足，塔拎（土）功能失调，不能消化饮食，水湿内生，下行下盘则大便稀薄；塔喃（水、血）不足，则机体失于滋养、濡润，故见精神萎靡、面色萎黄；失于维持收敛聚合之性，则塔拢（风、气）无所载，塔拢（风、气）更盛而肢体动摇不定、手足反复徐徐抽动；五蕴受损则昏睡或神志不清。

3.平然（治则） 补土健胃，补火温水，除风止痉。

4.多雅（治法）

（1）内治法

①雅朋勒（健胃止痛胶囊），口服，每次2～4粒（可去除胶囊），每日3次（根据年龄或体重调节用量）。

②哈布除风止痉散：哈新哈布（藤苦参）5g，景郎（黑种草子）3g，晒干碾粉，另取皇旧（墨旱莲）适量捣烂取汁，拌于药粉内服，同时用上药拌成糊状外搽额部及颈部、四肢。

③更方（苏木）5g，反帕嘎（苦菜子）2g，芽崩波（下果藤）5g，水煎服。

④雅叫哈顿（五宝药散），口服，每次2粒，每日3次，米汤送服。

（2）外治法

①阿雅（洗药疗法）：皇旧（墨旱莲）20g，沙保拢（清明花）30g，景郎（黑种草子）5g，哈新哈布（藤苦参）15g，内管底（蔓荆子）10g，先勒（十大功劳）20g，罕好帕（石菖蒲）15g，煎汤外洗。

②达雅（搽药疗法）：锅麻飞（木奶果）鲜叶适量，用火烘烤后放入劳（酒）中浸

泡，取雅劳（药酒）搽双上肢。

③果雅（包药疗法）：娜妞（臭灵丹）、麻点（滇刺枣）、糯飘（凤竹笋叶）各适量，研细，用石灰水调匀，包敷腕关节。

五、预防调护

1. 预防

（1）高热患儿应积极退热处理。

（2）积极治疗原发病，防止抽搐反复发作。

（3）对于慢惊风患儿，要加强体育锻炼，增强体质，减少发作。

2. 调护

（1）避风寒，抽搐发作时禁食，抽搐停止后宜食流质食物，病情好转后宜食清淡易消化食物，忌食香燥性热之品。

（2）抽搐发作时，应将头偏向一侧，避免分泌物或呕吐物阻塞气道引起窒息。同时用消毒纱布包裹压舌板放于上下齿之间，防止舌咬伤。

（3）抽搐时不可强行按压手足，以防手足损伤。

（4）保持呼吸道通畅，痰涎壅盛者，给予吸痰，同时注意给氧。

（5）保持室内安静，避免过度刺激。

（6）密切观察患儿面色、呼吸及脉搏变化，防止病情突变。

六、现代研究进展

热性惊厥是婴幼儿时期常见的惊厥发作形式，现代研究证实热性惊厥的发作与年龄、遗传因素、感染、疫苗接种及某些离子水平有关。

傣药皇旧是一种重要的傣族"雅解药"，中药学中称为墨旱莲，又名旱莲草。其含有挥发油、鞣质、皂苷、鳢肠素、蟛蜞菊内酯、葡萄糖苷、异黄酮苷类、烟酸、维生素E、维生素A等多种成分。皇旧含有的20多种皂苷，其中3种含有水溶性和脂溶性物质，具有滋肝补肾、凉血止血的作用。

先勒（十大功劳）富含小檗碱，25%水煎剂在体外对金黄色葡萄球菌、大肠杆菌、绿脓杆菌有轻度抑制作用，对上述细菌感染所致的惊厥有一定的疗效。

滇刺枣又叫缅枣、印度枣，经实验证实，其水煎剂有镇静催眠的作用，起镇静催眠作用的有效成分是皂苷类化合物和黄酮苷类化合物。

七、档哈帕雅（傣医医案选读）

李某，男，3岁2月，因"发热3小时"来诊。症见肌肤烫手，体温40.1℃，汗多气粗，精神萎靡，嗜睡，神志不清，突发抽搐1次，表现为两目上视，牙关紧闭，颈项强硬不柔，咽喉红肿，口唇干焦，舌红，苔黄腻，脉快有力。傣医诊断为鲁旺拢恒外（小儿急惊风），治疗应先急掐人中以止痉醒神，后以泻火除风止痉，化痰开窍。内治法：①雅害令（景皇惊风丸），每次1/3丸，日服3次。②皇旧（墨旱莲）5g，景郎（黑种草子）1g，哈新哈布（藤苦参）5g，内管底（蔓荆子）1g，先勒（十大功劳）5g，罕好帕（石菖蒲）5g，煎汤送服。③雅叫哈顿（五宝药散），每次1粒，日服3次。外治法：①锅麻飞（木奶果）鲜叶适量，用火烘烤后放入酒中浸泡，取药酒搽双上肢。②高热惊厥，不省人事者，用皇旧（墨旱莲）、皇曼（马蓝）鲜品捣烂取汁搽手足心，体温正常，症状缓解。

【复习思考题】

1. 简述鲁旺拢恒外（小儿急惊风）和鲁旺拢恒者（小儿慢惊风）的治疗特点。
2. 简述鲁旺拢恒（小儿惊风）的内治法方剂及外治法的使用。

第四节　鲁旺栽免（小儿病毒性心肌炎）

一、概述

病毒性心肌炎是由病毒感染引起的心肌间质炎症细胞浸润和邻近的心肌细胞坏死、变性，有时病变也可累及心包和心内膜。引起病毒性心肌炎的常见病毒有柯萨奇病毒、埃克病毒、单纯疱疹病毒、脊髓灰质炎病毒、腺病毒、肝炎病毒、流感病毒、腮腺炎病毒等。

临床表现轻重不一，取决于年龄和感染的急性或慢性过程。部分患儿有乏力、活动受限、心悸、胸闷等症状，心脏有轻度扩大，伴心动过速、心音低钝及奔马律，常有神经、肝脏和肺脏并发症。重症患儿可发生心力衰竭合并严重心律失常、心源性休克，死亡率高。

二、辨解帕雅（病因病机）

本病多因素体禀赋不足，加之感受外界帕雅拢（毒邪），导致体内塔都档细（四塔）功能失调，塔拢塔菲想（风火偏盛），阻碍水血运行，病毒邪气瘀阻于中上盘心胸，出现发热、咳嗽、心悸、胸闷、气促、舌质红，苔白厚腻或黄厚腻等；塔菲想（火塔过盛）则塔喃软（水塔不足），损伤塔拎（土塔），使得土塔化生气血无源，水血不足，不能滋养机体，出现心慌心悸、乏力、心烦不安、头目昏眩、五心烦热、盗汗、舌质淡、苔薄白、脉细弱。根据症状分鲁旺栽免塔拢塔菲想（风火偏盛型小儿病毒性心肌炎）、鲁旺栽免塔喃软（水血不足型小儿病毒性心肌炎）两型。

三、诊查要点

（一）诊断

1. 临床表现　可有发热、乏力、心悸、胸闷、心律失常、心力衰竭、心脏扩大等。

2. 临床指标

（1）心功能不全、心源性休克或心脑综合征。

（2）X 线或超声检查显示心脏扩大。

（3）心电图改变：部分导联 ST-T 段改变。

（4）CK-MB 或心肌肌钙蛋白（cTnI 或 cTnT）增高。

3. 病原学指标

（1）确诊指标：自心内膜、心肌、心包活检或心包穿刺液中发现以下之一者可确诊：①分离出病毒。②用病毒核酸探针查到病毒核酸。③特异性病毒抗体阳性。

（2）参考依据：有以下之一者结合临床表现可考虑心肌炎由病毒引起：①从粪便、咽拭子、血液中分离到病毒，并且在恢复期血清同型抗体滴度比急性期增高 4 倍以上。②病程早期血中特异性 IgM 抗体阳性。③用病毒核酸探针自患儿血中查到病毒核酸。

4. 确诊依据

（1）具备两项临床指标者可临床诊断。发病时或发病前 1～3 周有病毒感染证据支持诊断。

（2）同时具备病原学确诊依据之一者可确诊为病毒性心肌炎；具备病原学参考依据之一者可临床诊断为病毒性心肌炎。

（3）凡不具备确诊依据者给予必要的治疗和随访。

（4）除外其他原因引起的心脏疾病，如风湿性心肌炎、病毒性心肌炎、先天性心脏病等。

（二）相关检查

1. 心肌损害的生化指标　磷酸激酶中以来自心肌的同工酶（CK-MB）为主；心肌肌钙蛋白（cTnI 或 cTnT）对心肌炎诊断的特异性强。

2. X 线检查　显示心影增大、肺淤血、水肿等。

3. 心电图　缺乏特异性，可见严重心律失常，如 ST-T 段改变、心动过速、房颤、室颤、房室传导阻滞等。

4. 超声心动图　可见心脏扩大、室壁增厚、收缩功能受损。

5. 病毒学诊断　从咽拭子、血液、粪便、心包穿刺液等获得病毒感染证据。

6. 心肌活检　诊断的金标准，但应用有限。

四、辨解帕雅列多雅（病证分类辨治）

（一）鲁旺栽免塔拢塔菲想（风火偏盛型小儿病毒性心肌炎）

1. 夯帕雅（主症）　发热、咳嗽、心悸、胸闷、气促、舌质红，苔白厚腻或黄厚腻，脉快。

2. 辨解帕雅（病因病机）　本病多因素体禀赋不足，加之感受外界帕雅拢（毒邪），导致体内塔都档细（四塔）功能失调，塔拢塔菲想（风火偏盛），阻碍水血运行，病毒邪气瘀阻于中上盘心胸发为本病。

3. 平然（治则） 清热解毒，养心安神。

4. 多雅（治法）

（1）内治法

①雅解沙把（百解胶囊），口服 1～4 粒（可去除胶囊），每日 3 次（根据年龄或体重调节用量）。

②文尚海（百样解）5g，邓嘿罕（定心藤）5g，娜罕（羊耳菊）5g，芽楠嫩（荷包山桂花）5g，波波罕（山乌龟）3g，芽害补（野甘草）5g，水煎服，每日 1 剂。

（2）外治法

果雅（包药疗法）：取摆皇丈（火焰花叶）、摆管底（蔓荆叶）、鲜皇旧（墨旱莲）、石膏、大黄适量共捣烂，置于纱布内，外敷后颈部。

（二）鲁旺栽免塔喃软（水血不足型小儿病毒性心肌炎）

1. 夯帕雅（主症） 心悸，乏力，心烦不安，头目昏眩，五心烦热，盗汗，舌质淡，苔薄白，脉细弱。

2. 辨解帕雅（病因病机） 本病多因素体禀赋不足，加之感受外界帕雅拢（毒邪），导致体内塔都档细（四塔）功能失调，塔菲想（火塔过盛）则塔喃软（水塔不足），损伤塔拎（土塔），使得塔拎（土塔）化生气血无源，水血不足，不能滋养机体发为本病。

3. 平然（治则） 补水清火，养血安心。

4. 多雅（治法）

（1）内治法

①雅叫哈顿（五宝胶囊），口服 1～4 粒（可去除胶囊），每日 3 次（根据年龄或体重调节用量）。

②邓嘿罕（定心藤）5g，娜罕（羊耳菊）5g，芽楠嫩（荷包山桂花）5g，波波罕（山乌龟）5g，芽害补（野甘草）5g，水煎服，每日 1 剂。

（2）外治法

果雅（包药疗法）：取摆皇丈（火焰花叶）、摆管底（蔓荆叶）、鲜皇旧（墨旱莲）、石膏、大黄适量，共捣烂，置于纱布内，外敷手足心。

五、预防调护

1. 锻炼身体，增强体质，预防呼吸道、肠道病毒感染。

2. 避免过度劳累，不宜剧烈运动，防止精神刺激。

3. 急性期应卧床休息，减轻心脏负荷，一般须休息 3～6 周，重者宜休息 6 个月～1 年。

4. 饮食宜营养丰富而易消化，忌食过于肥甘厚腻或辛辣之品。

六、现代研究进展

西医治疗病毒性心肌炎主要原则：①抗病毒治疗。②营养心肌，可用 1,6- 二磷酸果糖等。③使用免疫球蛋白和糖皮质激素。④治疗心律失常和心力衰竭。

七、档哈帕雅（傣医医案选读）

患儿，男，10 岁。母代诉患儿发热伴心悸、胸闷 1 天。患儿 1 周前有上呼吸道感染史，昨日出现发热，体温 37.8℃，伴有心悸、胸闷、乏力，活动后明显，舌质红，苔白厚腻，脉快。心电图提示：可见 ST–T 段改变，HR 110 次 / 分，心肌酶 CK–MB 升高、心肌肌钙蛋白 cTnI 升高。傣医诊断为鲁旺栽免塔拢塔菲想（风火偏盛型小儿病毒性心肌炎）。多雅（治法）：①雅解沙把（百解胶囊），口服 3 粒，每日 3 次。②文尚海（百样解）5g，邓嘿罕（定心藤）5g，娜罕（羊耳菊）5g，芽楠嫩（荷包山桂花）5g，波波罕（山乌龟）5g，芽害补（野甘草）5g，每日 1 剂，水煎 150mL，分早、中、晚 3 次温服，连服 7 剂获效。

【复习思考题】

1. 简述鲁旺栽免（小儿病毒性心肌炎）的诊断依据。
2. 简述鲁旺栽免（小儿病毒性心肌炎）的治法方剂。

第九章　肾系病证 ▷▷▷▷

【目的要求】

掌握乳糜尿、小儿遗尿症、小儿尿路感染、小儿急性肾小球肾炎的概念、病因病机、诊断、病证分类辨治及调护。

第一节　拢牛崩（乳糜尿）

一、概述

拢牛崩（乳糜尿），属傣医拢牛贺占波（六淋病）的范畴。其临床表现为小便色白如石灰或色如米汤，点滴而下，不痛或伴见热痛，傣医称为"石灰色尿"。乳糜尿伴血尿称乳糜血尿，乳糜尿伴脓尿称乳糜脓尿。多数患儿间歇性发作，间期可为数天、数月至数年不等，少数患儿呈持续性发作。西医学认为乳糜尿可分为寄生虫和非寄生虫引起两类，其中寄生虫大部分为班氏丝虫，非寄生虫引起者可由腹腔结核、肿瘤、胸腹部创伤或手术、先天性淋巴管畸形、肾盂肾炎等所致。至于其发病机理，认识尚不一致，一般认为与腹部淋巴管梗阻或胸导管阻塞有关，但也可能是淋巴系统动力学改变，如淋巴管内的瓣膜结构破坏而失去生理功能，逆向流动的淋巴液在泌尿系淋巴管管壁薄弱处可进入尿路，产生乳糜尿。傣医学认为本病的发作与进食油腻食物、过度疲劳等有关。其主要原因是患儿先天禀受不足，后天补养不当，塔都档细（四塔）功能不足，水湿浑浊而下所致。急性发作期多以湿浊下注为主；缓解期或疾病后期则以下盘虚损不能固摄为主。傣医常以调补四塔，清火利尿治之。

二、辨解帕雅（病因病机）

傣医学认为本病的发生主要是患儿先天禀受不足，后天补养不当，四塔功能失调，运化失常，水湿浑浊而下，下盘受水湿之邪所困，加之风火偏盛，二者相合而致。

三、诊查要点

（一）诊断

1.病史　患儿常有尿液浑浊不清病史，每因过食肥甘之品或劳累过度而加重或复发。可有胸腹部外伤或手术史、肾盂肾炎或肾脏手术史。

2.临床表现　尿液呈浑浊或乳白色，多间歇发作，严重者可持续发作。患儿常在进食高脂肪饮食、疲劳后病情加重；如合并尿路感染可有尿频、尿急、尿痛；如乳糜凝块堵塞输尿管或尿道，可发生肾绞痛、排尿困难；班氏丝虫引起者，发作前常有腰酸、骨盆及腹股沟疼痛、发热等症状，反复不愈者，可见象皮腿。

（二）相关检查

1.乳糜试验　发作期乳糜试验呈阳性，静止期乳糜试验可呈阴性。

2.尿液检查　合并尿路感染时，乳糜尿患儿的尿液常可见红细胞、白细胞或脓细胞。

3.微丝蚴检查　由班氏丝虫引起者，发作期在夜间周围血可查到微丝蚴，血中嗜酸性粒细胞明显增多。

4.其他检查　乳糜尿发作期，膀胱镜检查可了解乳糜尿来自一侧或是两侧肾脏。淋巴系统造影检查对淋巴系统异常改变及瘘管形成的定位诊断很有价值。CT、MRI检查对于发现胸、腹部的肿瘤有重要的意义。此外，肿大的淋巴结活检对于肿瘤、结核的诊断也有重要价值。

四、辨解帕雅列多雅（病证分类辨治）

1.夯帕雅（主症）　小便热涩，点滴而下，色白似石灰，烦躁不安，性急易怒，口干喜饮，夜不安，大便干，舌质偏红，脉行稍快。

2.辨解帕雅（病因病机）　傣医学认为本病的发生主要是患儿先天禀受不足，后天补养不当，塔都档细（四塔）功能失调，运化失常，水湿浑浊而下，下盘受水湿之邪所困，加之风火偏盛，二者相合而致。

3.平然（治则）　调补四塔，清火利尿。

4.多雅（治法）

（1）内治法

①雅解沙把（百解胶囊），口服，每次1～3粒（可去除胶囊），每日3次（根据年龄或体重调节用量）。

②雅叫哈顿（五宝药散），每次0.5～1g，用米汤或鸡汤送服，每日3次。

③牛崩（尿清汤）：嘿盖贯（倒心盾翅藤）5g，芽糯妙（肾茶）5g，芽英热（车前草）5g，埋过干呆（水红木）5g，哈累牛（野芦谷根）5g，芽夯燕（马鞭草）5g，哈帕利（旋花茄根）5g，煎汤服。

④哈芽拉勐囡（草决明根）5g，哈罕满囡（小拔毒散根）5g，芽英热（车前草）5g，芽糯妙（肾茶）5g，哈哈（白茅根）5g，芽害补（野甘草）5g，煎汤服。

⑤嘿盖贯（倒心盾翅藤）10g，泡水当茶饮。

（2）外治法

①过（拔罐疗法）：取傣药嘿罕盖（通血香）100g，皇旧（墨旱莲）50g，小木通50g，加水煮沸，再将竹罐置于药水中，共煎煮至有热气产生，取出待温度适宜时将罐

吸拔于腰部（肾俞、膀胱俞），每天治疗 1 次,3 天为 1 个疗程，一般治疗 2～3 个疗程。

②迪筛么（脐贴疗法）：哈芽拉勐囡（草决明根）1g，芽英热（车前草）1g，碾细粉，温水调后贴脐部，每日 1 次,

五、预防调护

1. 饮食宜清淡，忌食肥甘厚味、辛辣刺激之品。

2. 注意个人卫生，特别是皮肤清洁卫生，防止湿热毒邪从外侵袭。

3. 注意劳逸结合，增强体能锻炼，提高机体免疫力，但应避免劳累过度。保持良好的精神状态，生活规律，坚持治疗，方可痊愈。

六、现代研究进展

乳糜尿是由淋巴管病变形成淋巴管瘘，导致乳糜进入肾脏集合系统，从而使尿液呈乳白色。乳糜尿患者由于大量的蛋白质、脂肪及淋巴细胞会随尿液流失，乳糜尿反复发作会导致营养不良及免疫功能受损，进而严重影响患者的健康及生活质量，甚至危及生命。乳糜尿的治疗应针对不同的病情选择个体化治疗方案。针对丝虫感染导致的乳糜尿患者，首选口服乙胺嗪治疗。非寄生虫性、轻度乳糜尿患者多数可以通过限制中长链脂肪摄入获得较好的乳糜尿控制效果。部分患者须采取外科手术的方法进行治疗。

傣医治疗乳糜尿可有较好疗效，主要以内服为主，另外可将傣药倒心盾翅藤等作为茶饮长期服用治疗。如果长期治疗仍不缓解者应考虑外科手术治疗。

七、档哈帕雅（傣医医案选读）

任某，男，10 岁。家属代诉患儿近两年来经常排泄乳白色尿液，如淘米水样，尤以早晨症状明显，近 1 个月来，症状加重，故前来就诊。症见尿液呈乳白色，无尿频、尿急、尿痛及小便灼热感，精神、饮食较差，舌质红苔腻，脉快。化验检查显示乳糜试验（＋）。诊断为拢牛崩（乳糜尿），治以调补四塔，清火利尿。方用哈芽拉勐囡（草决明根）10g，哈罕满囡（小拔毒散根）10g，芽英热（车前草）10g，芽糯妙（肾茶）10g，哈哈（白茅根）10g，芽害补（野甘草）5g，每日 1 剂，水煎 150mL，分早、中、晚 3 次温服。外用迪筛么（脐贴疗法）：哈芽拉勐囡（草决明根）1g，芽英热（车前草）1g，碾细粉，温水调后贴脐部，每日 1 次，3 日而获效。

【复习思考题】

1. 试述拢牛崩（乳糜尿）的主要病因病机。

2. 试述拢牛崩（乳糜尿）的调护要点。

第二节　鲁旺干很尤来（小儿遗尿症）

一、概述

鲁旺干很尤来（小儿遗尿症）是 5 岁以上小儿经常在睡眠中不自主、无意识地排尿，醒后方觉的病证。轻者隔数夜一次，重者每夜一次或一夜数次。一般夜间遗尿明显多于日间遗尿。

本病在儿童期较为常见，多发生于 5 ~ 10 岁儿童，也有延至青年、成人时期者。本病一般预后良好，如果久治不愈，容易影响儿童身心健康。傣医将本病分为鲁旺干很尤来塔拢塔菲想（风火过盛型小儿遗尿症）和鲁旺干很尤来塔拢塔菲软（风火不足型小儿遗尿症）两型论治。

学龄儿童因白天游戏过度，贪玩少睡，精神过度疲劳，或因睡前多饮，偶尔夜间尿出不觉，过后又恢复正常者，都不属于病态，不能诊断为遗尿症。患有蛲虫病的小儿，尤其是女孩，当夜间蛲虫从肛门爬出产卵，刺激尿道口，使之遗尿者，蛲虫排出后，遗尿自愈，也不能作遗尿论治。

西医学中的原发性单纯性遗尿症表现为本病特征者，可参照本节辨治。

二、辨解帕雅（病因病机）

遗尿是由于遗传因素、禀赋不足，或养育方式不当，缺乏排尿卫生习惯的训练，或外阴不洁，或器质病变，或心理、社会影响等各种因素引起体内塔都档细（四塔）功能失调，或塔拢想（风塔过盛）、塔菲想（火塔过盛）、塔喃软（水塔不足），或塔拢软（风塔不足）、塔菲软（火塔不足）、塔喃想（水塔过盛），导致阿托嘎马瓦答（下行风）失调使小便排泄异常。

三、诊查要点

（一）诊断

1. 发病年龄在 5 岁以上。
2. 睡眠较深，不易唤醒，每夜或隔几夜遗尿，甚至一夜尿床数次。

（二）相关检查

1. 尿常规及尿培养检查多无异常发现。
2. X 线检查，部分患儿可发现隐性脊柱裂，泌尿系 X 线造影可能见结构异常。

（三）辨证要点

一般而言，鲁旺干很尤来塔拢塔菲想（风火过盛型小儿遗尿症）病程短，特征为小便量少色黄，臊臭刺鼻，伴性情烦躁，唇舌红赤，苔黄或黄腻；而鲁旺干很尤来塔拢塔菲软（风火不足型小儿遗尿症）病程较长，特征为小便次频量多，清长淡白，臊臭不甚，甚或一夜数遗，形瘦体弱，精神欠佳，少气懒言，四肢欠温，面色苍白，舌质淡，苔白或白厚，脉弱无力。

四、辨解帕雅列多雅（病证分类辨治）

（一）鲁旺干很尤来塔拢塔菲想（风火过盛型小儿遗尿症）

1. 夯帕雅（主症）　睡眠中小便自遗，次数少，小便量少色黄或浑浊，臊臭刺鼻，日久不愈，性情急躁，大便偏干，形体偏瘦，唇舌红赤，苔黄或黄腻，脉快。

2. 辨解帕雅（病因病机）　由于平素喜食辛辣、香燥、味厚之品，热积体内，使人体四塔功能失调，复感火热毒邪，内外热毒交结亢盛，蕴结下盘，阿托嘎马瓦答（下行风）失调，尿失所固而睡眠中小便自遗，次数少；火热为患，烧灼津液则小便量少色黄或浑浊，臊臭刺鼻，脉快；津亏肠道失润则大便偏干；机体失养则形体偏瘦，唇舌红赤，苔黄或黄腻；火热郁于胸中，扰乱神识，导致五蕴失常则性情急躁。

3. 平然（治则）　先解后治，除风清火，缩尿止遗。

4. 多雅（治法）

（1）内治法

①雅解沙把（百解胶囊），口服，每次 1 ～ 4 粒，每日 3 次，米汤送服（根据年龄或体重调节用量）。

②占电拎（大剑叶木）1g，贺帕借依哦（头花仙茅根茎）5g，沙腊比罕（台乌）5g，煎汤服。

（2）外治法

①闭诺（推拿按摩疗法）：以温热水边涂搽边按摩腹部和背部。

②迪筛么（脐贴疗法）：几不列（外来药）1g，贺帕借依哦（头花仙茅根茎）1g，碾细粉，温水调后贴脐部，每日 1 次。

（二）鲁旺干很尤来塔拢塔菲软（风火不足型小儿遗尿症）

1. 夯帕雅（主症）　睡眠中小便自遗，次频量多，清长淡白，臊臭不甚，甚或一夜数遗，病程较长，日久不愈，形瘦体弱，精神欠佳，少气懒言，四肢欠温，面色苍白，舌质淡，苔白或白厚，脉弱无力。

2. 辨解帕雅（病因病机）　先天禀受不足，平素体弱，或调摄失宜，或久病体弱均可导致四塔失调，风火受损，火弱不温则水寒，寒水下行下盘，阿托嘎马瓦答（下行风）失调则睡眠中小便排泄无制，自遗而出，小便次频量多，清长色淡白，臊臭不甚，甚或一夜数遗，病程较长，日久不愈；风气不足，功能失调则形瘦体弱，精神欠佳，少气懒言，脉弱无力；火少不温则四肢欠温，面色苍白，舌质淡，苔白或白厚。

3. 平然（治则）　补火缩尿，固涩止遗。

4. 多雅（治法）

（1）内治法

①贺帕借依哦（头花仙茅根茎）10g，沙腊比罕（台乌）5g，贺端精（冬叶根）5g，煎汤服。

②猪膀胱1个，白果50g，糯米粉50g，白果去皮后与糯米加调料，放入猪膀胱内，蒸或炖服。

③雅叫哈顿（五宝胶囊），口服，每次1～4粒，每日3次，米汤送服（可去除胶囊、根据年龄或体重调节用量）。

（2）外治法

①闭诺（推拿按摩疗法）：以温热水边涂搽边按摩腹部和背部。

②迪筛么（脐贴疗法）：占电拎（大剑叶木）1g，贺帕借依哦（头花仙茅根茎）1g，碾细粉，温水调后贴脐部，每日1次。

五、预防调护

1. 培养良好的夜间排尿习惯，定时排尿。

2. 正确教育，不责骂患儿，使患儿保持轻松愉快的心情。

3. 晚餐后减少饮水量。

4. 配合饮食疗法，忌食燥热食物。

六、现代研究进展

1. 贺帕借依哦（头花仙茅根茎），味涩、微苦，性凉，入水、土塔。其功能补气缩尿，凉血止血，消肿止痛。傣族用根，每用1两水煎服，治疗急性肾盂肾炎、肾炎水肿、膀胱炎、肾结石、尿路感染、高血压、风湿性关节炎。

2. 遗尿症近年来侧重于抗利尿激素夜间分泌不足、膀胱功能障碍、睡眠觉醒障碍、基因定位诸方面。使用遗尿警铃联合膀胱功能训练治疗、去氨加压素等对症支持治疗。

七、档哈帕雅（傣医医案选读）

患儿，女，6岁。患儿于5岁患重病后出现尿床，至今已1年，每晚2～3次，小便清长量多，白天活动过度，气候变化及晚上睡前喝水均可致尿床加剧，面色少华，神疲乏力，不能唤醒，平素汗多，进食量少，大便时干时稀，舌淡苔白，脉无力。傣医诊断为鲁旺干很尤来塔拢塔菲软（风火不足型小儿遗尿症）；治以补火缩尿，固涩止遗。内治法：①雅叫哈顿（五宝胶囊），口服，每次2粒（可去除胶囊），每日3次，米汤送服。②取贺帕借依哦（头花仙茅根茎）10g，沙腊比罕（台乌）5g，哈麻娘布（茴香砂仁根）5g，贺端精（冬叶根）5g，每日1剂，水煎100mL，分早、中、晚3次温服。外治法：①闭诺（推拿按摩疗法），以温热水边涂搽边按摩腹部和背部。②迪筛么（脐贴疗法），取占电拎（大剑叶木）1g，贺帕借依哦（头花仙茅根茎）1g，碾细粉，温水调后贴脐部，每日1次。时嘱减少晚饭后的进水量，控制白天的活动量；不责骂小儿，调治1个月获效。

【复习思考题】

1. 鲁旺干很尤来（小儿遗尿症）如何分虚实？
2. 简述鲁旺干很尤来（小儿遗尿症）的内治法方剂及外治法的使用。

第三节　鲁旺拢牛（小儿尿路感染）

一、概述

鲁旺拢牛（小儿尿路感染），是指病原体直接侵入尿路，在尿液中生长繁殖，并侵犯尿路黏膜或组织而引起的损伤。按病原体侵袭的部位不同，分为上尿路感染（又称为肾盂肾炎）、下尿路感染（膀胱炎和尿道炎的合称）。临床表现以发热恶寒、腰痛、小便热涩疼痛、尿黄、尿血、血尿等症状为特征。本病可发生于各个年龄阶段，一年各个季节均可发病，傣医将其统称为"拢牛"，在临床上分为拢牛斤（尿血）、拢牛勒（血尿）、拢牛尤勒（黄尿）、拢牛暖（脓尿）、拢牛崩（乳糜尿，即白尿）论治。

西医学的尿路感染表现为本病特征者，可参照本节辨治。

二、辨解帕雅（病因病机）

本病的发生多因体内塔都档细（四塔）平衡失调，内因系火塔偏盛，水塔不足，外因为感受热风毒邪，内外热毒邪气相合，侵犯下盘，蕴积于肾、膀胱、尿道而致。

三、诊查要点

（一）诊断

临床上症见发热恶寒，小便频数、热涩疼痛，尿黄、尿血、血尿、腰痛等症状。婴幼儿上述症状可不明显，主要表现为高热等全身症状。如治疗不及时可导致病情迁延不愈，反复发作。

（二）相关检查

1. 尿常规检查　可有白细胞增多，或成堆的脓细胞。
2. 尿细菌培养　尿细菌培养阳性。
3. 血常规检查　白细胞可有轻度或中度增加，中性粒细胞常增多。

四、辨解帕雅列多雅（病证分类辨治）

（一）鲁旺拢牛尤勒（小儿黄尿）

1. 夯帕雅（主症）　小便色黄而浑浊，伴尿频、尿急、尿痛，小便有灼热感，小腹拘急坠胀，肾区叩击痛，舌质红，苔黄厚腻或薄黄而腻，脉行快而细。

2. 辨解帕雅（病因病机）　本证的发生主要为平素喜食香燥性热之品，体内塔菲（火）过盛，或感受外在的帕雅拢皇（热风毒邪），内外热毒邪气相合，损伤水塔，水塔不足，不能制火而致。热毒邪气侵犯下盘肾、膀胱、尿道而见小腹拘急坠胀，肾区叩击痛，尿频、尿急、尿痛，或小便色黄而浑浊，小便有灼热感；热毒上犯上盘则见舌质红，苔黄腻或薄黄；热毒行于血中故见脉行快而细。

3. 平然（治则）　清火解毒，利尿止痛。

4. 多雅（治法）

（1）内治法

①雅解沙把（百解胶囊），口服，每次 2 ～ 4 粒，每日 3 次（可去除胶囊，根据年龄或体重调节用量）。

②芽糯妙（肾茶）5g，嘿盖贯（倒心盾翅藤）5g，芽摆尚（淡竹叶）5g，水煎服。

③雅拢牛接腰（黄白解毒利尿汤）：咪火哇（箭根薯）5g，哈哈（白茅根）10g，哈蒿修（大绿藤根）2g，哈外郎（黑甘蔗根）10g，给麻抱（椰子皮）10g，水煎服。

若尿痛、淋沥不畅，上方加哈累牛（野芦谷根）10g，莫哈蒿（鸭嘴花）5g，亨章（大狗响铃）5g，水煎服。

（2）外治法

过（拔罐疗法）：取傣药嘿罕盖（通血香）100g，蒲公英50g，摆皇曼（马蓝叶）50g，宋香嘎（酢浆草）50g，皇旧（墨旱莲）50g，小木通50g，加水煮沸，再将竹罐置于药水中，共煎煮至有热气产生，取出待温度适宜时将罐吸拔于腰部（肾俞、膀胱俞），每天治疗 1 次，3 天为 1 个疗程，一般治疗 2 ～ 3 个疗程。

（二）鲁旺拢牛斤、拢牛勒（小儿尿血、血尿）

1. 夯帕雅（主症）　小便似洗肉水或夹少量血丝，或见全血尿，无论血尿或尿血均伴有尿频、尿急、尿痛，小便有灼热感和小腹拘急坠胀，或见发热腰痛，身倦乏力，或肾区叩击痛，舌质红，苔黄厚腻或薄黄而腻，脉行快而细。

2. 辨解帕雅（病因病机）　本证的发生主要因平素喜食香燥性热之品，体内塔菲（火）过盛，或感受外在的帕雅拢皇（热风毒邪），内外热毒邪气相合，损伤水塔，水塔不足，不能制火，火灼下盘，内侵肾和膀胱，塔喃（水、血）受伤而致。火塔过盛，水血受损而见小便色红，小便似洗肉水或夹少量血丝，或小便有灼热感，苔黄厚腻或薄黄而腻，脉行快而细；热毒邪气侵犯下盘肾、膀胱、尿道而见尿频、尿急、尿痛，小腹拘急坠胀，或发热腰痛，身倦乏力，或肾区叩击痛。

3. 平然（治则）　清火解毒，利尿止痛，凉血止血。

4. 多雅（治法）

（1）内治法

①雅解沙把（百解胶囊），口服，每次 2 ～ 4 粒，每日 3 次（可去除胶囊，根据年龄或体重调节用量）。

②糯妙利尿止血汤：芽糯妙（肾茶）5g，嘿盖贯（倒心盾翅藤）5g，芽摆尚（淡竹叶）5g，哈哈（白茅根）5g，水煎服。

③雅拢牛接腰（黄白解毒利尿汤）：咪火哇（箭根薯）5g，哈哈（白茅根）5g，哈蒿修（大绿藤根）2g，哈外郎（黑甘蔗根）5g，给麻抱（椰子皮）5g，水煎服。

④哈哈（白茅根）5g，埋过干呆（水红木）5g，哈累牛（野芦谷根）5g，芽夯燕（马鞭草）5g，芽糯妙（肾茶）5g，水煎服。

⑤更埋沙（柚木树心）、大椿树心、哈罗爽（栀子根）各等量，水煎服。

⑥油瓜根 5～10g，水煎服。

⑦摆孩嫩（纤穗柳树叶）5～10g，水煎服。

（2）外治法

过（拔罐疗法）：取傣药嘿罕盖（通血香）100g，蒲公英50g，摆皇曼（马蓝叶）50g，宋香嘎（酢浆草）50g，皇旧（墨旱莲）50g，小木通50g，加水煮沸，再将竹罐置于药水中，共煎煮至有热气产生，取出待温度适宜时将罐吸拔于腰部（肾俞、膀胱俞），每天治疗1次，3天为1个疗程，一般治疗2～3个疗程。

（三）鲁旺拢牛暖（小儿脓尿）

1. 夯帕雅（主症）　小便色黄，混脓血而下，伴尿频、尿急、尿痛，小便有灼热感，小腹拘急坠胀，肾区叩击痛，舌质红，苔黄厚腻或薄黄而腻，脉行快。

2. 辨解帕雅（病因病机）　本证的发生主要因先天塔菲（火）偏盛，加之喜食香燥性热之品，积热于内，或感受外在的帕雅拢皇（热风毒邪），内外热毒邪气相合，损伤水塔，水塔不足，不能制火而致。热毒邪气侵犯下盘肾、膀胱、尿道而见小腹拘急坠胀，肾区叩击痛，尿频、尿急、尿痛，或小便色黄而浑浊，小便有灼热感；热盛则肉腐，肉腐而成脓，故见脓血随小便而下；热毒上犯上盘则见舌质红，苔黄腻或薄黄；热毒行于血中故见脉行快。

3. 平然（治则）　清火解毒，利尿排脓。

4. 多雅（治法）

（1）内治法

①雅解沙把（百解胶囊），口服，每次2～4粒，每日3次（可去除胶囊，根据年龄或体重调节用量）。

②芽糯妙（肾茶）5g，嘿盖贯（倒心盾翅藤）5g，芽摆尚（淡竹叶）5g，咪火哇（箭根薯）5g，解烘罕（大黄藤）5g，邓嘿罕（定心藤）5g，文尚海（百样解）5g，雅解先打（傣百解）5g，水煎服。

③雅拢牛接腰（黄白解毒利尿汤）：咪火哇（箭根薯）5g，哈哈（白茅根）5g，哈蒿修（大绿藤根）2g，哈外郎（黑甘蔗根）10g，给麻抱（椰子皮）10g，水煎服。

（2）外治法

过（拔罐疗法）：取傣药嘿罕盖（通血香）100g，蒲公英50g，摆皇曼（马蓝叶）50g，宋香嘎（酢浆草）50g，皇旧（墨旱莲）50g，小木通50g，加水煮沸，再将竹罐置于药水中，共煎煮至有热气产生，取出待温度适宜时将罐吸拔于腰部（肾俞、膀胱俞），每天治疗1次，3天为1个疗程，一般治疗2～3个疗程。

五、预防调护

1.忌食香辣性热食物，宜食清淡性凉之品。

2.培养良好的卫生习惯，常洗会阴与臀部，防止外阴部感染。

3.婴幼儿注意勤换尿布和纸尿裤，纸尿裤穿着时间不宜过长，年长儿注意内裤清洁，不坐地玩耍。

六、现代研究进展

鲁旺拢牛（小儿尿路感染）是儿科感染性疾病中的常见病之一，常分为上尿路感染和下尿路感染，临床上主要以下尿路感染为主。小儿易发生尿路感染，其原因在于儿童生理解剖特点、尿道畸形等。引起小儿尿路感染的绝大多数为革兰氏阴性杆菌（如大肠埃希菌、变形杆菌、克雷伯菌等），少数为肠球菌和葡萄球菌。目前主要采用抗菌药物治疗。经合理抗菌治疗，多数可达到临床痊愈。

名老傣医康朗腊治疗拢牛，对于临床上存在小便热涩疼痛的尿路感染患者：①取决明子、拔毒散根及田基麻各10g，野香橼花叶5g，将这些药物煎汤服用。②取等量的柠檬叶、椿树叶、香茅草、大柠檬叶、老草棉叶及大驳骨叶，将这些药材捣成细粉，加盐、胡椒及小姜为引内服，每次3～5g，每日3次。③取膏桐根及苏木各5g，定心藤10g，加水煎汤服用。

傣药芽糯妙（肾茶，也称猫须草），其气清香，味苦，性凉，入土、水塔，具有清火解毒、利尿排石、凉血止血之功效。药理研究发现其有利尿排石、抗菌抗炎、免疫调节、健肾、改善慢性肾衰等作用。傣医治疗鲁旺拢牛（小儿尿路感染）可选用肾茶作为茶饮治疗。在傣族地区一直就有以肾茶煎泡茶饮的习俗，傣医学认为长期服用肾茶煎泡的茶水可以清利下盘，通畅水道，致病毒素能及时得到排除而保健康。

七、档哈帕雅（傣医医案选读）

玉某，女，5岁。平素喜食香甜性热之品，加之饮水甚少，常性情急躁，口臭，尿黄热而臭。3天前其母带其外出游玩，游泳后哭闹不休，自述尿急、尿痛。症见小儿面红目赤，唇舌干燥起皮，口臭，哭闹不休，述头痛、口渴，小便色黄而浑浊，伴尿频、尿急、尿痛，小便有灼热感，小腹拘急坠胀，舌质红，苔黄厚腻，脉行快。尿常规：红细胞（＋），白细胞（＋＋），上皮细胞（＋＋＋）。傣医诊断为鲁旺拢牛尤勒（小儿黄尿），给予清火解毒，利尿止痛治之。内治法：①雅解沙把（百解胶囊），口服，每次2粒（去除胶囊），每日3次。②芽糯妙（肾茶）5g，嘿盖贯（倒心盾翅藤）5g，芽摆尚（淡竹叶）5g，水煎100mL，分早、中、晚3次温服，连服3剂而获效。

【复习思考题】

1. 试述鲁旺拢牛（小儿尿路感染）的临床常见分型及主症。
2. 试述鲁旺拢牛暖（小儿脓尿）的病因病机。

第四节 鲁旺兵拢泵（小儿急性肾小球肾炎）

一、概述

鲁旺兵拢泵（小儿急性肾小球肾炎），简称急性肾炎，是小儿时期最常见的一种肾小球疾病，大多发生在感染后，尤其是发生于溶血性链球菌感染后，故又称急性链球菌感染后肾小球肾炎。

本病以 3 ～ 8 岁多见，男女比例为 2：1。临床主要表现为急性起病，水肿、血尿、蛋白尿、高血压。病前 1 ～ 3 周可有咽喉肿痛、皮肤脓疮等病史。病情轻重不一，临床上可累及多个脏器，特别是心、肾功能的损害。病程一般不超过 1 年。本病预后良好，大多数患儿能够完全治愈，极少数患儿如不注意休息，或治疗不合理，病程延长至 1 年以上，出现贫血、肾功能损害等。本病临床分为鲁旺兵拢泵塔拢塔菲塔嘣想（风火水毒过盛型小儿急性肾小球肾炎）和鲁旺兵拢泵塔拢塔菲软、塔嘣巴如乃（风火土塔不足、水塔壅滞型小儿急性肾小球肾炎）两型。本病以先解后治为总则，然后根据不同分型予以相应治疗。

二、辨解帕雅（病因病机）

本病的病因主要有内因及外因两方面，内因为塔都档细（四塔）不足，外因为感受寒、热、毒邪或饮食所伤，或感邪后失治或治疗不彻底，毒邪滞留，导致体内塔都档细（四塔）功能不足或失调，无力祛邪，邪毒流窜下盘，损伤肾脏，阿托嘎马瓦答（下行风）失调，影响排泄水液功能而发为本病。

三、诊查要点

（一）诊断

1. 链球菌感染病史　发病前 1 ～ 4 周有上呼吸道感染、扁桃体炎、猩红热或皮肤化脓等链球菌感染病史。

2. 浮肿、尿少　尿少表现为婴幼儿每日 200mL 以内，学龄前期每日 300mL 以内，学龄期每日 400mL 以内。浮肿为紧张性水肿，浮肿轻重与尿量有关。

3. 血尿　起病即有血尿，呈肉眼血尿或镜下血尿，可持续 1 ～ 2 周。

4. 高血压　学龄前期 ≥ 120/80mmHg，学龄期 ≥ 130/90mmHg。

（二）相关检查

1. 尿常规检查可见肉眼血尿或镜下血尿、蛋白、红细胞及管型。
2. 抗链球菌溶血素"O"（ASO）升高。
3. 血沉（ERS）升高。
4. 血总补体及 C3 下降。
5. 血常规检查见白细胞正常或增高。

四、辨解帕雅列多雅（病证分类辨治）

（一）鲁旺兵拢泵塔拢塔菲塔喃想（风火水毒过盛型小儿急性肾小球肾炎）

1. 夯帕雅（主症） 水肿从眼睑开始，迅速波及全身，皮肤紧张发亮，按之凹陷即起；尿中带血，呈现洗肉水样颜色，甚者如浓茶色，蛋白尿，小便短少，肢体及腰部酸痛；血压增高、头晕头痛；伴发热、恶寒、咽喉红肿疼痛，或伴皮肤疔疮肿毒，局部红肿疼痛，化脓或不化脓，舌红苔黄，脉浅快有力。部分患儿可出现烦躁不安，恶心呕吐，甚至抽搐、昏迷。

2. 辨解帕雅（病因病机） 饮食不节，平素嗜好辛辣、肥甘、香燥之品，胃肠热积生风，火塔过盛，又复感外界的热风毒邪，致使体内风气过盛，故见发热、恶寒、咽喉红肿疼痛，或伴皮肤化脓性感染，局部红肿疼痛，化脓或不化脓，舌红苔黄，脉浅快有力；风盛则土壅，水湿不化，停积不通，壅塞流动不畅，加之内外风热毒邪气相合，上行颜面，水肿从眼睑开始，下犯下盘，阿托嘎马瓦答（下行风）失调，水液不外排，流注于肌肤则迅速波及全身，皮肤紧张发亮，因其风气过盛而肿胀按之凹陷即起；风热毒邪损伤水血，则尿中带血、蛋白尿、小便色黄短少；风火偏盛，逆乱上窜，则见血压增高、头目眩晕；如风热毒气扰心乱神，五蕴失调则抽搐、昏迷。

3. 平然（治则） 清火解毒，利水消肿。

4. 多雅（治法）

（1）内治法

①雅解沙把（百解胶囊），口服，每次服 2～4 粒（可去除胶囊），每日 3 次（根据年龄或体重调节用量）。

②雅拢泵（利水消肿方）加减：嘿盖贯（倒心盾翅藤）10g，芽糯妙（肾茶）10g，芽摆尚（淡竹叶）10g，哈累牛（野芦谷根）10g，哈哈（白茅根）15g，研细粉加喃皇旧（墨旱莲汁）调匀，搓成小丸药内服，每次 0.5～1 丸，每日 3 次，也可水煎服。

水肿初期见发热、恶寒，肢体及腰部酸痛者，加咪火哇（箭根薯）5g，雅解先打（傣百解）5g，哈沙海（香茅草根）5g，哈娜龙（艾纳香根）5g，水煎服。

小便不利或见血尿、蛋白尿，血压增高，并伴有发热、恶风寒，肢体、腰部酸痛，加埋过干呆（水红木）10g，麻三端（云南萝芙木）5g，芽拉勐（野花生）5g，怀兔王（白钩藤）5g，水煎服。另取雅叫哈顿（五宝药散），每次服 0.5～1g，每日 3 次，开水送服。

水肿较重，尿少、烦躁不安、恶心呕吐者，加芽对约（含羞草）5g，故季马（大莲座蕨）5g，鸭跖草5g，芽英热（车前草）5g，水煎服。

（2）外治法

①果雅（包药疗法）：取羊屎果叶、臭锯末、白浆藤叶各等量，捣烂，炒热外包足底。

②咱雅（拖擦疗法）：取帕冷（水香菜）捣烂，加岩盐少许，自上而下、从左至右、从前至后地拖擦周身。

③阿雅（洗药疗法）：帕冷（水香菜）、摆贵的罕（粉芭蕉叶）、广哥（荆芥）、贵吻（象腿蕉）各50g，煎水泡洗周身，每日1次。

（二）鲁旺兵拢泵塔拢塔菲软、塔喃巴如乃（风火土塔不足、水塔壅滞型小儿急性肾小球肾炎）

1.夯帕雅（主症） 水肿，下肢、周身浮肿较甚，肤色苍白发亮或蜡黄，按之凹陷不起，周身困重，日久不愈。尿中带血，呈现洗肉水样颜色，甚者如浓茶色，尿中蛋白日久不消，小便短少。血压增高，头目眩晕。怕冷恶风，肢体发凉，疲乏无力，少气懒言，易患感冒，饮食不佳，大便稀溏，舌淡白，舌体胖大，边有齿痕，苔白腻，脉滑。重症患儿出现咳喘气急，心悸胸闷，不能平卧，烦躁不宁，唇甲青紫，脉行浅快无力。

2.辨解帕雅（病因病机） 本证多由于平素体弱，风火土塔不足，水塔过盛，或久病大病损伤体内塔都档细（四塔）功能，或久居潮湿阴冷环境，或调摄不慎，或平素饮食不节或暴饮暴食，过食酸冷性寒之品，或误食禁忌等，又感寒受凉，导致风火土功能失调而见风火土塔不足，水塔壅滞，水湿不化，蕴积三盘，损伤肾脏，阿托嘎马瓦答（下行风）失调，风（气）推动无力，水湿运行不畅，水塔过盛，停于体内则见下肢、周身浮肿较甚，肤色苍白发亮或蜡黄，按之凹陷不起，周身困重，日久不愈；冷风毒邪损伤水血，则尿中带血、蛋白尿、小便短少；水塔滞塞，风气阻滞不通则见血压增高，头目眩晕；如水邪猖獗，逆行上盘心肺，导致上盘气血不通则见咳喘烦躁、心悸胸闷、唇甲青紫，脉来浅快无力等。

3.平然（治则） 补风火土，利水消肿。

4.多雅（治法）

（1）内治法

①雅解沙把（百解胶囊），口服，每次2～4粒（可去除胶囊），每日3次（根据年龄或体重调节用量）。

②雅拢良鹿喃（拢良利水方）与雅杆朗（红功补火散）合方：更拢良（腊肠树心）5g，嘿盖贯（倒心盾翅藤）5g，哈累牛（野芦谷根）5g，贺波丢勐（茴香豆蔻根）5g，比比亮（红花丹）1g，比邻（鹿仙草）5g，哈夯板（余甘子根）5g，先勒（十大功劳）5g，娜罕（羊耳菊）5g。怕冷，肢体、腰部酸痛，加肉桂1g，匹囡（胡椒）0.2g。水肿较重，尿少，加芽英热（车前草）5g，帕顿（滴水芋）5g，哈累牛（野芦谷根）10g，

水煎服。

③腹部肿大，取芽罕怀（山麻豆）10g，嘿柯罗（青牛胆）5g，帕楠（滑板菜）10g，罕好喃（水菖蒲）5g，加水用竹筒烧熟内服。

（2）外治法

阿雅（洗药疗法）：取皇丈（火焰花）、莫哈郎（大驳骨丹）、莫哈蒿（鸭嘴花）、里罗蒿（白文殊兰）、楠勒景（聚果榕树皮）、鲁里顿（灯笼草）、鲁里嘿（藤灯笼草）、贵吻（象腿蕉）各50g，煎煮取药水，浸泡周身，每日1次。

五、预防调护

1.急性期卧床休息2～3周，水肿消退，血压正常，肉眼血尿消失，可下床活动或散步，血沉正常可恢复上学，但应避免剧烈运动，尿常规恢复正常3个月后可恢复正常体力活动。

2.水肿期及血压增高者，宜低盐或无盐饮食，限制水、蛋白质摄入。饮食清淡，富于营养。

3.准确记录患儿尿量、入水量、体重、血压。

4.避风寒，防感冒。防治链球菌感染，如感染链球菌后2～3周定期复查尿常规。

六、现代研究进展

急性链球菌感染后肾小球肾炎是发展中国家最常见的感染后肾小球肾炎。目前该病具体发病机制不详，临床表现多样，治疗方法主要是对症支持治疗。急性链球菌感染、CRP增高、抗链球菌溶血素"O"持续升高者应用苄星青霉素、青霉素等治疗，疗程一般较长，通常超过3个月，甚至需要更长时间的应用。

傣医治疗本病对于轻症使用雅解沙把（百解胶囊）可获效，对于重症患儿可内服与外治结合治疗效果更好。如尿量减少或急性肾衰患儿可直接采用傣医的睡药进行外治。

七、档哈帕雅（傣医医案选读）

艾某，男，6岁。患儿2周前因鼻塞流涕、咳嗽、咽痛在当地卫生院治疗，诊断为上呼吸道感染（兵哇），口服"小儿感冒颗粒""小儿咽扁颗粒"3天后病情好转。近3天来患儿出现眼睑浮肿、迅速波及全身，伴发热、恶寒、咽喉红肿疼痛，再次口服上药无效，故前来就诊。患儿一般情况及精神欠佳，体温39C°，脉搏100次/分，呼吸25次/分，血压130/90mmHg，症见周身浮肿，按之凹陷，头晕、肢体及腰部酸痛、乏力，尿少、色深，舌红苔黄，脉浅快有力。尿常规检查可见镜下血尿、蛋白、红细胞及管型。傣医诊断为鲁旺兵拢泵塔拢塔菲塔喃想（风火水毒过盛型小儿急性肾小球肾炎）。多雅（治法）：清火解毒，利水消肿。内治法：①雅解沙把（百解胶囊），口服，每次服2粒，每日3次（可去除胶囊）。②雅拢泵（利水消肿方）加减，嘿盖贯（倒心盾翅藤）10g，芽糯妙（肾茶）10g，芽摆尚（淡竹叶）10g，哈累牛（野芦谷根）10g，哈哈（白茅根）15g，研细粉，加喃皇旧（墨旱莲汁）调匀，搓成小丸药内服，每次1丸，每日 3 次，也可水煎服。外治法：①果雅（包药疗法），取羊屎果叶、臭锯末、白浆藤叶各等量，捣烂，炒热外包足底。②咱雅（拖擦疗法），取帕冷（水香菜）捣烂，加岩盐少许，自上而下、从左至右、从前至后地拖擦周身。③阿雅（洗药疗法），取帕冷（水香菜）、摆贵的罕（粉芭蕉叶）、广哥（荆芥）、贵吻（象腿蕉）各 50g，煎水泡洗周身，每日 1 次。

【复习思考题】

1.试述鲁旺兵拢泵（小儿急性肾小球肾炎）和鲁旺拢牛（小儿尿路感染）的鉴别要点。

2.试述鲁旺兵拢泵（小儿急性肾小球肾炎）的病因病机。

第十章　皮肤病 ▷▷▷▷

【目的要求】

掌握脓疱疮、小儿痱子的概念、病因病机、诊断、病证分类辨治、调护，以及外治法在小儿皮肤病中的使用。

第一节　洞烂（脓疱疮）

一、概述

洞烂（脓疱疮），也称为"洞破"，是一种常见的因人体感受外在的帕雅拢皇（热风毒邪）后，蕴积于皮下，外发于肌肤的浅在的皮肤化脓性感染疾病，传染性强。临床以丘疹、水疱或脓疱，易破溃后成脓痂为特征，系接触传染，蔓延迅速。本病多在腊鲁皇（热季）、腊鲁芬（雨季）发病，发病年龄以学龄前及学龄期为主。傣医将之分为洞烂塔拢塔菲想（风热毒邪蕴结型脓疱疮）和洞烂塔拢软、塔拢塔喃如乃（风气不足、风毒水湿蕴结型脓疱疮）进行论治。

本病相当于西医学的"传染性脓疱疮"，临床诊断明确者可参照本节论治。

二、辨解帕雅（病因病机）

本病的发生是由于患儿平素喜食香燥、肥腻、性热之品，积热于内，塔拢（风、气）、塔菲（火）偏盛，塔喃（水）不足，不能制火，加之感受外在的风热水毒，或因素体塔都档细（四塔）虚弱，塔拢（风、气）不足，无力排泄体内水湿之毒，毒邪内蕴，外感风毒水湿之邪，内外合邪蕴结于肌肤皮下而致，为邪实或虚实夹杂之候。

西医学认为该病的致病菌绝大多数为凝固酶阳性的金黄色葡萄球菌或乙型溶血性链球菌，多可由两者混合感染引起，少数由其他细菌，如白色葡萄球菌、表皮葡萄球菌等所致。

三、诊查要点

（一）诊断

1. 皮疹形态　初起时为红斑、丘疹或水疱，迅速变成脓疱，疱液先澄清后浑浊，成群分布，水疱有半月形积脓现象，疱壁薄易破。破后糜烂，流出黄水，干燥后形成黄色脓痂。

2. 好发部位　颜面部、口鼻周围、颈、四肢等暴露部位。

3. 瘙痒　自觉不同程度的瘙痒。

4. 其他　重症患儿可伴有高热、淋巴结肿大，或引起败血症。

（二）相关检查

1. 皮损广泛者可有白细胞总数及中性粒细胞计数增高。

2. 链球菌引起感染者，抗链球菌溶血素"O"增高。

3. 脓液细菌培养可分离出致病菌。

（三）辨证要点

洞烂（脓疱疮）辨证以塔都档细（四塔）辨证为主，重点辨塔拢（风）、塔菲（火）、塔喃（水）之想（过盛）、软（不足）。

1. 塔拢塔菲想（风热毒邪盛）　脓疱密集，色黄，周围有红晕，破后糜烂面鲜红，舌红，苔黄腻，脉快。

2. 塔拢软、塔拢塔喃如乃（风气不足、风毒水湿蕴结）　脓疱稀疏，色淡白或淡黄，周围红晕不显，破后糜烂面淡红，舌淡，苔薄微腻，脉沉而细弱。

四、辨解帕雅列多雅（病证分类辨治）

（一）洞烂塔拢塔菲想（风热毒邪蕴结型脓疱疮）

1. 夯帕雅（主症）　脓疱密集，色黄，周围有红晕，破后糜烂面鲜红，多有口干，小便黄，大便干，伴有发热，舌红苔黄腻，脉快。

2. 辨解帕雅（病因病机）　因平素喜食香燥、肥腻、性热之品，积热于内，风、火塔偏盛，水塔不足，不能制火，加之感受外在的风热水毒蕴结于肌肤皮下而致本病。

3. 平然（治则）　清火解毒，除风敛疮。

4. 多雅（治法）

（1）内治法：雅解沙把（百解胶囊），口服，每次 2～4 粒（可去除胶囊），每日 3 次（根据年龄或体重调节用量）。

（2）外治法

①达雅（搽药疗法）：取雅解先打（傣百解）磨水外搽，或取贺麻年（苦卡拉），羊粪烧焦，捣细粉，加入乳汁调匀外搽。

②阿雅（洗药疗法）：楠果缅（桫枝树皮）、楠楞嘎（千张纸树皮）、锅孩嫩（纤穗柳）、嘿宋拢（大叶酸藤子）、解烘罕（大黄藤）、摆管底（蔓荆叶）各 50g，水煎外洗患处，每日 1～2 次。或取摆麻桂香拉（番石榴叶）、摆宾蒿（白花臭牡丹叶）、摆帕利（旋花茄叶）、摆娜龙（艾纳香叶）各 50g，加水煎煮外洗，每日两次。

（二）洞烂塔拢软、塔拢塔喃如乃（风气不足、风毒水湿蕴结型脓疱疮）

1. 夯帕雅（主症） 脓疱稀疏，色淡白或淡黄，周围红晕不显，破后糜烂面淡红，多有饮食不佳，便溏，舌淡，苔薄微腻，脉沉而细弱。

2. 辨解帕雅（病因病机） 因素体四塔不足，无力排泄体内水湿之毒，毒邪内蕴，加之感染外在的风热水毒，内外相合发为本病。

3. 平然（治则） 调补四塔，清火解毒。

4. 多雅（治法）

（1）内治法

①雅解沙把（百解胶囊），口服，每次 2～4 粒，每日 3 次，连服 3 日，然后再按病情选择下列方药治之（根据年龄或体重调节用量）。

②取埋哦罗（大芦苇）、哈宾亮（红花臭牡丹根）、更拢良（腊肠树心）、哈麻电（圆锥南蛇藤根）、哈抱冬电（薇籽根）各适量，共煎汤内服。

③取雅叫哈顿（五宝药散），每次服 1～2g，每日 3 次，用米汤调服（根据年龄或体重调节用量）。

（2）外治法

①达雅（搽药疗法）：取摆巴闷（冬瓜叶）捣烂，加淘米水、猪油炒热外搽。

②阿雅（洗药疗法）：取埋哦罗（大芦苇）、哈宾亮（红花臭牡丹根）、更拢良（腊肠树心）、哈麻电（圆锥南蛇藤根）、哈抱冬电（薇籽根）各等量，共煎汤外洗。或取婻晚（三丫苦）、沙板阿（五彩梅）、摆芽拉勐龙（对叶豆叶）、摆娜龙（艾纳香叶）、摆管底（蔓荆叶）各 50g，水煎外洗患处，每日 1～2 次。

五、预防调护

1. 预防 热季、雨季风热湿邪偏盛，宜保持皮肤清洁和干燥，可减少发病。

2. 调护

（1）宜食清淡食物。

（2）对患儿接触过的衣物、毛巾、用具等，应及时消毒处理。

（3）对患儿适当隔离治疗，防止直接或间接接触而传染。

六、现代研究进展

傣医药具有自己独特的传统疗法。在治疗皮肤病上，以水、风论治皮肤病是一个鲜明的特色，在用药上以使用清热解毒凉血的药物为主。实验结果表明，治疗洞烂（脓疱疮）用药摆麻桂香拉（番石榴叶）的 4 种溶剂提取物对 11 种常见细菌均有不同程度的抗菌作用，特别是 CLW（氯仿萃取后的溶液）对脑膜炎双球菌的抑菌效果最强，ETAC（乙酸乙酯溶剂萃取后的溶液）对金黄色葡萄球菌、大肠埃希菌抗菌效果最好，MEW（甲醇溶剂萃取的溶液）对白念珠菌抑菌效果最好，BUW（正丁醇溶剂萃取的溶液）对脑膜炎双球菌的抑菌效果最强。其提取液对其他抗菌药物有耐药性的金黄色葡萄球菌、铜绿假单胞菌、大肠埃希菌等都有较强的抗菌活性。

七、档哈帕雅（傣医医案选读）

艾某，男，5岁，因"皮疹3天"来诊。3天前，患儿下肢出现数个散在水疱，抓破后流出黄水，抓破之处露出湿润鲜红之疱面。家人在家自予皮炎平乳膏，每日3次涂抹治疗，未见明显好转，并见发热、口干、小便黄、大便干，故来诊。查体：患儿体温37℃，双下肢出现多处约黄豆大小之水疱和脓疱，脓疱密集，周围有红晕，有的脓疱已破溃，流出黄水，结有黄痂，患儿不时用手搔抓患处，舌红苔黄腻，脉行快。诊断：洞烂塔拢塔菲想（风热毒邪蕴结型脓疱疮），治以清火解毒，除风敛疮。给予雅解沙把（百解胶囊）口服，每次2粒，每日3次，连服3日。阿雅（洗药疗法）：楠果缅（杼栎树皮）、楠楞嘎（千张纸树皮）、锅孩嫩（纤穗柳）、嘿宋拢（大叶酸藤子）、解烘罕（大黄藤）、摆管底（蔓荆叶）各50g水煎外洗患处，每日1～2次，连用药4天而治愈。

【复习思考题】

1. 如何鉴别洞烂（脓疱疮）和洞喃（水痘）？
2. 简述洞烂（脓疱疮）的内治法方剂及外治法的使用。

第二节　鲁旺洞贺（小儿痱子）

一、概述

鲁旺洞贺（小儿痱子），又称为"汗疹"，是婴幼儿常见疾病之一，多因素体塔都档细（四塔）不健，风气不足，汗孔疏松，加之外感风热毒邪，与汗相合，蕴积皮肤发而为病，临床以皮肤出现小水疱、丘疹、丘疱疹为特征。本病在腊鲁皇（热季）发病较多，体弱多病、出汗多的婴幼儿，身体肥胖、虚弱及高热患儿易发此病。傣医多采取内服和外洗相结合而治之。

西医学的痱子，明确诊断者可参考此节辨治。

二、辨解帕雅（病因病机）

素体塔都档细（四塔）不健，塔拢软（风气不足），汗孔疏松，汗液易外泄。加之腊鲁皇（热季）是塔拢（风、气）、塔菲（火）偏盛的季节，气候炎热，病邪旺盛，暑热熏蒸，人易感受外在的帕雅拢皇（热风毒邪）发生热性疾病。帕雅拢皇（热风毒邪）侵犯肌表，与汗相合，蕴积皮肤发为本病。西医学认为，本病是因在高温、高湿环境中，出汗过多，不易蒸发，使汗管堵塞、破裂而致汗液外溢到周围组织，引起的皮肤浅表性炎症反应。另外，维生素A缺乏可使毛孔被小角栓堵塞，进而局部发生肿胀，可诱发本病。

三、诊查要点

1. 好发于腊鲁皇（热季），尤其是在高温、高湿环境中。

2. 皮疹常发于手背、肘窝、腋下、颈、胸、背、头面和臀部。

3. 基本损害为潮红皮肤上有密集的针头至粟粒大小的丘疹或丘疱疹，周围红晕，成批出现。

4. 若持续高热反复发生，可形成脓疱性痱子和深在性痱子。

5. 常有剧烈瘙痒与灼热感。

6. 当皮疹广泛时，可有汗闭、发热、头痛、疲乏等症，或继发感染引起疖肿。

四、辨解帕雅列多雅（病证分类辨治）

1. 夯帕雅（主症） 患儿性躁易哭，不发热，汗多，头面或周身出现红色疹子，夜不安，舌质偏红，苔白腻或黄厚腻。

2. 辨解帕雅（病因病机） 患儿素体四塔不健，塔拢软（风气不足），汗孔疏松，汗液易外泄，加之感染外在的帕雅拢皇（热风毒邪）、与汗相合，蕴积皮肤而发病。

3. 平然（治则） 补气敛汗，除风解毒。

4. 多雅（治法）

（1）内治法

雅叫哈顿（五宝药散）：每次 0.5g，每日 3 次，用米汤送服。

（2）外治法

阿雅（洗药疗法）：取摆管底（蔓荆叶）、摆娜龙（艾纳香叶）、摆宾蒿（白花臭牡丹叶）、沙板阿（五彩梅）、摆习列（黑心树叶）各 50g，水煎外洗患处，每日 1～2 次。

五、预防调护

1. 预防

（1）炎热、高温环境下，保持室内通风，衣服宜宽大，忌穿紧身服或化纤布料的服饰，避免过热。

（2）注意皮肤清洁，保持干燥，炎热季节勤洗澡。

（3）肥胖婴儿睡觉后应经常翻身，洗温水浴，擦干后扑痱子粉，使皮肤干净凉爽，保持汗孔通畅。

（4）天气炎热，注意及时降温，多食西瓜等水果及青菜，平时也常可饮绿豆汤。

2. 调护

（1）饮食上宜多吃清淡易消化食物，及时适量补充水分，可以经常吃些蛋类、鱼类、乳类、瘦肉类及新鲜蔬菜等食物，忌食油腻、辛辣刺激性食物。

（2）注意皮肤清洁，保持干燥，有继发感染应及时处理。

（3）避免毛巾很用力地擦皮肤及搔抓，发病后不宜用肥皂和热水烫洗，可用温水洗浴。

（4）注意清热利湿，适当饮些清凉的饮料，如用蒲公英、菊花煎水代茶饮用。

六、现代研究进展

雅叫哈顿（五宝药散）是傣医传统经方，由内管底（蔓荆子）、哈新哈布（藤苦参）、巴闷烘（苦冬瓜）、几龙累（滇天冬）、哈娜罕（羊耳菊根）五味药组成，有调平四塔、清火解毒、除风止痛、凉血止血、补血养颜的功效。临床报道用于治疗多种皮肤疾患可收到满意疗效。方中主药为内管底（蔓荆子），味淡苦，性凉，入塔拢（风）、塔喃（水）、塔拎（土），清火解毒，祛风散寒，消肿止痛。近年来对内管底（蔓荆子）的现代药理研究发现其有抗肿瘤、解热镇痛、抗菌抗炎、降压、抗氧化等作用。

七、档哈帕雅（傣医医案选读）

岩某，男，3岁，因"皮疹2天"前来就诊。家人述两天前患儿头面和臀部等部位出现红色疹子，剧烈瘙痒，伴见夜卧不安。查体：头面、颈、肘窝、腋下、胸、背及臀部有密集的针头至粟粒大小的丘疹或丘疱疹，周围红晕，成批出现并伴有灼热感，舌质偏红，苔黄腻。傣医诊断为鲁旺洞贺（小儿痱子），治以补气敛汗，除风解毒。给予雅叫哈顿（五宝药散），每次0.5g，每日3次，用米汤送服。阿雅（洗药疗法）：取摆管底（蔓荆叶）、摆娜龙（艾纳香叶）、摆宾蒿（白花臭牡丹叶）、沙板阿（五彩梅）、摆习列（黑心树叶）各50g，水煎外洗患处，每日1～2次，两日获效。

【复习思考题】

1. 鲁旺洞贺（小儿痱子）应该如何调护？
2. 简述鲁旺洞贺（小儿痱子）的内治法方剂及外治法的使用。

第十一章 其他病证 ▷▷▷▷

【目的要求】

掌握新生儿黄疸、小儿贫血、小儿偏头痛、小儿风湿热、小儿虫证、小儿过敏性紫癜、小儿维生素 D 缺乏性佝偻病、小儿发热的概念、病因病机、诊断、病证分类辨治、调护，以及外治法在新生儿黄疸、小儿偏头痛、小儿风湿热、小儿过敏性紫癜中的使用。

第一节 鲁旺哦勒（新生儿黄疸）

一、概述

鲁旺哦勒（新生儿黄疸）以新生儿出生后皮肤、面目出现黄疸为特征的病证，与胎禀因素有关。临床上分为生理性黄疸和病理性黄疸。生理性黄疸是指出生后 2～3 天出现黄疸，4～6 天达高峰，10～14 天自行消退，早产儿可延迟至 3～4 周消退，食欲良好，睡眠正常，精神亦佳，一般不需治疗。病理性黄疸产生原因很多，如新生儿溶血病、新生儿肝炎综合征、新生儿胆道闭锁、新生儿败血症、母乳性黄疸，以及药物、窒息所致黄疸，须查明原因，及时治疗，傣医将之分为鲁旺哦勒皇（新生儿热性黄疸）和鲁旺哦勒嘎（新生儿寒性黄疸）进行论治。

二、辨解帕雅（病因病机）

本病的发生主要因为禀受孕母内蕴湿热之毒或寒湿之毒，或出生之后，先天禀赋不足，尤以土塔、火塔功能不足，寒湿内生，或感受外在的帕雅拢皇（热风毒邪），内外相合，导致塔都档细（四塔）、夯塔档哈（五蕴）功能失调，火热、湿毒、寒湿郁积中盘，水道受阻，三盘不通，熏蒸肝胆，胆汁不循常道，外溢肌肤而发为黄疸。

三、诊查要点

（一）诊断

1. 皮肤、面目黄疸出现早（出生后 24 小时内出现），发展快（血清总胆红素每天增加超过 85.5 μmol/L），消退晚（3 周后仍不消退），程度重（血清总胆红素 > 205.2 μmol/L 或黄疸退而复现，并伴有精神萎靡、嗜睡或睡眠不宁、食欲不佳、大便或呈灰白色等表现。

2.部分患儿有肝大，或有家族史。

（二）相关检查

1.血清总胆红素 205.2 μmol/L，血清结合胆红素 > 26 μmol/L。
2.尿胆红素阳性，尿胆原试验阳性或阴性。
3.根据引起黄疸的病因进行相应的检查。

（三）辨证要点

1.辨性质　从黄疸出现的时间、程度、消退的情况，结合全身症状区别生理性黄疸和病理性黄疸。

（1）生理性黄疸：指出生后 2 ～ 3 天出现黄疸，4 ～ 6 天达高峰，10 ～ 14 天自行消退，早产儿可延迟至 3 ～ 4 周消退，食欲良好，睡眠正常，精神亦佳。

（2）病理性黄疸：黄疸出现时间或迟或早，有在出生 24 小时内出现者，也有生后 2 ～ 3 周出现者，消退时间延长，或消退后又复现，或黄疸程度较重，伴有精神萎靡、嗜睡或睡眠不宁、纳呆等。

2.辨寒热　全身皮肤发黄，鲜明如橘子色，舌苔黄厚腻者，为鲁旺哦勒皇（新生儿热性黄疸）；全身皮肤发黄，色黄如烟熏，舌苔白而厚腻者，为鲁旺哦勒嘎（新生儿寒性黄疸）。

四、辨解帕雅列多雅（病证分类辨治）

（一）鲁旺哦勒皇（新生儿热性黄疸）

1.夯帕雅（主症）　全身皮肤发黄，鲜明如橘子色，小便不利，尿深黄如茶色，大便黏滞或干结，发热，周身困乏无力，精神欠佳，恶心呕吐，厌食油腻，舌苔黄厚腻，脉行快。

2.辨解帕雅（病因病机）　孕母内蕴湿热传于胎儿，或小儿感受外在的帕雅拢皇（热风毒邪），导致四塔、五蕴功能失调，风火偏盛，塔喃（水）不足，不能制火，火热湿毒熏蒸肝胆，胆汁不行常道，外溢肌肤而发为黄疸。

3.平然（治则）　清火解毒，利胆退黄。

4.多雅（治法）

（1）内治法

①雅解沙把（百解胶囊）：每次 1 粒，去胶囊，开水泡服，每日 3 次（可根据年龄或体重调节用量）。

②文尚海（百样解）3g，先勒（十大功劳）3g，埋闪罕（黄金竹）3g，南晚囡（小黄伞）3g，邓嘿罕（定心藤）3g，水煎服。

③芬雅（磨药疗法）：哈丹（大王棕根）3g，文尚海（百样解）3g，嘿吻牧（苦藤）3g，哈英辛（吉龙草根）3g，哈蒿修（大绿藤根）3g，梗巴闷烘（苦冬瓜把）3g，嘿涛

莫（滑叶藤仲）3g，磨于米汤内服。

④哈芽拉勐囡（草决明根）3g，哈罕满囡（小拔毒散根）3g，哈莫哈郎（大驳骨丹根）3g，哈莫哈蒿（鸭嘴花根）3g，水煎服。

（2）外治法

阿雅（洗药疗法）：先勒（十大功劳）、哈英辛（吉龙草根）、埋闪罕（黄金竹）、南晚囡（小黄伞）、邓嘿罕（定心藤）、哈先飞（香根）、嘿罕（无根藤）各30g，水煎外洗周身，每日1次。

（二）鲁旺哦勒嘎（新生儿寒性黄疸）

1. 夯帕雅（主症） 全身皮肤发黄，色黄如烟熏，小便黄，大便溏薄，周身困乏无力，畏寒怕冷，精神欠佳，厌食呕吐，舌苔白而厚腻，脉行慢。

2. 辨解帕雅（病因病机） 小儿先天土塔、火塔功能不足，寒湿内生，或直接感受寒湿，阻滞肝胆，胆汁不行常道，外溢肌肤，发为黄疸；因其水寒，湿重于热而热象不显。

3. 平然（治则） 温水化湿，利胆退黄。

4. 多雅（治法）

（1）内治法

①雅解沙把（百解胶囊）：每次1粒，去胶囊，开水泡服，每日3次（可根据年龄或体重调节用量）。

②三姜寒黄汤：毫命（姜黄）、补累（紫色姜）、辛（生姜）、野芒果树皮、埋嘎（绒毛番龙眼）、罕好喃（水菖蒲）各等量，加匹囡（胡椒）十分之一，共碾细粉，每次0.5g，开水泡服，每日3次。

③颜面发黑称为案朗（黑疸病）：取哈滇尚（黄瓜根）、贺罗呆哼（姜花根）、麻勒来（音译），磨于米汤中内服。

（2）外治法

阿雅（洗药疗法）：邓嘿罕（定心藤）、先勒（十大功劳）、贺别（葛根）、摆宾蒿（白花臭牡丹叶）、摆娜龙（艾纳香叶）各50g，水煎外洗周身，每日1～2次。或摆扎阿亮（紫苏叶）、藿香、贺别（葛根）、荒嫩（水薄荷）、嘿罕盖（通血香）、摆管底（蔓荆叶）、摆拢良（腊肠树叶）、摆宾蒿（白花臭牡丹叶）、摆娜龙（艾纳香叶）、摆扁（刺五加叶）各30g，水煎外洗周身，每日1～2次。

五、预防调护

1. 热性黄疸：妊娠期及哺乳期母亲饮食宜清淡，营养丰富，忌饮酒及过食辛热油腻之品，注意休息。

2. 寒性黄疸：妊娠期及哺乳期母亲多食清淡营养之品，勿贪凉饮冷，忌寒凉之品，注意休息。

3. 新生儿出生后尽早开奶，促进胎粪顺利排出。做好脐带的护理，以及臀部、皮肤护理，避免损伤，预防感染。

六、现代研究进展

新生儿黄疸是新生儿期常见病，由于胆红素对神经系统的毒性，如果不及时治疗，部分严重患儿会出现胆红素脑病，造成神经损伤及功能残疾。临床常用的治疗方法有药物疗法（酶诱导剂、白蛋白、微生态制剂）、光疗、动静脉同步换血、新生儿抚触治疗、中西医结合治疗、民族医药疗法等。但临床上应根据实际情况有针对性地选择治疗方法，找出引起疾病的原因，减轻其病情并促进其恢复。同时，应将重点放在新生儿黄疸的预防、及早发现和及时管理上。

傣医内外合治新生儿黄疸疗效较好，尤其外治法操作方便，患儿易于接受，选用傣药野芒果树皮、埋嘎（绒毛番龙眼）、罕好喃（水菖蒲）进行煎煮后熏洗或药浴可取得一定效果。

七、档哈帕雅（傣医医案选读）

阮某，女，1月龄。患儿出生后3天开始出现周身皮肤发黄，医院诊为"新生儿黄疸"，经治疗无明显好转，遂来就诊。现症见周身皮肤黄染，色泽鲜明、小便不利、色黄、大便黏滞，易呕吐，食欲尚可，舌尖红苔淡黄，脉行快。傣医诊断为鲁旺哦勒皇（新生儿热性黄疸），治以清火解毒，利胆退黄。内治法取文尚海（百样解）3g，先勒（十大功劳）2g，埋闪罕（黄金竹）3g，南晚囡（小黄伞）3g，邓嘿罕（定心藤）3g，每日1剂，水煎20mL，分早、中、晚3次温服。外治以阿雅（洗药疗法）：先勒（十大功劳）、哈英辛（吉龙草根）、埋闪罕（黄金竹）、南晚囡（小黄伞）、邓嘿罕（定心藤）、哈先飞（香根）、嘿罕（无根藤）、先勒（十大功劳）各30g，水煎外洗周身，每日1次，药用7剂获效。

【复习思考题】

1. 试述新生儿生理性黄疸与病理性黄疸的鉴别要点。
2. 试述鲁旺哦勒皇（新生儿热性黄疸）和鲁旺哦勒嘎（新生儿寒性黄疸）的鉴别要点。

第二节 鲁旺样拥（小儿贫血）

一、概述

鲁旺样拥（小儿贫血）是小儿时期常见的一种病证，是指外周血中单位容积内红细胞数或血红蛋白量低于正常。临床表现因贫血程度不同而异，轻者可无自觉症状，中度以上者可出现头晕乏力、纳呆、烦躁等症，并有不同程度的面色苍白，指甲、口唇和睑结膜苍白。

本病多见于婴幼儿，严重影响小儿生长发育。傣医学认为，水血同源，气血同源，将本病分为鲁旺样拥勒软塔喃软（水血不足型小儿贫血）和鲁旺样拥勒拢软（气血不足型小儿贫血）两型论治。

西医学的红细胞生成减少性贫血、红细胞破坏过多性贫血、失血性贫血表现为本病特征者，可参照本节辨治。

二、辨解帕雅（病因病机）

小儿贫血的原因多为饮食不节，损伤办（脾）、崩（胃）之功能，使脾胃消化水谷、化生气血无力；或外伤出血，水火烫伤；或久病、大病、气血大伤；或忧思恼怒，损伤五蕴，影响办（脾）、崩（胃）之功能，使塔拢（风、气）、塔喃（水、血）化生无源。

三、诊查要点

（一）诊断

1. 临床表现为皮肤、黏膜（睑结膜、口腔黏膜）及甲床呈苍白色，重度贫血时皮肤呈蜡黄色，病程较长的还常有易疲倦、毛发干枯、营养低下、体格发育迟缓等症状。

2. 根据其病因、程度轻重、发病急慢等不同，症状也不同。可表现为异食癖、免疫功能低下、易感染等。

3. 婴幼儿常有髓外造血反应，如肝大、脾大、淋巴结肿大，还可因缺氧而致代偿性呼吸、心跳增快。严重者可有心脏扩大、心力衰竭。

（二）相关检查

小儿贫血病因复杂，可根据外周血常规、骨髓检查、血红蛋白分析、红细胞渗透脆性试验等检查进一步明确贫血病因。

（三）贫血分度

按照血红蛋白含量将贫血分为轻、中、重、极重四度。

1. 轻度　血红蛋白 6 月龄～6 岁，90～110 g/L；6 岁以上 90～120 g/L。红细胞计数（3～4）×10^{12}/L。

2. 中度　血红蛋白 60～90g/L；红细胞计数（2～3）×10^{12}/L。

3. 重度　血红蛋白 30～60g/L；红细胞计数（1～2）×10^{12}/L。

4. 极重度　血红蛋白 < 30g/L；红细胞计数 < 1×10^{12}/L。

（四）辨证要点

鲁旺样拥勒软塔喃软（水血不足型小儿贫血）以面色、齿龈、唇、甲苍白，唇干舌燥，干咳无痰或带血丝，五心烦热，两颧发红，烦躁不安，失眠健忘为特点；鲁旺样拥勒拢软（气血不足型小儿贫血）以面色、唇甲、齿龈苍白，肢体困倦乏力，面足浮肿，失眠健忘为特点。

四、辨解帕雅列多雅（病证分类辨治）

（一）鲁旺样拥勒软塔嗬软（水血不足型小儿贫血）

1. 夯帕雅（主症） 头晕耳鸣，肢体困倦乏力，面色、齿龈、唇、甲苍白，唇干舌燥，干咳无痰或带血丝，五心烦热，两颧发红，烦躁不安，失眠健忘。严重者可有心脏扩大和心力衰竭而见面、足浮肿，舌质淡或边尖红，舌苔薄白或薄黄，脉行慢弱而无力。

2. 辨解帕雅（病因病机） 本证的发生主要因饮食不节，饥饱失常，暴饮暴食，过食生冷，误食禁忌，损伤办（脾）、崩（胃）之功能，使脾胃消化水谷、化生水血无力；或为外伤出血，水火烫伤；或久病、大病，损伤四塔；或忧思恼怒，损伤五蕴，影响办（脾）、崩（胃）之功能，使塔嗬（水、血）化生无源。

3. 平然（治则） 调补四塔，补水养血。

4. 多雅（治法）

（1）内治法

①雅补嗬退卖（补水退热方）：皇旧（墨旱莲）5g，贺麻亚毫（掌叶榕）5g，贺贵的罕（粉芭蕉根）5g，哈哈（白茅根）5g，煎汤服。

②雅叫哈顿（五宝药散）1～5g，用红糖为引，煮鸡蛋食；或加入黑母鸡蛋中调均，蒸熟食。

③芽楠嫩（荷包山桂花）5g，故罕（当归藤）5g，嘿涛勒（鸡血藤）5g，煎汤服。

④麻蜜旺（树菠萝幼果）10～15g，锅拢浪（望江南）10～15g，煮鸡食。

⑤芽楠嫩（荷包山桂花）10g，故罕（当归藤）5g，嘿涛勒（鸡血藤）10g，邓嘿罕（定心藤）5g，文尚海（百样解）5g，竹茹5g，沙英（甘草）5g，水煎120mL，分早、中、晚3次温服。

（2）外治法

①闭诺（推拿按摩疗法）：选择温热水或油边涂搽边按摩腹部。

②迪筛么（脐贴疗法）：贺麻亚毫（掌叶榕）1g，贺芒荒（千年健）1g，碾细粉，温水调后贴脐部，每日1次。

（二）鲁旺样拥勒拢软（气血不足型小儿贫血）

1. 夯帕雅（主症） 心悸气短，头晕耳鸣，面色、唇甲、齿龈苍白，肢体困倦乏力。严重者可有心脏扩大和心力衰竭，面足浮肿，失眠健忘，舌质淡苔薄白，脉行慢弱而无力。

2. 辨解帕雅（病因病机） 多因感受外邪，饮食不节，过食生冷，误食禁忌，损伤办崩（脾胃）之功能，使脾胃消化水谷无力，不能化生水血；外伤出血、水火烫伤、久病、大病或为忧思恼怒，损伤五蕴，导致塔拢（风、气）不足，甚至出现腹内风不足的生长发育缓慢、体瘦易感等表现。

3. 平然（治则） 调补四塔，补气生血。

4. 多雅（治法）

（1）内治法

①雅占如利（三亮补益汤）：哈宾蒿（白花臭牡丹根）5g，哈罗来亮（红鸡冠花根）5g，哈罗埋亮龙（朱槿树根）5g，煎汤服。

②雅勒拢软（生血汤）：芽楠嫩（荷包山桂花）5g，故罕（当归藤）5g，嘿涛勒（鸡血藤）5g，邓嘿罕（定心藤）5g，文尚海（百样解）5g，竹茹5g，沙英（甘草）3g，煎汤服。

③雅叫哈顿（五宝药散）1～5g，用红糖为引，煮鸡蛋食。

④雅朋勒（健胃止痛胶囊），口服，每次1～4粒，每日3次（可去除胶囊，根据年龄或体重调节用量）。

⑤芽楠嫩（荷包山桂花）5g，故罕（当归藤）5g，嘿涛勒（鸡血藤）5g，煎汤服。

（2）外治法

①闭诺（推拿按摩疗法）：选择以温热水或油边涂搽边按摩腹部。

②迪筛么（脐贴疗法）：哈宾亮（红花臭牡丹根）1g，贺芒荒（千年健）1g，碾细粉，温水调后贴脐部，每日1次。

五、预防调护

1. 加强孕期、哺乳期母亲的营养和疾病防治，合理膳食，保证婴儿健康。

2. 提倡母乳喂养，及时添加营养丰富、富含铁剂的辅食。

3. 养成良好的饮食习惯，注意膳食合理搭配。

4. 及时治疗各种原发病，谨慎用药。

5. 重度贫血患儿要加强护理，卧床休息，减少活动，密切观察病情变化，早期发现虚脱、出血等危症，以及时抢救。

六、现代研究进展

西医学认为小儿贫血病因复杂，根据造成贫血的原因分为红细胞或血红蛋白生成不足、溶血性和失血性3类。治疗原则是祛除病因，加强护理；针对贫血的病因选择有效的药物；当贫血引起心功能不全时，输注红细胞是抢救措施；采用造血干细胞移植是目前根治严重遗传性溶血性贫血、再生障碍性贫血的有效方法。

七、档哈帕雅（傣医医案选读）

赵某，男，10岁。患儿无明显诱因，半年前出现贫血，周身乏力，面色苍白，曾求治于当地某医院。经检查，诊断为"再生障碍性贫血"，间断输血5次，并以泼尼松、叶酸、氧化钴、维生素B$_{12}$等治疗，其效不显。现症见面色苍白，肢体困倦乏力，舌质淡，苔白，脉行慢弱而无力。傣医诊为鲁旺样拥勒拢软（气血不足型小儿贫血），治以调补四塔，补气生血，予雅叫哈顿（五宝药散）3g，用红糖为引，煮鸡蛋食。又以芽楠嫩（荷包山桂花）10g，故罕（当归藤）10g，嘿涛勒（鸡血藤）10g，每日 1 剂，水煎服。外用迪筛么（脐贴疗法）：哈宾亮（红花臭牡丹根）1g，贺芒荒（千年健）1g，碾细粉，温水调后贴脐部，每日 1 次。治疗 1 个月获效。

【复习思考题】

1. 试述鲁旺样拥（小儿贫血）的病情分度。
2. 试述鲁旺样拥勒软塔喃软（水血不足型小儿贫血）的诊断要点。

第三节 鲁旺拢贺接办留（小儿偏头痛）

一、概述

鲁旺贺接（小儿头痛）是儿科临床常见症状，其中鲁旺拢贺接办留（小儿偏头痛）是最常见的发作性头痛，以弥漫性或单侧性发作、疼痛剧烈且反复发作为特征。

本病在 3 ~ 7 岁的发病率为 1% ~ 3%，7 ~ 11 岁的发病率为 4% ~ 11%，到了 15 岁发病率达 8% ~ 23%。偏头痛反复发作，严重影响儿童及青少年的生活与学习。

对于本病的治疗，傣医将其分为小儿热性偏头痛和小儿寒性偏头痛，而分别予以清热泻火，除风止痛和补火除寒，通血止痛治疗，在治法上具有"内外合治"的特色。

二、辨解帕雅（病因病机）

本病的发生多因感受帕雅拢皇（热风邪毒）或帕雅拢嘎（冷风寒邪），导致体内塔都档细（四塔）功能失调，夯塔档哈（五蕴）损伤。风火偏盛，上犯头目而致热性偏头痛；寒水偏盛，上犯目而致寒性偏头痛。

三、诊查要点

（一）诊断

1. 反复发作的头痛，间歇期完全正常。
2. 具备以下六项中至少三项：
（1）一侧或双侧头痛。
（2）头痛为搏动性。
（3）有视觉异常等先兆。
（4）头痛中伴恶心呕吐，或怕声怕光。
（5）日常体力活动后加重。
（6）有偏头痛家族史。

（二）辨证要点

本病应根据症状区别热性偏头痛和寒性偏头痛。热性偏头痛遇情绪波动或日常活动后可诱发加重，心烦多梦，睡眠不安，舌红苔黄厚或干燥。寒性偏头痛受凉或劳累后诱发加重，精神不振，口淡乏味，舌淡苔白厚腻。

四、辨解帕雅列多雅（病证分类辨治）

（一）鲁旺拢贺接办留皇（小儿热性偏头痛）

1. 夯帕雅（主症） 单侧或双侧头痛剧烈，遇情绪波动或热刺激可诱发或加剧，反复发作，时轻时重。可伴见面红目赤，心烦不安，失眠多梦，口臭而干苦，喜冷饮，小便短黄，大便干结，苔黄厚腻或干燥，脉行快。

2. 辨解帕雅（病因病机） 本证的发生因平素过食香燥味重之品，积热于内，加之外感帕雅拢皇（热风毒邪），内外相合，导致体内四塔功能失调，水塔受伤，水不制火，风火偏盛，上犯头目而致。或因情志不舒，忧思恼怒，五蕴受伤，四塔不调，塔喃（水）不足，不能制火，塔菲（火）、塔拢（风、气）偏盛，上犯头目而致。

3. 平然（治则） 清热泻火，除风止痛。

4. 多雅（治法）

（1）内治法

①娜罕（羊耳菊）、媌晚（三丫苦）各5～10g，水煎服。

②邓嘿罕（定心藤）5g，文尚海（百样解）5g，咪火哇（箭根薯）5g，波波罕（山乌龟）2g，嘿罕盖（通血香）5g，水煎服。

③锅麻过（槟榔青）1g，嘿柯罗（青牛胆）1g，比比亮（红花丹）1g，磨水服。

（2）外治法

①达雅（搽药疗法）：取锅麻过（槟榔青）、嘿柯罗（青牛胆）、比比亮（红花丹）磨水，取药汁揉搽患处。

②果雅（包药疗法）：取哟帕顿（滴水芋嫩芽）3枝，哟摆办（苎麻嫩芽）3枝，芽给怀（荷莲豆荚）3枝，广锅（毛罗勒）3枝，哈沙海（香茅草根）3根，摆麻庄（酸橘叶）3片，捣烂外敷疼痛部位。

（二）鲁旺拢贺接办留嘎（小儿寒性偏头痛）

1. 夯帕雅（主症） 单侧或双侧头痛剧烈，遇寒冷刺激可诱发或加剧，反复发作，时轻时重。可伴见周身困乏，精神不振，头重眩晕，肩背酸痛，食欲欠佳，口淡乏味，小便清长，大便溏，舌质淡，苔白厚腻，脉行慢而无力。

2. 辨解帕雅（病因病机） 本证的发生因平素过食酸冷寒凉之品，寒湿内积，加之外感帕雅拢嘎（冷风寒邪），内外相合，导致体内四塔功能失调，火塔受伤，水寒血冷而气血运行不畅，火不制水，寒水上犯头目而致。

3. 平然（治则） 补火除寒，通血止痛。

4. 多雅（治法）

（1）内治法

①更方（苏木）、尖亮（降香黄檀）、巴闷烘（苦冬瓜）各适量，磨于开水内服。

②景郎（黑种草子）碾细粉，每次 0.5 ～ 1g，每日 3 次，用姜汤送服。

③麻三端（云南萝芙木）5g，嘿罕盖（通血香）5g，哈沙海（香茅草根）5g，水煎服。

（2）外治法

①果雅（包药疗法）：摆麻喝（洗碗叶）适量，捣烂，加酒炒热外包痛处。

②达雅（搽药疗法）：头痛欲裂，取罕好喃（水菖蒲）、贺哈（红豆蔻）、娜罕（羊耳菊）、蒙沙呃（厚果鸡血藤）各 1g，磨于开水内服或涂搽患处。

③阿雅（洗药疗法）：取萝芙木叶 50g 煮水洗头。

五、预防调护

避免感受外邪，调畅情志，注意休息，饮食清淡，忌香燥酸冷食物。

六、现代研究进展

小儿偏头痛其发病机制仍不完全明确，目前较为公认的是由脑血管的收缩和舒张功能失调引起，多为无先兆偏头痛发作类型。由于儿童、青少年特殊的生理原因，西医学可用于预防和治疗偏头痛的药物有限。肥胖和饮食因素与本病的发生有关联，在治疗时应建议肥胖患儿减重。巧克力、含有酪胺的食物（如奶酪）、过多的咖啡因摄入、含有阿斯巴甜的饮料（如可乐）、亚硝酸盐（腌制肉食含量高）、冰淇淋都可能诱发偏头痛发作。另外，过多使用电子产品、睡眠障碍，以及情感障碍（如焦虑和抑郁）等都可能与儿童青少年偏头痛发作或进展相关，在防治时要注意避免。

傣医治疗小儿偏头痛注重内外合治，尤其是外治法操作方便，患儿易于接受。景郎（黑种草子）是傣族习用药材，除可内服外，还可外用，取 30g 放入纱布袋内外包额头部，每日早晚各 1 次，每次包 2 ～ 6 小时，治疗 5 日为 1 个疗程。

七、档哈帕雅（傣医医案选读）

患儿，女，12 岁，患儿左侧头痛，遇情绪波动或热刺激诱发并加重，反复发作，时轻时重已 5 年余。伴烦躁不安，失眠多梦，口臭，喜热饮，便干尿黄，舌质红，苔薄黄，脉行快。傣医诊断为鲁旺拢贺接办留皇（小儿热性偏头痛），治以清热泻火，除风止痛。取邓嘿罕（定心藤）5g，文尚海（百样解）5g，咪火哇（箭根薯）5g，怀免王（白钩藤）5g，波波罕（山乌龟）2g，嘿罕盖（通血香）5g，每日 1 剂，水煎 150mL，分早、中、晚 3 次温服。达雅（搽药疗法）：取锅麻过（槟榔青）、嘿柯罗（青牛胆）、比比亮（红花丹）磨水之药汁揉搽患处。果雅（包药疗法）：取哟帕顿（滴水芋嫩芽）3 枝，哟摆办（苎麻嫩芽）3 枝，芽给怀（荷莲豆荚）3 枝，广锅（毛罗勒）3 枝，哈沙海（香茅草根）3 根，摆麻庄（酸橘叶）3 片，捣烂外敷。治疗 3 天获效。

【复习思考题】

1. 如何鉴别鲁旺拢贺接办留皇（小儿热性偏头痛）和鲁旺拢贺接办留嘎（小儿寒性偏头痛）？

2. 傣医在鲁旺拢贺接办留（小儿偏头痛）的治疗中如何体现内外合治的治疗特色？

第四节　鲁旺兵拢沙侯（小儿风湿热）

一、概述

鲁旺兵拢沙侯（小儿风湿热），常因平素积热于内，加之感受外在的帕雅拢皇（热风毒邪），内外相合，导致塔都档细（四塔）功能失调，水塔受伤，水不制火，风火偏盛，留滞肢体关节，日久导致关节变形，甚至累及心脏。临床主要表现为关节肿痛、心悸、胸痛，可伴有发热、皮疹、皮下结节、手舞足蹈等。傣医分为火毒蕴结型、火毒攻心型、火塔不足型等三型来论治。

西医学认为风湿热是一种由咽喉部感染 A 族乙型溶血性链球菌后发生的急性或慢性风湿性疾病，急性发作时常以关节炎较为明显，可遗留轻重不等的心脏损害，其中以瓣膜病变最显著。发病年龄以 5～15 岁多见，3 岁以下罕见。

本病重在辨别虚实与轻重。急性期以邪实为主，发热及关节肿痛，或心悸气短较明显；恢复期以火塔不足为主。仅关节肿痛，无心悸、气短、乏力者，病情较轻；若心悸气短、水肿喘促、面色苍白、口唇青紫、四肢逆冷，脉有止歇者，病情危重。

二、辨解帕雅（病因病机）

傣医学认为本病的发生乃因平素喜食香燥辛辣，肥甘厚腻，醇酒厚味之品，积热于内，加之感受外在的帕雅拢皇（热风毒邪），内外相合，导致塔都档细（四塔）功能失调，水塔受伤，水不制火，风火偏盛，留滞肢体关节，使得气血运行不畅而出现关节红肿热痛，日久可导致关节变形，甚至累及心脏。

三、诊查要点

（一）诊断

1. 病史　发病前 1～4 周有上呼吸道感染病史，通常呈急性病程，病初多有发热，热型不规则，面色苍白、多汗、疲倦、鼻出血、腹痛等，随后出现下述症状和体征，并有反复发作倾向。

2. 临床表现

（1）关节炎：以游走性和多发性为特征，主要累及膝、踝、肩、肘、腕等大关节局部出现红肿热痛，以疼痛和功能障碍为主，轻症患儿仅关节酸痛而无局部红肿表现，儿童风湿热伴关节痛较关节炎多见。

（2）心脏炎：小儿风湿热以心脏炎起病者占 40%～50%，年龄越小，心脏受累的机会越多，以心肌炎及心内膜炎多见，亦可发生全心炎，轻者无明显症状，仅心率增快和轻度心电图变化，严重者可导致心力衰竭。

①心肌炎：心率增快，在 110 次/分以上，有时出现奔马律，亦可出现过早搏动和心动过速等心律失常。

②心内膜炎：心脏有明显杂音，心尖区或主动脉瓣区有 2～3 级以上收缩期吹风样杂音，心尖区可出现舒张期杂音。

③心包炎：多与心肌炎和心内膜炎同时存在，早期可感心前区疼痛，听诊有心包摩擦音，积液多时，听诊心音遥远，患儿端坐呼吸。

（3）舞蹈症：为风湿病变累及锥体外系所致，以 2～8 岁多见，女性较多，其特征为全身或部分肌肉呈不规则地、无目的地不自主运动，手足及面部最多见，多在 1～3 个月后自愈，个别长达半年以上，25%～35% 的患儿可出现心脏瓣膜损害。

（4）皮下结节：一般为豌豆大小的单独或成簇结节，无痛，好发于关节附近，皮下结节常伴发于严重心肌炎患儿。

（5）环形红斑：为红色斑疹，稍高出皮面，中央稍淡而呈环疹，压之暂时消退，多见于躯干部。

（6）其他：偶见肺炎及胸膜炎。

（二）相关检查

1.常有轻度贫血、白细胞轻度增高及核左移、血沉明显增快。

2.抗链球菌溶血素"O"（ASO）、抗链球菌激酶（ASK）、抗透明质酸酶（AH）升高。

3.C 反应蛋白阳性，可作为判断炎症反应、在治疗过程中观察活动程度的指标。

4.心电图常见 P–R 间期延长，Q–T 间期延长等。

5.X 线示心脏轻度或中度扩大，以左室为主。

6.超声心动图可显示二尖瓣和主动脉的病变程度，心室扩大的程度及心包积液的多少。

四、辨解帕雅列多雅（病证分类辨治）

（一）鲁旺兵拢沙侯拢阿麻巴（火毒蕴结型小儿风湿热）

1.夯帕雅（主症）　肢体关节疼痛剧烈，局部灼热红肿，得冷则舒，遇热加剧，活动不灵或有周身发热，口干苦，小便短赤，大便黏滞或干结，舌质红，苔黄厚腻或燥，脉行快。

2.辨解帕雅（病因病机）　本病的发生为平素喜食香燥辛辣、肥甘厚腻、醇酒厚味之品，积热于内，加之感受外在的帕雅拢皇（热风毒邪），内外相合，导致四塔功能失调，水塔受伤，水不制火，风火偏盛，留滞肢体关节，使得气血运行不畅而出现红肿热痛，活动不灵，遍行周身而发热，脉行快。上犯上盘故口干苦，舌质红，苔黄厚腻或燥。下窜中、下二盘则致小便短赤，大便黏滞或干结。

3. 平然（治则） 急性期清火解毒，除风止痛。心悸、心痛时配合安心宁心。

4. 多雅（治法）

（1）内治法

①雅害埋（热速消）：哈习列（黑心树根）5g，哈管底（蔓荆根）5g，哈皮房（亚罗青根）5g，哈芽引庄（长管假茉莉根）5g，水煎服，每日 1 剂。

②雅帕腊西哈顿（五味神药散）：更拢良（腊肠树心）15g，内管底（蔓荆子）15g，哈芽旧压（含羞云实根）15g，竹扎令（宽筋藤）10g，贺罕郎（长序岩豆树根）10g，共切细，泡水 24 小时，取汁煎熬，晒干后研粉，取景郎（黑种草子）、景亮（蜜蜂花籽）、景几（小茴香籽）、景豪白（莱菔子）、景丁洪（红前草籽）各 20g，研粉与前药粉混匀备用，用酒调内服外搽。

③下肢关节红肿热痛，不能行走，手足发凉，取大蒜、盐、景郎（黑种草子）、景几（小茴香籽）、景亮（蜜蜂花籽）、景豪白（莱菔子）、景丁洪（红前草籽）、雅叫哈顿（五宝药散）各等量舂细内服，每次 0.5～1g，每日 3 次。

④取罕好喃（水菖蒲）、毛瓣无患子根、嘿柯罗（青牛胆）、皇旧（墨旱莲）、盐酸木叶、野香橼花叶各等量，水煎服，加匹囡（胡椒）、辛蒋（小姜）为引，舂细内服，每次 0.5～1g，每日 3 次。

（2）外治法

①达雅（搽药疗法）：取雅帕腊西哈顿（五味神药散）、更拢良（腊肠树心）15g，内管底（蔓荆子）15g，哈芽旧压（含羞云实根）15g，竹扎令（宽筋藤）10g，贺罕郎（长序岩豆树根）10g，共切细泡水 24 小时，取汁煎熬晒干后研粉，取景郎（黑种草子）、景亮（蜜蜂花籽）、景几（小茴香籽）、景豪白（莱菔子）、景丁洪（红前草籽）各 20g，研粉与前药粉混匀备用，用劳（酒）调内服外搽。或取更拢良（腊肠树心）、内管底（蔓荆子）、哈芽旧压（含羞云实根）、竹扎令（宽筋藤）、贺罕郎（长序岩豆树根）各 30g，鲜品捣烂加药酒，外搽患处，每天搽 3～6 次，3 天为 1 个疗程，一般以两个疗程为宜。

②阿雅（洗药疗法）：取摆管底（蔓荆叶）、摆拢良（腊肠树叶）、摆宾蒿（白花臭牡丹叶）、摆习列（黑心树叶）、摆娜龙（艾纳香叶）、芽沙板（除风草）、摆芽拉勐龙（对叶豆叶）、扁（刺五加叶、茎）各 30g，煎煮取药水，让患儿浸泡局部或全身进行治疗，治疗时间为每次 20 分钟左右，每天 1 次，3 天为 1 个疗程，连续使用两个疗程，疗程间隔时间不宜超过 3 天。

③果雅（包药疗法）：毫命（姜黄）20g，嘿柯罗（青牛胆）20g，恩倒（闭鞘姜）20g，鲜品捣烂后冷包疼痛部位，每日 1 次。

（二）鲁旺兵拢沙侯栽线菲想拢旧嘎斤贺栽（火毒攻心型小儿风湿热）

1. 夯帕雅（主症）　心悸、胸闷、心痛，发热，烦躁不安，关节肿痛，纳呆泛恶，舌红苔黄，脉快而不齐。

2. 辨解帕雅（病因病机）　本病的发生为素有积热，加之感受外在的帕雅拢皇（热风毒邪），内外相合，导致四塔功能失调，气血运行不畅，病邪留滞关节而致红肿热痛，活动不灵，病久迁延心脏，风、火过盛而出现心悸、胸闷、心痛，发热，烦躁不安，关节肿痛，纳呆泛恶，舌红苔白，脉快而不齐等症状。

3. 平然（治则）　清火解毒，除风安心。

4. 多雅（治法）

（1）内治法

①雅栽线（安心汤）：叫哈蒿（弯管花）5g，答外郎（黑甘蔗芽）5g，沙腊比罕（台乌）5g，哈芽拉勐囡（草决明根）5g，水煎服。

②雅接纳扼（贺哈胸痛方）：贺哈（红豆蔻）舂细取汁10mL，喃辛（姜汁）10mL，喃毫命（姜黄汁）10mL，喃补累（紫色姜汁）10mL，劳（酒）10mL，匹囡（胡椒）3粒，分因（阿魏）1g，喃管底（蔓荆汁）10mL，煎煮内服。每次1～2mL，每日3次。

③雅栽线塔喃软（补血养心汤）：芽把路（麦冬）5g，嘿涛勒（鸡血藤）5g，内罕盖（五味子）5g，邓嘿罕（定心藤）5g，哈芽拉勐囡（草决明根）5g，波波罕（山乌龟）2g，沙英（甘草）2g，水煎服。

④邓嘿罕（定心藤）5g，沙腊比罕（台乌）5g，比比亮（红花丹）2g，比比蒿（白花丹）2g，加匹囡（胡椒）、辛蒋（小姜）为引，碾细粉备用，内服，每次0.5～1g，每日3次。

（2）外治法

①阿雅（洗药疗法）：取摆管底（蔓荆叶）、摆拢良（腊肠树叶）、摆宾蒿（白花臭牡丹叶）、摆习列（黑心树叶）、摆娜龙（艾纳香叶）、芽沙板（除风草）、扁（刺五加叶、茎）各30g，煎煮取药水，让患儿浸泡局部或全身，治疗时间为每次20分钟左右，每天1次，3天为1个疗程，连续使用两个疗程，疗程间隔时间不宜超过3天。

②果雅（包药疗法）：邓嘿罕（定心藤）30g，沙腊比罕（台乌）15g，比比亮（红花丹）5g，比比蒿（白花丹）5g，舂细外包患处。

（三）鲁旺兵拢沙侯栽线塔菲软拢旧嘎斤贺栽（火塔不足型小儿风湿热）

1. 夯帕雅（主症）　心胸冷痛，心悸，胸闷气短，肢体肿胀，尿少，头身困重，关节肿痛，纳呆泛恶，舌苔白，脉不齐。

2. 辨解帕雅（病因病机）　本病的发生为四塔功能失调，病邪阻滞气血运行，气血运行不畅，郁久化热而见关节红肿热痛，活动不灵，病久入心，导致心火不足，心失温养而出现心胸冷痛、心悸、胸闷气短、肢体肿胀、尿少等症状。

3. 平然（治则）　补火利水，除风止痛。

4. 多雅（治法）

（1）内治法

①雅拢旧嘎栽（补火温心汤）：路吗（狗骨头）5g，哈比多楠（花叶假杜鹃）5g，贺帕顿（滴水芋根）5g，磨水内服或水煎服。

②雅拢旧嘎栽线（匹龙平心汤）：哈匹龙（大辣椒根）5g，锅捧先（香樟树）5g，的哇拉呆沙（蜘蛛干壳）2g，水煎服。

（2）外治法

①阿雅（洗药疗法）：取摆管底（蔓荆叶）、摆拢良（腊肠树叶）、摆宾蒿（白花臭牡丹叶）、摆习列（黑心树叶）、摆娜龙（艾纳香叶）、芽沙板（除风草）、摆芽拉勐龙（对叶豆叶）、扁（刺五加叶、茎）各30g，煎煮取药水，让患儿浸泡局部或全身进行治疗，治疗时间为每次20分钟左右，每天1次，3天为1个疗程，连续使用两个疗程，疗程间隔时间不宜超过3天。

②达雅（搽药疗法）：取更拢良（腊肠树心）、内管底（蔓荆子）、哈芽旧压（含羞云实根）、竹扎令（宽筋藤）、贺罕郎（长序岩豆树根）各30g，捣烂加药酒，外搽患处，每天搽两次，3天为1个疗程，一般以两个疗程为宜。

五、预防调护

生活上应慎起居，适寒温，多晒太阳，避免居室潮湿，防止呼吸道感染；忌食性热之品。

风湿热患儿建议每3～4周注射长效青霉素进行预防，预防期限至少5年，最好持续至25岁；有风湿性心脏病的患儿宜作终身药物预防。对青霉素过敏者可改用红霉素类药物口服；急性期关节肿痛时须制动，心肌炎患儿要卧床休息。

六、现代研究进展

邓嘿罕（定心藤）为茶茱萸科定心藤属植物。国内外对定心藤属植物中分离出的化合物的药理活性报道主要包括抗肿瘤活性、抗氧化活性、抑菌活性、解热镇痛活性和减少回肠电收缩活性。现代研究表明定心藤含有黄酮类、有机酸类、甾体衍生物、萜类、生物碱类等多种化学成分。傣医学中使用定心藤治疗心悸、关节红肿热痛等，可能与其清除自由基能力、解热镇痛抗炎活性和抑菌活性有关。

七、档哈帕雅（傣医医案选读）

玉某，男，9岁半。1周前出现发热、咽痛、咳嗽等症状，随后出现肢体关节疼痛剧烈，局部灼热红肿，得冷则舒，遇热加剧，活动不灵，或有周身发热，口干苦，小便短赤，大便黏滞或干结，舌质红，苔黄厚腻或燥，脉行快。傣医诊断为鲁旺兵拢沙侯拢阿麻巴（火毒蕴结型小儿风湿热），治以清火解毒，除风止痛。方剂为雅害埋（热速消）：哈习列（黑心树根）5g，哈管底（蔓荆根）5g，哈皮房（亚罗青根）5g，哈芽引庄（长管假茉莉根）5g，每日1剂，水煎150mL，分早、中、晚3次温服。达雅（搽药疗法）：取更拢良（腊肠树心）、内管底（蔓荆子）、哈芽旧压（含羞云实根）、竹扎令（宽筋藤）、贺罕郎（长序岩豆树根）各30g，捣烂加药酒，外搽患处，每天搽两次，3天为1个疗程，治疗1个疗程。果雅（包药疗法）：毫命（姜黄）20g，嘿柯罗（青牛胆）20g，恩倒（闭鞘姜）20g，鲜品捣烂后冷包疼痛部位，每日1次。治疗5天后获效。

【复习思考题】

1. 试述鲁旺兵拢沙侯（小儿风湿热）的常见临床表现。
2. 试述鲁旺兵拢沙侯（小儿风湿热）的调护要点。

第五节 鲁旺多短（小儿虫证）

一、概述

傣语"多短"指"寄生在肠里的虫子"。鲁旺多短（小儿虫证）是由蛔虫、钩虫、蛲虫寄生于人体所致的小儿常见的肠道寄生虫病。临床主要表现为腹痛，嗜食异物，面黄肌瘦，大便中可见成虫或节片等。根据感染寄生虫的不同，临床特征亦有不同。小儿蛔虫病以腹痛、时痛时止、夜寐磨牙为主要特征；小儿钩虫病以皮肤瘙痒，嗜食异物，营养不良，贫血为主要特征；小儿蛲虫病患儿肛周及会阴皮肤瘙痒、睡眠不安，并且肛周或大便可见蛲虫等。

小儿蛔虫病无明显季节性，多见于3～10岁儿童，发病率农村高于城市，与粪便污染及卫生习惯不良密切相关。钩虫病呈全球性分布，以热带和亚热带较多，可导致严重的缺铁性贫血。蛲虫病亦无明显季节性，呈全球性分布，以3～7岁儿童发病率最高，易在幼儿园等集体机构或家庭中反复感染，互相传播。

傣医学认为此病多因饮食不洁，虫卵入内，损伤塔都档细（四塔）所致。

二、辨解帕雅（病因病机）

本病的发生主要因饮食不洁，误食禁忌，虫卵食入腹中，日久损伤塔都档细（四塔），尤以塔拎（土）损伤为重，塔拎（土）具有消化水食，化生气血，滋养躯体，排泄糟粕的功能，塔拎（土）功能不足，则水食入胃之后消化无力，加之诸虫吸食营养水血而致病。

三、诊查要点

（一）诊断

1. 蛔虫病 反复出现脐周腹痛，时痛时止，腹部按之可有条索状感，轻揉可散，嗜食异物，形体消瘦，可见挖鼻、咬指甲、夜寐磨牙、面部白斑，或有吐蛔、排蛔史。

2. 钩虫病 初感染时皮肤瘙痒或出现丘疹，进而出现食欲不振或嗜食异物，便秘或腹泻黑便，面色苍白、乏力、贫血、营养不良等。

3. 蛲虫病　有吮吸手指、喜手抓食物等不良卫生习惯，夜间肛门及会阴部奇痒，睡眠不安，可并见食欲不佳、腹痛腹泻、遗尿等症，大便或肛周可见白色线状成虫。

（二）相关检查

1. 蛔虫病　血常规检查可见嗜酸性粒细胞增高；大便病原学检查可查到蛔虫卵。

2. 钩虫病　血常规检查呈小红细胞低色素性贫血；血沉增快；大便中可找到成虫；涂片可查到钩虫卵；大便可出现潜血阳性。

3. 蛲虫病　患儿入睡后肛周皮肤皱褶处可见白色小线虫，用透明胶纸紧压肛周后，胶面平贴于玻片上放置于显微镜下观察可见虫卵。

四、辨解帕雅列多雅（病证分类辨治）

（一）鲁旺多短塔拎软（土塔损伤型小儿虫证）

1. 夯帕雅（主症）　脐周疼痛，时痛时止，恶心欲呕，夜寐磨牙，吐酸臭水，形瘦体弱，食欲不振或多食多便，大便下虫，面黄肌瘦，腹大如鼓，或肛门周围瘙痒，舌边尖红，苔白厚腻或黄厚腻，脉行不畅。

2. 辨解帕雅（病因病机）　本病的发生主要因饮食不洁，误食禁忌，虫卵食入腹中，损伤四塔，虫体扰动中盘，故见腹痛；虫蚀肛周，故见肛门瘙痒；四塔失调，日久四塔损伤严重，尤以塔拎（土）最重，塔拎（土）消化水食，排泄糟粕的功能严重失调，故见形瘦体弱，面黄肌瘦；虫体、不消化之水食聚结腹部，故见腹大如鼓，舌边尖红或淡白舌，苔白厚腻或黄厚腻。

3. 平然（治则）　补土健胃，止痛驱虫。

4. 多雅（治法）

①雅朋勒（健胃止痛胶囊），口服，每次2粒，每日3次（可去除胶囊，根据年龄或体重调节用量）。

②驱虫可用麻（槟榔）5g，煎汤，再取南瓜子15g，炒香捣细，先食10分钟后，服下槟榔水煎液适量。

③常食老黄瓜瓤汤，可化虫。

（二）鲁旺多短塔拢塔喃软（气血不足型小儿虫证）

1. 夯帕雅（主症）　脐周隐痛，时作时止，面色苍白，乏力多汗，甚则头晕心悸，或肛门周围瘙痒，或手足心热，多食易饥，或嗜食异物，淡白舌，苔薄或花剥，脉行不畅而无力。

2. 辨解帕雅（病因病机）　本病的发生主要因饮食不洁，误食禁忌，虫卵食入腹中，损伤四塔，虫体扰动中盘，故见腹痛；虫蚀肛周，故见肛门瘙痒；诸虫吸食营养水血，故见形瘦体弱，面色苍白；塔喃（水、血）、塔拢（风、气）不足，故乏力多汗，手足心热，甚则头晕心悸，塔喃（水、血）不足，不能滋养舌体，故见淡白舌，苔薄或花剥。

3. 平然（治则） 调补气血，止痛驱虫。

4. 多雅（治法）

①雅叫哈顿（五宝药散），口服，每次 0.5～1g，每日 3 次。

②驱虫可用麻（槟榔）5g，煎汤，再取南瓜子 15g，炒香捣细，先食 10 分钟后，服下槟榔水煎液适量。

③常食老黄瓜瓤汤，可化虫。

五、预防调护

1. 预防

（1）养成良好的卫生习惯，饭前便后洗手，勤剪指甲，不吮手指。

（2）不饮生水，不食生冷不洁之品。

（3）做好粪便管理，切断传染途径，保持饮食和水源不受污染。

2. 调护

（1）饮食宜清淡易消化，忌食肥甘厚味。

（2）注意清洁环境和对衣服、食物、玩具进行消毒。

（3）注意肛门及会阴清洁。

（4）驱虫药宜空腹服，服药后要注意休息和饮食，保持大便通畅，注意服药后反应及排便情况。

六、现代研究进展

寄生虫病是儿童时期的常见病，外周血嗜酸性粒细胞增多是儿童寄生虫病的常见现象。谷加丽等研究发现，寄生虫病儿童外周血嗜酸性粒细胞增高的严重程度与感染寄生虫种类相关，与系统受累的部位无相关性。

雅朋勒（健胃止痛胶囊）是傣医用以治疗土塔（脾胃病）的传统经方。刀红英等发现雅朋勒（健胃止痛胶囊）除主治急慢性胃炎、胃窦炎、胃溃疡、急慢性肠炎等病症外，也可用于蛔虫病、胆囊炎、胆结石、黄疸病的辅助治疗。

七、档哈帕雅（傣医医案选读）

玉某，女，6 岁，因"反复腹痛，面黄肌瘦 2 月余"来诊。患儿母亲代诉患儿近两个月来虽饮食较好，但面黄肌瘦，平时喜唾口水，时有腹痛不安，夜间睡觉经常磨牙，嗜食异物。现症见面黄肌瘦，腹大如鼓，按之有条索状感，绕脐痛，舌质淡白，苔白厚腻，脉行不畅。大便涂片查到蛔虫卵，傣医诊断为鲁旺多短（小儿虫证）。取槟榔 5g 煎汤，再取南瓜子 15g，炒香捣细，先食 10 分钟后，服下槟榔水煎液适量，服 1 剂获效。

【复习思考题】

1. 小儿蛔虫、钩虫、蛲虫病的主要临床表现分别有哪些?
2. 简述鲁旺多短（小儿虫证）的分类辨治。

第六节　鲁旺漂腩养勒（小儿过敏性紫癜）

一、概述

过敏性紫癜是一种以小血管炎为主要病变的全身性血管炎综合征。临床特征为血小板不减少性紫癜，常伴腹痛、便血、血尿、蛋白尿、关节肿痛等。此外部分还可引起心衰、眼结膜充血、睾丸炎、急腹症、肠套叠、肠梗阻、自发性肠穿孔等疾病。

本病一年四季均可发生，但以冬春季发病较多，以学龄儿童最多见，3～14岁为好发年龄。男孩多于女孩，男女发病比例为1.4：1～2：1。本病多数患儿预后良好，但部分患儿反复发作，皮肤紫癜难以消退，病情迁延反复，缠绵难愈，可产生严重的并发症，如紫癜性肾炎、肾衰竭、颅内出血、DIC 等，最常见的死亡原因为进行性肾衰竭、中枢神经受累。

傣医学将本病分为鲁旺漂腩养勒勒拢巴（气血瘀滞型小儿过敏性紫癜）和鲁旺漂腩养勒勒拢软（气血不足型小儿过敏性紫癜）进行辨治。

二、辨解帕雅（病因病机）

由于平素四塔功能失调，塔拢（风、气）循行不畅，气不通则血不行，瘀血内停，加之复感外在的帕雅拢皇（热风毒邪），内外相合，郁结肌肤血脉，发为紫斑、瘀斑；或素有四塔功能不调，风塔、土塔不足，无力化生气血，或大病久病后气血大伤，气不足不能摄血，血不循于脉中而外溢，故发为紫斑、瘀斑。

三、诊查要点

（一）诊断

1. 发病前可有上呼吸道感染或服食某些食物、药物等病史。
2. 起病较急，紫癜多见于下肢远端及臀部，对称分布，形状不一，高出皮面，压之不退色。可伴有荨麻疹、血管神经性水肿、游走性大关节肿痛、腹痛、便血及血尿、蛋白尿等。

（二）相关检查

1. 常规检查

（1）尿常规：肾脏受累可有镜下血尿及蛋白尿，重症有肉眼血尿。

（2）血液相关检查：白细胞正常或增加，嗜酸性粒细胞可增高；血小板计数正常或升高；出血、凝血时间，血块收缩时间均正常。部分患儿毛细血管脆性试验阳性，血沉轻度增快。

（3）便常规：若有消化道症状，如腹痛，患儿大便潜血试验可阳性。

（4）尿液相关检查：参照 2017 年 9 月《中华儿科杂志》公布的《儿童紫癜性肾炎的诊治循证指南（试行）》，儿童紫癜性肾炎的诊断标准为，在过敏性紫癜病程 6 个月内，出现血尿和（或）蛋白尿。血尿的诊断标准：肉眼血尿或镜下血尿。蛋白尿的诊断标准：满足以下任一项者① 1 周内 3 次尿液分析蛋白阳性；② 24h 尿蛋白定量＞150mg；③ 1 周内 3 次尿微量白蛋白高于正常值高限。

（5）免疫学检查：可有 C 反应蛋白阳性，抗链球菌溶血素 "O" 抗体效价增高。约半数患者 IgA 水平升高，IgG、IgM 水平升高或正常。

2. 特殊检查

（1）肾穿刺：肾脏症状较重和迁延患儿可行肾穿刺以了解病情。

（2）腹部 B 超：有利于早期诊断肠套叠。

（三）辨证要点

辨虚实 本病从虚实而论，应注意辨别。实证者紫癜起病较急，色泽鲜明等。虚证者多缓慢起病，病程较长，症见长期反复出血、紫癜反复出没、色暗淡等。

四、辨解帕雅列多雅（病证分类辨治）

（一）鲁旺漂腩养勒勒拢巴（气血瘀滞型小儿过敏性紫癜）

1. 夯帕雅（主症） 双下肢皮肤出现深色紫斑、瘀斑，有棕褐色色素沉着，轻微瘙痒，纳眠可，大小便正常。舌质紫暗有瘀点、瘀斑，脉快而有力。

2. 辨解帕雅（病因病机） 由于平素四塔功能失调，塔拢（风、气）循行不畅，气不通则血不行，瘀血内停，加之复感外在的帕雅拢皇（热风毒邪），内外相合，郁结肌肤血脉，水血不行常道，外溢肌肤皮下，故发为紫斑、瘀斑，舌质紫暗有瘀点、瘀斑；瘀积不散，沉积于肌肤，故见皮肤的色素沉着；血溢脉外，不能荣养肌肤，而致皮肤瘙痒；外感帕雅拢皇（热风毒邪），水血过热，故脉快而有力。

3. 平然（治则） 以凉血祛瘀为治疗原则。

4. 多雅（治法）

（1）内治法

①雅解沙把（百解胶囊），口服，每次 1～4 粒（可去除胶囊），每日 3 次（根据年龄或体重调节用量）。

②雅叫哈顿（五宝胶囊），口服，每次 1～4 粒（可去除胶囊），每日 3 次（根据年龄或体重调节用量）。

③雅勒多（麻电凉血止血方）：嘿麻电（圆锥南蛇藤）5g，哈罗来罕盖（鸡蛋花树

根）5g，哈麻烘亮（佛肚树根）5g，哈罗埋亮龙（朱槿树根）5g，水煎服。

（2）外治法

阿雅（洗药疗法）：嘿涛勒（鸡血藤）50g，楠夯板（余甘子树皮）30g，嘿涛莫（滑叶藤仲）30g，嘿涛喃（三开瓢）30g，楠锅海（穗柳树皮）30g，摆娜龙（艾纳香叶）30g，水煎外洗，每日1次。

（二）鲁旺漂腩养勒勒拢软（气血不足型小儿过敏性紫癜）

1. 夯帕雅（主症）　双下肢皮肤出现淡色紫斑、瘀斑，有棕褐色色素沉着，瘙痒甚，纳差，可有大便稀薄，舌淡有瘀点、瘀斑，苔薄白，脉深细而无力或行不畅。

2. 辨解帕雅（病因病机）　由于素有四塔功能不调，风、土塔不足，无力化生气血，或大病久病后气血大伤，气不足不能摄血，血不循于脉中而外溢，故发为紫斑、瘀斑且舌淡有瘀点、瘀斑；血水溢于脉外，瘀积不散，沉积于肌肤，故有皮肤的色素沉着；血水不足，不能荣养肌肤，而致皮肤瘙痒尤甚；土塔不足，其消化饮食物及排泄糟粕功能低下，故出现大便稀薄；风气不足，不能推动血水运行，故脉深细而无力或行不畅。

3. 平然（治则）　补土健胃，补气固血。

4. 多雅（治法）

（1）内治法

①雅朋勒（健胃止痛胶囊），口服，每次1～4粒（可去除胶囊），每日3次（根据年龄或体重调节用量）。

②雅叫哈顿（五宝药散），口服，1～2g，加入红糖鸡蛋水中服用，或用米汤调服，也可用蜂蜜水调服，每日3次（根据年龄或体重调节用量）。

（2）外治法

阿雅（洗药疗法）：嫡晚（三丫苦）50g，嘿涛勒（鸡血藤）30g，楠夯板（余甘子树皮）30g，嘿涛莫（滑叶藤仲）30g，嘿涛喃（三开瓢）30g，楠锅海（穗柳树皮）30g，水煎外洗，每日1次。

五、预防调护

1. 注意寻找引起本病发生的各种原因，去除过敏原。

2. 清除慢性感染灶，积极治疗上呼吸道感染。

3. 急性期或出血量多时，宜卧床休息，限制患儿活动，消除紧张情绪。

4. 密切观察腹痛、腹泻、黑便及关节肿痛、肿胀情况。

5. 发病期间饮食宜清淡，呕血、便血者应进半流质饮食，忌硬食及粗纤维食物，忌辛辣刺激食物。

六、现代研究进展

儿童过敏性紫癜的治疗包括一般治疗和药物治疗。一般治疗主要包括避免接触过敏原，避免感染。药物治疗主要包括抗H_2受体阻断药、抗血小板聚集药、抗凝治疗、糖皮质激素和免疫抑制剂等治疗。糖皮质激素可以缓解急性期的腹痛和关节痛患儿，但是不能预防肾脏损害的发生，也不能影响预后。

七、档哈帕雅（傣医医案选读）

岩某，男，8岁。母亲代诉：2023年1月以来，患儿时有双下肢皮肤出现紫斑、瘀斑，伴有棕褐色色素沉着、瘙痒。曾到外院诊治，诊断为"过敏性紫癜"，给予内服抗过敏药治疗（具体不详），症状尚能控制。2023年2月2日因感冒后双下肢皮肤出现紫斑、瘀斑加重来诊。症见双下肢皮肤出现紫斑、瘀斑，伴有棕褐色色素沉着、瘙痒，纳眠可，大小便正常。舌质淡红，苔薄白，脉快而有力。诊为鲁旺漂腩养勒勒拢巴（气血瘀滞型小儿过敏性紫癜）。给予雅解沙把（百解胶囊），每次3粒，每日3次；雅叫哈顿（五宝胶囊），每次3粒，每日3次；雅勒多（麻电凉血止血方），嘿麻电（圆锥南蛇藤）5g，哈罗来罕盖（鸡蛋花树根）5g，哈麻烘亮（佛肚树根）5g，哈罗埋亮龙（朱槿树根）5g，每日1剂，水煎120mL，分早、中、晚3次温服。同时结合阿雅（洗药疗法）：嘿涛勒（鸡血藤）50g，楠夯板（余甘子树皮）30g，嘿涛莫（滑叶藤仲）30g，嘿涛喃（三开瓢）30g，楠锅海（穗柳树皮）30g，摆娜龙（艾纳香叶）30g，水煎外洗，每日1次。治疗10天获效。

【复习思考题】

1. 简述鲁旺漂腩养勒（小儿过敏性紫癜）的诊断依据。
2. 简述鲁旺漂腩养勒（小儿过敏性紫癜）的分类辨治及外治法的使用。

第七节　鲁旺扰呃过（小儿维生素D缺乏性佝偻病）

一、概述

鲁旺扰呃过（维生素D缺乏性佝偻病，简称佝偻病），是由于小儿体内维生素D不足，致使钙磷代谢失常的一种慢性营养性疾病，以正在生长的骨骺端软骨板不能正常钙化，造成骨骼病变为其主要特征。

本病常发于冬春两季，3岁以内，尤以6～12月龄婴儿发病率较高。北方地区发病率高于南方地区，工业城市高于农村，人工喂养的婴儿发病率高于母乳喂养者。本病轻者如治疗得当，预后良好；重者如失治、误治，易导致骨骼畸形，留有后遗症，影响儿童正常生长发育。

二、辨解帕雅（病因病机）

傣医学认为，本病多因饮食不节，塔都档细（四塔）功能失调，影响塔拎（土）、塔菲（火）之功能，不能滋养温煦脏腑，导致烦躁、多汗、发育迟缓、肌肉松弛、颅骨软化，或方颅，前囟迟闭，严重者出现鸡胸、下肢弯曲等。

西医学认为本病的发生与多种因素导致体内维生素 D 不足有关，主要见于以下原因。

1. 维生素 D 先天储备不足　母亲孕期维生素 D 摄入不足，或早产、双胎使小儿体内先天储备不足。

2. 日照过少　小儿户外活动少，或大气污染，或云层过厚，或寒冷季节和地区，接触日光少，使内源性维生素 D 生成较少。此为发生本病的最常见原因。

3. 维生素 D 摄入不足　饮食中维生素 D 含量较少，或出生后未补充足够的维生素 D，而小儿生长发育较快，尤其是早产或双胎、多胎儿，生长速度较足月儿更快，维生素 D 的需要量更大。

4. 疾病因素　肝胆、胃肠道等疾病，如先天性胆道狭窄或闭锁、慢性腹泻等，影响维生素 D 和钙磷的吸收、利用，严重肝肾疾病使维生素 D 的羟化作用发生障碍，导致钙磷代谢失常。

5. 药物影响　长期服用抗惊厥药物如苯巴比妥、苯妥英钠等，可以激活肝细胞微粒体氧化酶系统的活性，加速维生素 D 和 25- 羟胆钙化醇分解成无活性的代谢产物；糖皮质激素能拮抗维生素 D 对钙的转运。

三、诊查要点

（一）诊断

1. 病史　多数小儿及其母亲孕期有未补充足够的维生素 D 或缺少充足的日光照射的病史。或小儿平时饮食结构不合理，进食含维生素 D 的食物较少，或免疫功能低下，经常罹患各种疾病。

2. 临床表现　本病主要见于婴幼儿，特别是小婴儿，主要表现为生长最快部位的骨骼改变，并可影响肌肉发育及神经兴奋性的改变。因此，年龄不同，临床表现也不同。临床上分为以下四期。

（1）初期（早期）：多见于 6 月龄以内，特别是 3 月龄以内小婴儿。多为神经兴奋性增高的表现，如易激惹、烦躁哭闹，多汗刺激头皮而摇头等。但这些并非佝偻病的特异性症状，仅作为临床早期诊断的参考依据。血清 25-(OH)-D$_3$ 下降，甲状旁腺激素（PTH）升高，一过性血钙下降，血磷降低，碱性磷酸酶正常或稍高；此期常无骨骼病变，骨骼 X 线可正常，或钙化带稍模糊。

（2）活动期（激期）：早期维生素 D 缺乏的婴儿未经治疗，继续加重，出现 PTH 功能亢进和钙磷代谢失常的典型骨骼改变，表现部位与该年龄骨骼生长速度较快的部位相一致。

6 月龄以内婴儿的佝偻病以颅骨改变为主，颅骨薄，检查者用双手固定婴儿头部，指尖稍用力压迫枕骨或顶骨的后部，可有乒乓球样的感觉。6 月龄以后，尽管病情仍然在进展，但颅骨软化消失。正常婴儿的骨缝周围亦可有压乒乓球样感觉。额骨和顶骨中心部分常常逐渐增厚，至 7～8 月龄时，变成"方盒样"头型，即方头（从上向下看），头围也较正常增大。骨骺端因骨样组织堆积而膨大，沿肋骨方向于肋骨与肋软骨交界处可扪及圆形隆起，从上至下如串珠样突起，以第 7 ～ 10 肋骨最明显，称佝偻病串珠；手腕、足踝部亦可形成钝圆形环状隆起，称手足镯。1 岁左右的小儿可见到胸骨和邻近的软骨向前突起，形成"鸡胸样"畸形；严重佝偻病的小儿，膈肌附着处的肋骨受膈肌牵拉而内陷，胸廓的下缘可形成一水平凹陷，称为肋膈沟或郝氏沟。小婴儿漏斗胸主要由先天畸形引起。由于骨质软化与肌肉关节松弛，小儿开始站立与行走后双下肢负重，可出现股骨、胫骨、腓骨弯曲，形成严重膝内翻（O 形）或膝外翻（X 形），有时有 K 形样下肢畸形。患儿会坐与站立后，因韧带松弛可导致脊柱畸形。严重低磷使肌肉糖代谢障碍，全身肌肉松弛，肌张力降低和肌力减弱。

此期血生化除血清钙稍低外，其余指标改变更加显著。X 线显示长骨钙化带消失，干骺端呈毛刷样、杯口状改变；骨骺软骨盘（生长板）增宽；骨质稀疏，骨皮质变薄；可有骨干弯曲畸形或青枝骨折，骨折可无临床症状。

（3）恢复期：以上任何期经治疗及日光照射后，临床症状和体征逐渐减轻或消失。血钙、血磷逐渐恢复正常，碱性磷酸酶需 1 ～ 2 个月降至正常水平。治疗 2 ～ 3 周后骨骺 X 线改变有所改善，出现不规则的钙化线，以后钙化带致密增厚，骨骺软骨盘小于 2mm，逐渐恢复正常。

（4）后遗症期：多见于 2 岁以后的儿童。因婴幼儿期严重佝偻病，残留不同程度的骨骼畸形。无任何临床症状，血生化正常，X 线检查骨骼干骺端病变消失。

（二）相关检查

1. 矿物质 病程早期血清钙磷水平变化不大，对佝偻病早期诊断价值不大。随着病情发展，钙磷逐渐降低，恢复期可以恢复正常。

2. 血清骨碱性磷酸酶 佝偻病早期，软骨钙化障碍，成骨细胞代偿性增生，功能活跃，合成血清骨碱性磷酸酶（NBAP）增多且随病情进展不断上升，升高程度与佝偻病活动程度密切相关，是佝偻病早期敏感的指标且特异性强。

3. 血清 25- 羟胆钙化醇 在佝偻病早期明显降低，经维生素 D 治疗后，可恢复到正常水平，可以反映体内内源性和外源性维生素 D 的营养状况，是确诊佝偻病及预后观察的最可靠指标。

4.X 线 X 线检查是诊断佝偻病的重要手段，但佝偻病早期常无 X 线改变，早期诊断意义不大。佝偻病激期可见临时钙化带模糊甚至消失，干骺端增宽，边缘呈毛刷状，骨质稀疏，骨皮质变薄，可有骨干弯曲畸形或青枝骨折。恢复期临时钙化带重现，骨骺软骨盘逐渐恢复正常。后遗症期骨骼干骺端病变消失。

四、辨解帕雅列多雅（病证分类辨治）

（一）鲁旺拢呃过塔拎软（土不足型佝偻病）

1. 夯帕雅（主症） 语言迟钝，毛发稀软，面白多汗，坐迟立迟，行走无力，肌肉松弛，颅骨软化，或方颅，前囟迟闭。小便短，大便黏滞，舌质红，苔黄厚，脉行慢。

2. 辨解帕雅（病因病机）　傣医学认为本病的发生多因饮食不节，影响塔拎（土），使塔拢（风、气）、塔喃（水、血）、塔菲（火）化生无源，无以依附。塔菲（火）是人身的腐熟、温煦来源，塔拎（土）是人身的脏器、肌肉、关节等的维系，二塔共同对机体的生长发育和生理功能有维持作用；塔拎（土）受损、塔菲（火）不足，不能滋养温煦脏腑，导致发育迟缓、语言迟钝，毛发稀软，面白多汗，坐迟立迟，行走无力，肌肉松弛，颅骨软化，或方颅，前囟迟闭。

3. 平然（治则）　调补四塔，补土健胃，强身健体。

4. 多雅（治法）

（1）内治法

①雅召苏雅咪答腊西（康康散）：分因（阿魏）5g，麻叶野胡椒25g，麻摆喃（没食子）50g，罕好喃（水菖蒲）50g，当归50g，辛蒋（小姜）50g。碾细粉备用，口服，儿童剂量每次0.5～1g，每日3次。连服10天，服后能增力而使人声音洪亮，服20天能调平体内四塔，防治百病；服1个月智聪耳灵；服两年能增强体质，养颜靓肤。

②雅叫哈顿（五宝胶囊），口服，每次1～4粒，每日3次（可去除胶囊、根据年龄或体重调节用量）。

③雅朋勒（健胃止痛胶囊），口服，每次1～4粒，每日3次（可去除胶囊、根据年龄或体重调节用量）。

（2）外治法

闭诺（推拿按摩疗法）：用油或温热水在患儿腹部、背部边涂搓边按摩。

（二）鲁旺拢呃过塔菲软（火不足型佝偻病）

1. 夯帕雅（主症）　两目干涩，性情急躁，时有惊惕，甚至抽搐。严重者出现鸡胸，下肢弯曲等。小便清长，大便黏滞或干结，舌质淡红，苔厚腻或燥，脉行快。

2. 辨解帕雅（病因病机）　傣医学认为本病的发生多因饮食不节，先天"四塔、五蕴"不足，气血生化无源，脏腑机体失养，或是后天感受病邪，塔拎（土）受损、塔菲（火）不足，不能滋养温煦脏腑，导致发育迟缓、烦躁，多汗，枕秃，纳呆，囟门开大，夜啼不安，两目干涩，性情急躁，时有惊惕，甚至抽搐。严重者出现鸡胸，下肢弯曲等。小便清长，大便黏滞或干结，舌质淡红，苔厚腻或燥，脉行快。

3. 平然（治则）　调补四塔，补火调水。

4. 多雅（治法）

（1）内治法

①更方（苏木）5g，更习列（黑心树心）5g，更埋沙（柚木树心）5g，更拢良（腊肠树心）5g，更埋嘎（绒毛番龙眼树心）5g，更蜜爹（波罗蜜树心）5g，贺哈（红豆蔻根）5g，水煎服。

②增强体质：用更方（苏木）、更习列（黑心树心）、更埋沙（柚木树心）、更拢良（腊肠树心）、更埋嘎（绒毛番龙眼树心）、更蜜爹（波罗蜜树心）、贺哈（红豆蔻根）、

嘿吻牧（苦藤）、外郎（黑甘蔗）、嘿涛莫（滑叶藤仲）各等量，切细煎汤，熬膏制片内服。每次 0.5～1 片，每日 3 次。

③雅叫哈顿（五宝胶囊），口服，每次 1～4 粒，每日 3 次（可去除胶囊、根据年龄或体重调节用量）。

④雅朋勒（健胃止痛胶囊），口服，每次 1～4 粒，每日 3 次（可去除胶囊、根据年龄或体重调节用量）。

（2）外治法

闭诺（推拿按摩疗法）：用油、温热水在患儿腹部、背部边涂搓边按摩。

五、预防调护

1.充足的日光照射是补充内源性维生素 D 的最主要方式。孕妇和小儿均应多晒太阳，做适当的户外活动，每天接受日光照射不少于 2 小时。

2.注重补充外源性维生素 D，妊娠中后期即应补充维生素 D（每日 800 IU）和钙剂，加强先天维生素 D 的储备。早产儿、低出生体重儿、双胎儿出生后 1 周开始补充维生素 D（每日 800 IU），3 个月后改为预防量（每日 400 IU）；足月儿出生后 2 周开始补充维生素 D（每日 400 IU），均补充至 2 岁。夏季阳光充足，可以暂停或减量服用维生素 D。

六、现代研究进展

相关医学研究表明，在维生素 D 缺乏性佝偻病的治疗中，和鱼肝油滴剂相比，维生素 AD 滴剂具有更好的效果。研究结果显示，在本病治疗的总有效率方面，维生素 AD 滴剂组显著高于鱼肝油滴剂组。维生素 AD 滴剂组婴幼儿治疗后较治疗前的身高、体重、血清 25-(OH)-D_3、钙水平升高幅度，血清 NBAP 水平降低幅度均显著高于鱼肝油滴剂组。在营养性疾病发生率方面，维生素 AD 滴剂组显著低于鱼肝油滴剂组，和上述研究结果一致，发生这一现象的原因为维生素 AD 滴剂具有较高的稳定性，能够促进机体吸收钙磷的量增加，并对各种感染进行有效预防。同时给予婴幼儿葡萄糖酸钙辅助治疗，能够对钙缺乏症的发生进行有效预防。

在葡萄糖酸钙锌与维生素 D 联用治疗维生素 D 缺乏性佝偻病患儿的临床效果研究中，对照组患儿采用维生素 D 和钙制剂治疗，观察组患儿采用维生素 D 和葡萄糖酸钙锌治疗，治疗 3 个月后，对照组患儿补充钙剂治疗后，取得了一定的治疗效果，也说明补充外源性钙剂治疗佝偻病患儿有效。观察组患儿治疗后骨密度、矿物质水平均明显改善，取得的临床治疗总有效率也较高。当维生素 D 缺乏时，肠道吸收钙、锌、磷等元素明显减少，导致血锌水平降低，患儿出现食欲降低、精神异常等，影响钙的正常摄入，加重佝偻病患儿病情，因此，补锌可以提高佝偻病患儿的临床治疗效果。葡萄糖酸钙锌口服溶液中含有元素锌，并且钙、锌同时服用起到协同作用，另外由于锌、钙的吸收互不干扰，可以独立完成其吸收和转运。该研究中，提示葡萄糖酸钙锌与维生素 D 联用能够调节佝偻病患儿机体矿物质水平，改善患儿血生化指标水平及骨密度，从而可以提高治疗效果。

七、档哈帕雅（傣医医案选读）

岩某，男，2岁半。半年前出现语言迟钝，毛发稀软，面白多汗，坐迟立迟，行走无力，肌肉松弛，颅骨软化，或方颅，前囟迟闭。小便短，大便黏滞，舌质红，苔黄厚，脉行慢。傣医诊断为鲁旺拢呃过塔拎软（土不足型佝偻病），治以调补四塔、补土健胃、强身健体。治疗：①雅召苏雅咩答腊西（康康散）：分因（阿魏）5g，麻叶野胡椒 25g，麻摆喃（没食子）50g，罕好喃（水菖蒲）50g，当归 50g，辛蒋（小姜）50g。碾细粉备用，口服 0.5g，每日 3 次。②雅叫哈顿（五宝胶囊），口服，每次 1 粒，每日 3 次（可去除胶囊）。③雅朋勒（健胃止痛胶囊），口服，每次 1 粒，每日 3 次（可去除胶囊）。

【复习思考题】

1. 简述鲁旺拢呃过（小儿维生素 D 缺乏性佝偻病）的诊断依据。
2. 简述鲁旺拢呃过（小儿维生素 D 缺乏性佝偻病）的分类辨治及预防。

第八节　鲁旺害卖（小儿发热）

一、概述

发热又称为"大热""壮热"，傣语称"害卖"。鲁旺害卖（小儿发热）是指由外感邪毒或塔都档细（四塔）、夯塔档哈（五蕴）失调引起的发热，体温（腋温）高于 37.5℃为主要临床特征的儿科常见急症。本病任何季节都可发生，可见于不同年龄段的小儿。由于小儿具有"阳常有余，阴常不足"的生理特点，因此，在很多病证中均有发热的表现。临床发热多见于急性感染性疾病或传染性疾病，也可见于过敏或变态反应性疾病、结缔组织疾病、血液病及预防接种后的并发症等。小儿体温过快升高或持续高热，易发生痉、厥、闭、脱等重症，因此，应在积极查明原因的同时及时对症救治。

对于本病的治疗，傣医学分为兵哇害卖（外感发热）、乃皇害卖（内生热病）来论治。

二、辨解帕雅（病因病机）

感受外界之皇（热）、疫毒之邪，或因体内塔都档细（四塔）功能失调，塔菲（火）的功能过盛，而表现出的具有热和热毒性质的疾病，称为皇（热）病（包括热毒证）。常伴有鲁巴夯塔（色蕴）、维雅纳夯塔（识蕴）和先雅纳夯塔（想蕴）的改变。根据其病因不同可分为兵哇害卖（外感热病）、乃皇害卖（内生热病）两种。

三、诊查要点

1.病因　感受外邪，乳食不节或有预防接种史。

2.体温　小儿腋温 37.3℃以上。

3.血常规检查　病毒感染时白细胞总数正常或偏低，淋巴细胞升高；细菌感染时白细胞总数及中性粒细胞均升高。

4 其他　伴有腹泻可做大便常规及大便培养检查。

四、辨解帕雅列多雅（病证分类辨治）

（一）兵哇害卖（外感发热）

1.夯帕雅（主症）　发热恶寒，头痛身疼，自汗或无汗，寒热往来，或见咳嗽痰黄、鼻流黄涕；舌质红，苔薄黄，脉行细而快。

2.辨解帕雅（病因病机）　感受外在的帕雅拢皇（热风毒邪），加之平素体内塔菲（火）偏盛，内外热邪相合，导致体内塔都档细（四塔）、夯塔档哈（五蕴）功能失调，损伤水塔，水不制火，火为热邪，热邪致病故出现发热汗出、口干咽痛、痰黄、涕黄稠、尿黄、舌苔色黄、脉行快而细等。

3.平然（治则）　清火解毒，除风退热。

4.多雅（治法）

（1）内治法

①雅解沙把（百解胶囊），口服，每次 1～4 粒，每日 3 次（可去除胶囊，根据年龄或体重调节用量）。

②雅叫哈顿（五宝胶囊），口服，每次 1～4 粒，每日 3 次（可去除胶囊，根据年龄或体重调节用量）。

（2）外治法

①阿雅（洗药疗法）：摆管底（蔓荆叶）、摆拢良（腊肠树叶）、摆习列（黑心树叶）、摆娜龙（艾纳香叶）、芽沙板（除风草）各适量，水煎外洗，每日 1 次。

②果雅（包药疗法）：皇曼（马蓝）15g，皇旧（墨旱莲）15g，捣烂外包手、足心。

③咱雅嘎（冷拖擦药物疗法）：取傣药鲜皇旧（墨旱莲）捣烂，加酒适量，拌匀将药物装入布袋内，扎紧袋口，从上到下、从前到后、从左到右，顺着人体的经筋循行路线拖擦周身或局部。

（二）乃皇害卖（内生热病）

1.夯帕雅（主症）　高热不退，惊厥抽搐，神昏谵语，周身关节肌肉红肿热痛；舌质红，苔黄欠润，脉行快而有力。

2.辨解帕雅（病因病机）　内生热病是由于体内四塔功能失调，特别是火塔偏盛，水湿不运，郁久化热；或复感风寒邪气，使气血壅滞而发。若是火塔偏盛，可能导致高热不退、惊厥抽搐、神昏谵语等症状。

3. 平然（治则） 清火解毒，退热镇惊。

4. 多雅（治法）

（1）内治法

①帕空耸（南山藤全草）5g，哈麻喝（洗碗叶根）5g，哈叫哈蒿（弯管花根）5g，荜茇菜根 5g，黑面神根 5g，胆南星 5g。以上诸药米汤煎服，或水煮后加米汤服，1 日 3 次。

②取景郎（黑种草子）、皇旧（墨旱莲全草）、马莲鞍全草各适量制成小丸，温开水送服。

③傣痛消、痹通胶囊等，口服，每日 3 次（儿童根据年龄或体重调节用量）。

（2）外治法

①暖雅（睡药疗法）：根据病情选择相应处方，将傣药鲜品切碎捣烂后加入药酒、喃皇旧（墨旱莲汁）拌匀，平摊在睡药床上，让患者睡在药上，再将余药包敷周身（除颜面部），用布包裹。

②果雅（包药疗法）：取雅拢胖腊里皇（热秘方），组成为咪火哇（箭根薯）、麻夯（酸角）各适量，捣烂，包敷于腹部进行治疗。

五、预防调护

1. 预防 曾有过高热惊厥者在运用退热药的同时，适当应用镇静剂，如地西泮、苯巴比妥等，出现惊厥者，参考惊风处理。

2. 调护

（1）注意休息，观察体温、脉象、呼吸、神志、大小便、出汗等情况的变化。

（2）松解衣裤以利散热，室内保持良好的通风，避免冷风直吹，并及时擦干汗液。

六、现代研究进展

根据研究，小儿推拿对发热有确切的疗效，方爱姿等认为小儿推拿是应用手法直接刺激肌肤上的特定穴位，通过经络、血脉、神经反射弧的反应进而影响脏腑、中枢神经并激活自身的调节能力，以达到疏通经络、行气活血、调和脏腑、调平阴阳、扶正祛邪目的的治疗方法。许丽等认为穴位对人体具有双向调节作用，其作用的发挥依赖于治疗信息明确，刺激量充足。马书杰等提出小儿由于脏腑娇嫩，形气未充，不仅形体处于不断生长发育阶段，经络亦未形成，并处在不断发育的阶段。在孩童时期，手掌及前臂经气较盛，并且小儿纯阳之体，经脉之气容易被调动；12 岁以后，小儿推拿特定穴的临床效果逐渐下降，开始配合成人经络系统进行选经配穴治疗，伴随着小儿的生长发育，经络也逐渐成熟，功能得以完善。倪占华等提出推拿退热的作用机理可能是通过神经体液系统，调节了汗腺的分泌，提高了机体的散热能力，对体温起到了良性的调整作用。

七、档哈帕雅（傣医医案选读）

刀某，男，4岁，2009年1月2日初诊。家属代诉，患儿发热1天，体温38.9℃，伴鼻塞、喷嚏、咳嗽，曾自服风热感冒颗粒，热不退，遂来就诊。现症：体温38.9℃，咽红，扁桃体肿大，身热汗出，咳嗽痰少，流黄稠涕，口渴喜饮，食欲不振，小便短黄，大便干结，3日未解，舌质红，苔薄黄，脉行快且表浅。视其病症，傣医诊断为兵哇害卖（外感发热），治以清火解毒，除风止咳。给予雅叫哈顿（五宝胶囊），口服，每次2粒，每日3次。阿雅（洗药疗法）：摆管底（蔓荆叶）、摆拢良（腊肠树叶）、摆习列（黑心树叶）、摆娜龙（艾纳香叶）、芽沙板（除风草）各适量，水煎外洗，每日1次。连服3日获效。

【复习思考题】

1. 简述小儿发热的辨证要点。
2. 简述小儿发热的分类辨治及外治法的使用。

主要参考书目 ▷▷▷▷

1. 玉腊波，林艳芳. 嘎比迪沙迪巴尼 [M]. 昆明：云南民族出版社，2006.

2. 林艳芳，张超，叶建洲，等. 傣医临床学 [M]. 北京：中国中医药出版社，2007.

3. 马小军，张丽霞，林艳芳. 中国傣药志 [M]. 北京：人民卫生出版社，2018.